Serge K. D. Sulz
Heilung und Wachstum der verletzten Seele

CIP-Medien

Serge K. D. Sulz

Heilung und Wachstum der verletzten Seele

Praxisleitfaden Mentalisierungsfördernde Verhaltenstherapie

Psychosozial-Verlag

Bibliografische Information der Deutschen Nationalbibliothek
Die Deutsche Nationalbibliothek verzeichnet diese Publikation
in der Deutschen Nationalbibliografie; detaillierte bibliografische Daten
sind im Internet über http://dnb.d-nb.de abrufbar.

Originalausgabe

Gesetzlich vertreten durch die persönlich haftende Gesellschaft Wirth GmbH,
Geschäftsführer: Johann Wirth
Walltorstr. 10, 35390 Gießen, Deutschland
06 41 96 99 78 0
info@psychosozial-verlag.de
www.psychosozial-verlag.de

Umschlagabbildung: Paul Klee, *Die Vase*, 1938
Umschlaggestaltung und Innenlayout nach Entwürfen von Hanspeter Ludwig, Wetzlar
Druck und Bindung: Druckhaus Bechstein GmbH,
Willy-Bechstein-Straße 4, 35576 Wetzlar, Deutschland
Printed in Germany

ISBN 978-3-8379-3141-9 (Print)
ISBN 978-3-8379-7842-1 (E-Book-PDF)

Inhalt

Modul 7

Einleitung

Grundlagen der Mentalisierungsfördernden Verhaltenstherapie (MVT)[1]

Bindung und Mentalisierung

Heute gelten Bindung und Mentalisierung in den psychodynamischen Psychotherapien als die beiden zentralen Konzepte für das Verständnis der menschlichen Entwicklung, ihrer Störungen, der aus diesen Störungen sich entwickelnden Psychopathologien und infolgedessen auch für das Wesen von Psychotherapie. Die Bedeutung der Bindung für kognitiv-behaviorale Therapien der dritten Generation (3rd wave) hat Gernot Hauke (2013) beschrieben und diskutiert. Hier soll das primär in seinem Kern nicht psychodynamische, sondern entwicklungspsychologische Konzept der Mentalisierung als zentrales Konstrukt und Paradigma heutiger kognitiv-behavioraler Therapieansätze am Beispiel der Strategisch-Behavioralen Therapie (SBT) dargestellt werden. Hierzu ist es notwendig, die emotionale und kognitive Entwicklung in den ersten Lebensjahren zu betrachten, um sie dann – mit Peter Fonagy et al. (2008) – im Lichte der sich entwickelnden Mentalisierung zu analysieren. Es wird also nach der Vergegenwärtigung des zugrunde liegenden Bindungsthemas sehr detailliert auf Fonagys Mentalisierungstheorie eingegangen.

---

1 Teile der Einleitung stammen aus Sulz et al. (2012, S. 117ff.) sowie aus Sulz (2017b, 2021b).

Bindung

Emotionale Bindung an die primäre Betreuungsperson als angeborenes Bedürfnis des Menschen (Bowlby, 1976) und aller Säugetiere gilt als die wesentliche Voraussetzung für eine gelingende Entwicklung des Babys. L. Alan Sroufe (1996) postuliert, dass das Ziel des Bindungssystems das Herstellen von Sicherheitserleben ist, damit also der Emotionsregulation dient. Diese Erfahrungen mit den Betreuungspersonen werden psychisch repräsentiert und schaffen Erwartungen bezüglich der Wirkungen und Folgen des eigenen Bindungsverhaltens beim Säugling. Diese Erwartungen, verbunden mit dem eigenen Verhalten, bilden das innere Arbeitsmodell (Bowlby, 1976) im Rahmen dieses homöostatischen Systems der Orientierung des Säuglings. Es lassen sich vier verschiedene Arbeitsmodelle differenzieren, die als *Bindungsmuster* im Verhalten identifizierbar sind:

- Sichere Bindung: Das Kind erkundet den Spielraum in Anwesenheit der Mutter. Fremden gegenüber verhält es sich unsicher und zurückhaltend. Wenn die Mutter den Raum verlässt, weint es und sucht sofort ihre Nähe, wenn sie zurückkommt.
- Unsicher-vermeidende Bindung: Wenn die Mutter den Raum verlässt, ist das Kind weniger beunruhigt und sucht nach ihrer Rückkehr auch nicht sofort ihre Nähe. Bei diesen Kindern ist die emotionale Erregung herunterreguliert, sodass ihre Antwort auf die Trennung schwach ausfällt und nur eine geringe Alarmierung entsteht.
- Unsicher-ambivalente Bindung: Das Kind exploriert und spielt nur wenig in Anwesenheit der Mutter. Geht die Mutter aus dem Raum, reagiert das Kind verzweifelt und lässt sich auch nach ihrer Rückkehr nur schwer beruhigen. Bei diesem Kind wird die emotionale Erregung hochreguliert und ein großer Alarm erzeugt, der auf die Mutter einwirkt.
- Desorganisierte Bindung: Das Kind verhält sich scheinbar ziellos, will trotz Anwesenheit der Mutter die Situation beenden. Die Mutter ist sowohl Quelle von Beruhigung als auch von Angst und Frustration, weshalb ihre Anwesenheit eine undifferenzierte und nicht regulierte Erregung beim Kind auslöst. In den Familien solcher Kinder finden sich lange und häufige Trennungen, heftige Paarkonflikte, Vernachlässigung, Misshandlung.

Als *Komponenten des Bindungsverhaltens* wurden identifiziert:

a) Signale des Babys, die dazu führen, dass die Mutter sich nähert (z. B. Lächeln).
b) Aversive Signale, die ebenfalls dazu führen, dass die Mutter sich nähert (z. B. Weinen).
c) Motorische Aktivität des Babys, indem es sich auf die Mutter zubewegt.
d) Beziehungsaufnahme mit der Betreuungsperson als »zielkorrigierte Partnerschaft« gemäß der Vorgabe des inneren Arbeitsmodells ab etwa drei Jahren.

Die heutige Bindungstheorie geht von vier psychischen Repräsentationssystemen aus:

- Erwartungen bezüglich Interaktionen mit frühen Bezugspersonen,
- psychische Repräsentation von Ereignissen, die Erinnerungen an frühe Bezugspersonen enthalten und reaktiviert werden,
- autobiografische Erinnerungen, die Lebensgeschichte und Selbstverständnis verknüpfen, und
- Verständnis für die psychischen Eigenschaften und Intentionen anderer Menschen (Gefühle, Wünsche, Überzeugungen) und diese als verschieden von den eigenen erkennen.

Interpersonaler Interpretationsmechanismus (IIM)

Das Verständnis des Bindungsverhaltens impliziert, dass eine intentionale Position eingenommen wird: Das eigene und das Verhalten anderer entsteht aus einer Intention heraus, die durch Gefühle, Wünsche und Überzeugungen gebildet wird. Ist beides bekannt, so kann das Ergebnis einer Interaktion vorhergesagt werden. Das setzt die Fähigkeit voraus, »Gedanken lesen« zu können, das heißt, den mentalen Status des anderen Menschen zutreffend interpretieren zu können. Fonagy et al. (2008) nennen diese Fähigkeit, Verhalten psychologisch zu interpretieren, »interpersonaler Interpretationsmechanismus« (IIM). Ein funktionales Arbeitsmodell setzt das Beherrschen dieser Fähigkeit voraus. Sie halten diesen Mechanismus für einen neuralen Mechanismus, der der optimalen Adaptation der Genexpression an die vorgefundene soziale Umwelt dient. Neurobiologische Untersuchungen legen nahe, dass es sich beim IIM um zwei getrennte Fähigkeiten handelt, zum einen das Erkennen von Gefühlen und Wünschen sowie Empathie (IIMa [a = Affekt]), das sich mit 18 Monaten entwickelt und im orbitofrontalen Cortex und der Amygdala lokalisiert ist, zum anderen das Erkennen von Überzeugungen, das zwischen drei und vier Jahren möglich wird und im medialen präfrontalen Cortex (IIMc [c = Cognition]) stattfindet (Blair et al., 1999). Empathie wird von Fonagy et al. (2008, S. 145) definiert als »Mechanismus, der es dem Individuum ermöglicht, die Perspektive eines anderen Menschen einzunehmen und dessen inneren, emotionalen Zustand zu erschließen und zu einem gewissen Grad selbst mitzuempfinden«.

Doris Bischof-Köhler (2010) konnte zeigen, dass Empathie nur bei den Kindern auftritt, die sich im Spiegel erkennen können, das heißt ein Ichbewusstsein ausgebildet hatten und damit die Ich-andere-Unterscheidung vollziehen konnten. Tomasello et al. (2005) berichteten, dass Empathie bereits mit 14 Monaten zu Hilfeleistung und kooperativem Verhalten führt.

Der IIM wird im ersten Lebensjahr mittels des *Kontingenzentdeckungsmechanismus* erworben, der nach dem Prinzip des Psychofeedbacks oder *sozialen Biofeedbacks* arbeitet (Gergely & Watson, 1999): Der Säugling nimmt die kontingente Affektspiegelung der Mutter wahr. Er erhält ein Feedback für seinen Affekt und bildet daraufhin eine psychische Repräsentanz seines inneren Zustands. Dann internalisiert er den empathischen Ausdruck der Mutter und bildet eine sekundäre Repräsentanz seines inneren Zustands. Gleichzeitig nimmt er die Abnahme seiner emotionalen Erregung wahr. Allerdings interessiert sich der Säugling in den ersten drei Lebensmonaten nur für sein eigenes körperliches Selbst (Spiegelbild mit perfekter Kontingenz der Bewegungen). Erst mit fünf Monaten wendet er sich vermehrt der Mutter zu (Bild mit unperfekter Kontingenz, da die Mutter zeitlich verzögert und nicht genau seinen Ausdruck imitiert). Kinder mit desorganisierter Bindung behalten ihre Vorliebe für perfekte Kontingenz jedoch bei (Koós et al., 2000). Sie erfahren mit ihrer Mutter in ihren Bindungsversuchen unerträglich wenig kontingente Affektspiegelung, sodass sie diese vermeiden.

Die Psychofeedback-Theorie kann vier Funktionen mütterlicher Affektspiegelung identifizieren (Fonagy et al., 2008):

1. Sensibilisierungsfunktion: Der Säugling lernt Gruppen von inneren und äußeren Reizhinweisen auf seine inneren Zustände zu entdecken, die ihm zunehmend unterscheidbare Emotionszustände anzeigen.
2. Repräsentanzbildende Funktion: Der Säugling lernt mithilfe der Markierung der Affektspiegelungen sekundäre Repräsentanzen zu bilden, die mit seinen primären Emotionszuständen assoziiert sind.

Dadurch werden kognitive Attributionen (Ich fühle ...) und die später sich entwickelnde Fähigkeit, diese Emotionszustände zu kontrollieren, möglich.

3. Zustandsregulierende Funktion: Der Säugling entdeckt zum Beispiel bei einer negativen Emotion, dass er kontingente Kontrolle über das beruhigende Spiegelungsverhalten seiner Mutter hat – als erstes Gefühl von kausaler Effektivität. Die resultierende positive Erregung hemmt das ursprüngliche negative Gefühl.
4. Kommunikations- und Mentalisierungsfunktion: Der Säugling erwirbt über die Internalisierung der markierten sekundären Repräsentanzen einen generalisierten Kommunikationscode. Dieser ist charakterisiert durch referenzielle Abkoppelung (Abkoppelung der markierten Emotion von der Mutter), referenzielle Verankerung (Zuschreibung der markierten Emotion als eigene Emotion und seines eigenen Selbstzustandes) und Suspendierung realistischer Konsequenzen (im Vergleich mit dem nicht markierten realistischen Emotionsausdruck der Mutter kommt es zu keinen Konsequenzen für den Säugling, z. B. beim Ausdruck von Ärger im Gesicht der Mutter). Durch ihn entsteht später (im zweiten Lebensjahr) ein neuer Als-ob-Modus der Kommunikation im Als-ob-Spiel.

Inneres Arbeitsmodell

Das innere Arbeitsmodell (Bowlby, 1976) gibt vor, wie mit einer wichtigen Bezugsperson umgegangen werden muss, um möglichst hohe Bindungssicherheit herzustellen. Bis ins Erwachsenenalter prägt das innere Arbeitsmodell das Beziehungsverhalten eines Menschen (Collins & Read, 1994; Main, 1997).

Das innere Arbeitsmodell ist weniger im autobiografischen Gedächtnis zu suchen als im impliziten Gedächtnis, das nur bottom-up zugänglich ist, das heißt dann, wenn eine Situation auftritt, die das betreffende Sozialverhalten verlangt. Es ist ein affektiv-kognitives Schema und wird mehr durch emotionale und motivationale Faktoren bestimmt als durch kognitive. Bindung ist demnach eine Fähigkeit, die sich in der Interaktion mit der primären Betreuungsperson entwickelt und darauf abgestimmt ist, auf die individuelle soziale Umwelt des Kindes einzuwirken. Sie ist ein teleologisches Instrument, mit dessen Hilfe ein homöostatisches Ziel erreicht werden soll: Sicherheit in der Beziehung, die gekennzeichnet ist durch Reduktion negativer Affekte, die Unsicherheit signalisierten.

Um die Fähigkeit zu sicherem Bindungsverhalten zu erwerben, benötigt das Kind eine feinfühlige Mutter, die dem Baby seine Affekte spiegelt und es beruhigt. Damit die *Affektspiegelung* beruhigend wirken kann, muss sie sowohl den Affekt des Kindes treffend enthalten als auch die Information, dass die Mutter nicht so beunruhigt ist wie das Kind, sondern dass sie den Affekt gut meistern kann.

Die kognitive Entwicklung des Kindes im Vorschulalter konnte Fonagy (1997) aus der Bindungssicherheit mit der Mutter im Alter von 12 Monaten und mit dem Vater im Alter von 18 Monaten vorhersagen. 82 % der sicher gebundenen Kinder lösten Theory-of-Mind-Aufgaben (reflektieren können, dass Überzeugungen und Wünsche eigenes Verhalten und das Verhalten anderer vorhersagen), während nur 46 % der unsicher gebundenen Kinder diese Aufgaben lösen konnten. Ein anderes Studiendesign ergab, dass 87 % der Kinder, die sowohl zum Vater als auch zur Mutter eine sichere Bindung hatten, diese Aufgaben lösen konnten, im Vergleich zu 63 % der Kinder, die nur mit einer Elternperson eine sichere Bindung hatten, und nur 50 % der Kinder, die zu keinem Elternteil eine sichere Bindung hatten. Fonagy schließt daraus, dass die kognitive Entwicklung bei sicher gebundenen Kindern früher die Fähigkeit einer Reflexionsfunktion im Sinne der Theory of Mind hervorbringt und damit der Entwicklungsprozess der Mentalisierung rascher vonstattengeht.

Ist eine sichere Bindung erst einmal hergestellt, muss das Kind keine Energie mehr dafür aufwenden und kann sich stattdessen frei der spielerischen Entwicklung widmen. Es kann und will sich früher kooperativen Interaktionsspielen zuwenden (wie bspw. Als-ob-Spiele). Sie können Aufgaben zum Gedankenlesen und emotionalen Verstehen gut lösen (Astington & Jenkins, 1995).

Mütter, deren Kinder eine sichere Bindung aufgebaut hatten, waren dadurch gekennzeichnet, dass sie über Gefühle und Motive von Handlungen mit dem Kind sprachen. Ihre Erklärungen mentaler Zustände führten dazu, dass das Kind Emotionen besser verstehen konnte (Denham, Zoller & Couchoud, 1994). Auch ältere Geschwister fördern die Mentalisierungsfähigkeit eines Kindes (Jenkins & Astington, 1996).

Die Entwicklung der Mentalisierung hängt auch von der eigenen Mentalisierungsfähigkeit der Mutter ab (Fonagy et al., 1991). Fonagy et al. (2008) postulieren, dass eine Mutter das Baby von Geburt an als mentalisiertes Wesen, als »mentalen Akteur« betrachtet, indem sie von einem Überzeugungs- und Wunschzustand ausgeht. Dadurch ermöglicht sie allmählich ein »Kerngewahrsein eines mentalistisch organisierten Selbstgefühls« (ebd., S. 213) und eine gemeinsame Erfahrung von Mentalisierung.

Die heutige Bindungstheorie betrachtet die Affektregulierung als Produkt der Bindung. Sroufe (1996) geht noch weiter, er sieht die Affektregulierung als Beginn der Selbstregulierung:

- Vertrauen in die Bezugsperson
- Vertrauen ins Selbst mit der Bezugsperson
- Selbstvertrauen

Fonagys Entwicklungsphasen der Mentalisierung

Fonagy et al. (2008) unterscheiden verschiedene Ebenen der Affektregulierung. Die unterste Ebene ist die nichtbewusste neurophysiologische homöostatische Balance. Auf einer höheren Ebene werden Affekte in Bezug auf zwischenmenschliche Beziehungen reguliert. Sie beinhaltet die wesentliche Fähigkeit, ein Gefühl weiter wahrzunehmen, während man es reflektiert und darüber spricht. Damit handelt es sich um eine »mentalisierte Affektivität« als höchste Form der Affektregulierung, die auch für das Geschehen in Psychotherapien kennzeichnend ist.

Auch Fonagy ist neben anderen Entwicklungsforschern als moderner Nachfolger Jean Piagets (1995) erkennbar (Seidenfuß, 2010), wenn er folgende Entwicklungsphasen, in denen das Kind in den ersten fünf Lebensjahren ein kognitives und emotives Verständnis des Selbst und der Welt erwirbt, beschreibt (Fonagy et al., 2008, S. 254):

1. Das Selbst als »physischer Akteur«: Differenzierung psychischer Repräsentation des Körpers als Verursacher physikalischer Veränderungen in der Umwelt steht in den ersten drei Lebensmonaten im Vordergrund.
2. Das Selbst als »sozialer Akteur«: Von Geburt an findet affektive Kommunikation mit der Mutter statt.
3. Das Selbst als »teleologischer Akteur«: Mit neun Monaten (nicht mentalistisches, das heißt nicht auf mentale Zustände zurückzuführendes) Erkennen und Verstehen zielgerichteter Handlungen (soziokognitive Neunmonatsrevolution).
4. Das Selbst als »intentionaler mentaler Akteur«: Mit 18 Monaten wird eigenes Verhalten und das anderer auf mentale intentionale Zustände wie Gefühle und Wünsche zurückgeführt.

5. Das Selbst als »repräsentationaler Akteur«: Das mit vier Jahren auftauchende »autobiografische Selbst« kann intentionalen mentalen Zuständen repräsentationale und kausal selbstbezügliche Eigenschaften zuschreiben, das heißt, frühere Erlebnisse werden historisch und zeitlich-kausal dem jetzigen Selbst als dessen autobiografische Erfahrungen zugeordnet. Es besteht die Fähigkeit, eine Repräsentation des früheren Selbst mit der Repräsentation des jetzigen Selbst in Beziehung zu setzen (Fähigkeit zu multiplen Repräsentationen der Welt und des Selbst; vgl. Povinelli & Simon, 1998). In diesem Alter kann eine Theory of Mind bzw. eine kindliche Theorie des Mentalen gebildet werden als Fähigkeit, eigenes und das Verhalten anderer mentalen Zuständen des Akteurs zuzuschreiben.

Die drei Modi der Mentalisierung

Es ist hilfreich, drei verschiedene Modi zu unterscheiden:

1. Der *Äquivalenzmodus*, in dem das Kind nicht zwischen seinem inneren Zustand und der äußeren Welt unterscheidet (nicht mentalisierender, realitätsorientierter Modus). Was in ihm ist, ist auch draußen. Was es fantasiert oder denkt, ist Realität. Dies wird am deutlichsten durch ein Experiment von Flavell, Green und Flavell (1986): Dem dreijährigen Kind wird ein Schwamm gezeigt, der wie ein Stein angemalt ist. Dann werden ihm zwei Fragen gestellt: Wie sieht das aus (wie ein Stein)? Was ist das (ein Stein)? Nachdem das Kind den Schwamm in der Hand hält, werden ihm wieder diese beiden Fragen gestellt. Es antwortet beide Male »Schwamm«. Es kann Schein und Wirklichkeit nicht trennen.
2. Der *Als-ob-Modus* des Mentalisierens, in dem das Kind ganz aus der realen Welt austritt in seine Fantasie- oder Spielwelt (mentalisierender, von der Realität abgekoppelter Modus). In diesem Modus ist es in seinem Denken flexibler und reifer. Eine strenge Trennung von Vorstellung und Realität ist aber notwendig, um keine Angst entstehen zu lassen. Was im Spiel keine schlimmen Folgen hat, kann in der realen Welt sehr bedrohliche Konsequenzen für das Kind haben.
3. Mit vier Jahren erfolgt eine Integration der beiden früheren Modi: Der *Reflexionsmodus* des Mentalisierens, in dem das Kind mentale Zustände als Repräsentationen wahrnehmen kann, die falsch sein

und sich ändern können (mentalisierender, realitätsorientierter Modus). Das Kind erkennt, dass Dinge anders sein können, als sie scheinen, dass andere Menschen die Realität anders wahrnehmen können, dass Überzeugungen einen unterschiedlichen Gewissheitsgrad haben können, dass das Kind seine Überzeugung mit der Zeit ändern kann.

Damit hat das Kind die Fähigkeit zur Bildung einer Theory of Mind/ Theorie des Mentalen erworben. Diese ist nach Fonagy et al. (2008) die Voraussetzung dafür,

a) ein zeitlich stabiles Selbst wahrzunehmen,
b) anderen Menschen Gefühle, Gedanken, Wünsche und Überzeugungen zuzuschreiben und dadurch in deren Handlungen eine Bedeutung zu erkennen und diese vorhersagbar werden zu lassen,
c) zwischen innerer und äußerer Wahrheit zu unterscheiden und zu verstehen, dass hinter einem Verhalten etwas ganz anderes stehen kann,
d) durch eine klare Repräsentation des mentalen Zustands anderer Personen in effektive Kommunikation mit diesen treten zu können und
e) intensivere Erfahrungen mit anderen Menschen zu machen und dadurch ein höheres Niveau der Intersubjektivität zu erreichen, was letztlich dazu beiträgt, das eigene Leben als erfüllender und bedeutsamer zu erleben.

Empathie I[2]

Auch wenn frühe Formen der Empathie bei vielen Tierarten vorkommen – vor allem bei Primaten –, so kennzeichnet sie doch den Menschen als emotionale und soziale Intelligenz – neben seiner rationalen Intelligenz, die ihn befähigt, allmählich die Erde zu zerstören.

Sehr früh – eventuell schon vor der Geburt – existiert die Gefühlsansteckung, bei der dasselbe Gefühl wie bei der beobachteten Person entsteht. Hat die Mutter Angst, so bekommt auch das Kind Angst (siehe Bischof-Köhler, 2010).

2 Dieses Kapitel wurde verändert übernommen aus Sulz und Gräff-Rudolph (2017, S. 24ff.).

Warneken und Tomasello (2006) konnten zeigen, dass bereits Kinder im Alter von 18 Monaten hilfsbereit waren, wenn sie erkannten, was ein Erwachsener gerade wollte und wie es schief ging. Man kann diese Hilfsbereitschaft so interpretieren, dass die Kinder eine Vorstellung davon hatten, wie die angefangene Bewegung oder Handlung zu Ende geführt werden sollte, entsprechend der Funktionsweise der Spiegelneurone. Da muss das Gefühl der beobachteten Person noch keine Rolle spielen. Es muss also noch kein Mitgefühl oder Mitleid bestehen, kein mit dem anderen leiden. Hierbei passen Begriffe wie die unvollendete Gestalt (Köhler, 1920) oder die unerledigte Aktion (Lewin, 2012).

Die Fähigkeit zur Selbstwahrnehmung bzw. Selbstobjektivierung (Bischof-Köhler, 2010) wie sie mit dem Rouge-Spiegeltest erfasst wird, entsteht etwa im Alter von 18 Monaten bis zwei Jahren. Einerseits als Ich-Andere-Unterscheidung und andererseits als Möglichkeit, sich mit anderen zu identifizieren, ist dies eine für die Entwicklung von Empathie notwendige Fähigkeit. Aus Gefühlsansteckung kann dann Mitgefühl mit dem unterscheidbaren Du werden. Hilfsbereit waren nur Kinder, die sich selbst erkennen konnten. In den von Bischof-Köhler untersuchten Situationen zeigten die Erwachsenen deutliche Gefühle wie Trauer und Kummer. Die Kinder sprachen im ersten Moment auf diese Gefühlsäußerungen an (ausdrucksvermittelte Empathie) und versuchten danach, den Kummer zu verringern, indem sie halfen, die Situation zu bewältigen (situationsvermittelte Empathie). Zu diesen Varianten empathischen oder mitfühlenden oder hilfreichen Verhaltens ist noch keine Theory of Mind notwendig, die ja erst mit vier bis fünf Jahren entwickelt ist. Es geht vielmehr um eine Identifikation mit der beobachteten Person, die reflexhaft erfolgt, ohne dass metakognitive Prozesse ablaufen, die dazu führen, zu erkennen, welche Motive und Gefühle die andere Person hat. Die Fähigkeit zur Empathie hängt davon ab, wie sicher die Bindung zur Mutter aufgebaut werden konnte (ebd.).

Bischof-Köhler (2010) gibt an, dass Perspektivenwechsel und Theory of Mind auf der kognitiven Ebene konkreter Realität (konkret-logisches Erfassen von Kausalität, das heißt noch nicht abstraktes Denken) im Alter von vier bis fünf Jahren als kognitive Fähigkeiten verfügbar sind. Hierzu gehört auch die Fähigkeit zu exekutiver Kontrolle (Impulssteuerung) und Zeitverständnis (Planen und Vorbereiten für später).

Die Theory of Mind lässt eindeutig zwischen sich selbst und den anderen unterscheiden bzw. Gemeinsamkeiten erkennen, seine Identität erfassen wie die Geschlechtsidentität (»Ich bin wie Vater männlich und Mutter ist weiblich«) und die Identität in der Generationenreihe (»Mutter und Vater sind Eltern und ich bin Kind«). Das ist der Entwicklungsschritt der Differenzierung, dem ja im Sinne der Dialektik der Entwicklung stets der Schritt der Integration folgt: »Und wir sind eine Familie.« Einerseits: »Meine Eltern denken und fühlen anders als ich, haben andere Interessen und Ziele«, und andererseits: »Ich kann ihre Motive erkennen und berücksichtigen. Sie achten auf meine Bedürfnisse und gehen darauf ein.« Bischof-Köhler (2010) bezeichnet diese Entwicklungsschritte als Symbiose, Instabilität, Spaltung und Konsolidierung und verweist darauf als ein alternatives Denkmodell zu Freuds Theorie der ödipalen Phase.

Jonathan Haidt (2007) geht wie Piaget davon aus, dass reife Empathie die Fähigkeit zum Perspektivenwechsel und die Fähigkeit zu abstrakt-logischem Denken erfordert. Dabei geht er davon aus, dass es zum Beispiel zwei Arten der Moral gibt, einerseits durch angeborene evolutionär entwickelte Intuition, die spontan, ohne nachzudenken sofort zu empathischem Handeln führt – auf eine kulturübergreifend konstante Weise. Andererseits die Moral, die Nachdenken erfordert, Zeit braucht und langsam abläuft – und nur möglich ist, wenn die Perspektive des anderen eingenommen wird. Letztere hält er für kulturell überformbar.

Die Begriffe Empathie, Mitgefühl, Altruismus und Moral müssen unterschieden werden. Bei allen spielt die Antinomie zwischen biologischer Evolution und kultureller Vermittlung eine große Rolle. Es gibt Studien, die das eine belegen, und solche, die das andere nachweisen. Jedoch wird leicht deutlich, dass das, was die einen unter dem untersuchten Begriff verstehen, etwas anderes ist als der Begriff des anderen Forschungstrends (frühe und reife Empathie, reflexhaftes Gerechtigkeitsgefühl und reflektierte moralische Rechtmäßigkeit etc.). Hinzu tritt die Schwierigkeit, dass allein bei der evolutionstheoretischen Perspektive stets ein frühes Auftreten des Phänomens eventuell schon ab Geburt (Tomasello, 2016) nachgewiesen wird, während andere einen späteren Zeitpunkt beschreiben, der aber nicht zusammenfällt mit dem kulturell vermittelten Aspekt (Kühnen, 2015). Sowohl vergleichende Verhaltensforschung als auch Neurobiologie und Entwicklungspsychologie versuchen, diesem Thema gerecht zu werden und kommen zu Ergebnissen, die weniger widersprüchlich sind, als es auf den ersten Blick erscheint. Wir haben es neben Empathie mit Ansteckung, Nachahmung, Identifizierung, Identität, Mitgefühl, Altruismus, Achtsamkeit, Akzeptanz, Moral und Ethik zu tun (Abb. 1).

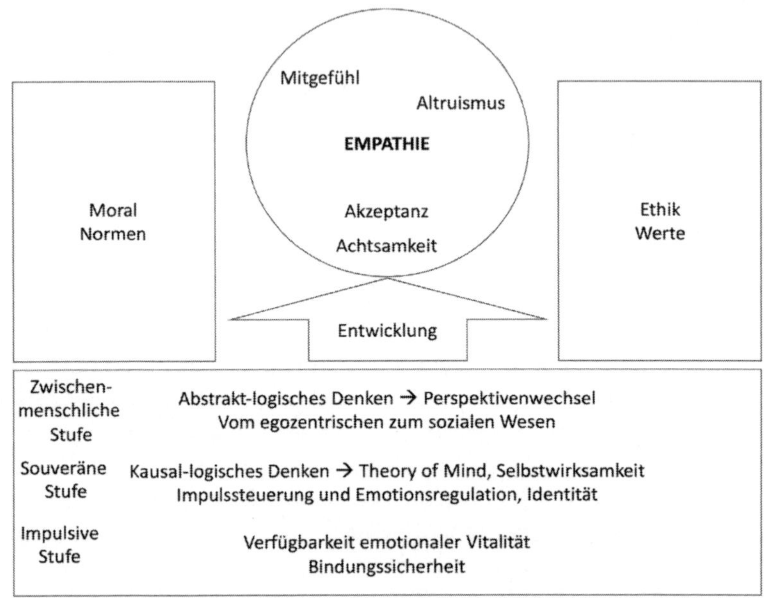

Abb. 1: Entwicklung der Fähigkeit und Bereitschaft zur Empathie

Empathie

Piaget (1978, 1995) untersuchte die kognitive und emotionale Entwicklung des Kindes und beschrieb folgende Stufen (vgl. Sulz, 2010a):

a) die ersten beiden Lebensjahre (vor dem Sprechen lernen): sensomotorische Entwicklung
   - 1. Phase: die ererbten Anlagen (angeborene psychische Funktionen)
   - 2. Phase: die wahrnehmungsgebundenen Gefühle (Lust, Schmerz) und Bedürfnisse (Zufriedenheit, Enttäuschung)
   - 3. Phase: sensomotorische Intelligenz: Affekte als Regulatoren intentionalen Handelns (intensiver Affekt führt zu Handlungen, die ein inneres Ungleichgewicht beseitigen und interessierte Zuwendung bestimmt den Wert der Umwelt)

b) verbale Intelligenz ab dem Alter von zwei Jahren (Verinnerlichung von Handlungen, elementare soziale Gefühle):
   - 4. Phase: prä-logisches Denken: die spontanen Gefühle und Beginn der sozialen Gefühle ab zwei Jahre (durch Symbolisie-

rung kann etwas vergegenwärtigt werden, sodass Gefühle stabil aufrechterhalten werden und auf soziale Beziehungen bezogen werden können – Liebe und Zuneigung) – entspricht der impulsiven Stufe Robert Kegans (1986)

- 5. Phase: konkret-logisches Denken: die normativen Gefühle ab sieben Jahre (der Wille und die autonomen Gefühle: Autonomie, Norm und Wille bestimmen diese Phase, dazu gehören Gerechtigkeit, Achtung, Verständnis und Empathie) – entspricht der souveränen Stufe Kegans
- 6. Phase: abstrakt-logisches Denken: die auf Ideale bezogenen Gefühle und die Bildung der Persönlichkeit ab elf bis zwölf Jahren (die eigene Sichtweise kann relativiert werden, fühlt sich jedoch dem Erwachsenen gleich: Widerspruch; Lebensziele und Ideale; die Welt reformieren. Mit der Fähigkeit zu abstraktem Denken ist die Empathiefähigkeit gesichert. Die Persönlichkeit bildet sich aus der Auseinandersetzung mit der Gesellschaft heraus – als individueller Weg zwischen Widerspruch und Anpassung) – entspricht der institutionellen und beginnenden überindividuellen Stufe Kegans

Kegan (1986) vereinfacht diese Taxonomie, indem er die drei sensomotorischen Phasen zur einverleibenden Phase zusammenfasst und sich zudem an Lawrence Kohlbergs (1984) Stufen der moralischen Entwicklung orientiert.

Zur Empathie gehören nach Piaget (1995; vgl. Sulz, 2010a) zwei Fähigkeiten: a) Sich in den anderen hineinfühlen zu können und b) die eigenen Gefühle so ausdrücken zu können, dass der andere eine Chance hat, sich in einen einzufühlen. James McCullough (2007) stellte einen Therapieansatz vor, der sich auf Piagets Stufentheorie beruft. Er berücksichtigt im zweiten Teil seines CBASP-Ansatzes (CBASP = Cognitive Behavioral Analysis System of Psychotherapy) beide Aspekte: Patienten sollen einerseits lernen, ihre Gefühle so auszudrücken, dass die Bezugsperson eine Chance hat, sich in sie hineinzuversetzen, andererseits sollen sie zunehmend befähigt sein, Mitgefühl für den anderen zu entwickeln.

Empathie kann einerseits zu Mitgefühl führen, andererseits aber auch zu aggressivem oder sadistischem Verhalten, wenn es eine Genugtuung ist, mitzuerleben wie der andere unter dem leidet, was mit ihm gemacht wird (vgl. Bischof-Köhler, 2010).

Mitgefühl

Compassion Focused Therapy ist ein neuerer psychotherapeutischer Ansatz, bei dem der Schritt von der Empathie zum Mitgefühl beschritten wird. Der bekannteste Protagonist ist Paul Gilbert (2009, 2010, 2013, 2014). Er kann inzwischen auf eine recht umfangreiche Forschung zu seinem Compassionate-Mind-Ansatz verweisen. Die beiden Systeme des Gehirns nennt er old brain bzw. old mind versus new brain bzw. new mind. Er nimmt eine evolutionspsychologische Sichtweise ein und verbindet diese mit der Neurobiologie. In seiner Dreiteilung von Subsystemen postuliert er ein *Besänftigungs- und Verbundenheitssystem*, in der Zielsetzung ähnlich Bowlbys (1975, 1976) und Bischofs (1995, 2001, 2008) Bindungssystem (Abb. 2). Dessen Aktivität führt zu Verbundenheit, Sicherheit, Geborgenheit, Ruhe, Besänftigung, Erholung und Entspannung, sodass der Betreffende sich zufrieden, sicher, geborgen, verbunden und wohl fühlt. Diese Gefühlsqualitäten werden durch das Hormon Oxytocin vermittelt. Dieses System führt zur Zuwendung zu Menschen der eigenen Gemeinschaft mittels Empathie, Mitgefühl und Hilfsbereitschaft (Überleben der eigenen sozialen Gemeinschaft). Es steht damit im Gegensatz zum Egozentrismus der beiden anderen Systeme, die eher das ganz individuelle Überleben sichern sollen. Das *Verhaltensaktivierungssystem* führt über Antrieb, Erregung und Vitalität zum Suchen attraktiver Dinge und Erlebnisse und zu Leistung, wozu auch Konkurrenz, Status- und Machtstreben innerhalb der eigenen Gemeinschaft gehören. Das *Bedrohungsfokussierte System* richtet sich mit großer Wachheit und Anspannung auf mögliche Angriffe von außen, darauf vorbereitet, rasch und wirksam genug zu verteidigen, verstecken oder fliehen zu können. Die dazu gehörenden Gefühle sind Ärger, Angst und Ekel.

Allerdings unterscheidet sich das Besänftigungs- und Verbundenheitssystem vom Bindungssystem darin, dass es erst im späteren Kindesalter und im Erwachsenenalter in den Vordergrund tritt und nicht zum automatisierten, instinktiven und impliziten, in den älteren Strukturen des Paläo-Cortex befindlichen Bindungssystem gehört, sondern eine neue spezifisch menschliche Errungenschaft des Neocortex (PFC) ist. Im Gegensatz zur primären Funktion des limbischen Systems und des Hirnstamms stehen nicht mehr Überleben und Arterhaltung im Vordergrund, sondern intelligente, gestaltende, kreative, soziale, kulturelle und wissenschaftliche Bereicherung des Menschseins. Dabei handelt es sich aber nicht um den

Schritt vom impliziten (nicht bewussten) emotionalen System des Paläo-Cortex zum expliziten (bewussten) logisch und analytisch operierenden kognitiven System des Präfrontalen Cortex, sondern um einen dritten Schritt, bei dem die Errungenschaften dieser beiden Vorgängersysteme (Emotion-Bedürfnis einerseits und logische Verarbeitung der Kausalitäten der äußeren Realität andererseits) zu einem Synergismus gebracht werden. Das Zusammenspiel beider Systeme lässt den Menschen zu einem sozialen Wesen werden, das seine Theory of Mind nicht zur wirksamen Instrumentalisierung der Umwelt für eigene Bedürfnisbefriedigung nutzt. Vielmehr ergibt sich aus der mentalen Repräsentation der Gefühle und Bedürfnisse des anderen Menschen das Bestreben, ihm gute Gefühle und Bedürfnisbefriedigung zu verschaffen – durch *Empathie und Mitgefühl.* Damit hat die Entwicklung auf die zwischenmenschliche Stufe (Kegan, 1986) stattgefunden. Kegans und Gilberts Dreiteilung dieser Entwicklungsabschnitte haben Fonagy und Bateman (2008) voraus, dass sie statt einer nur dualen Entwicklung (Nicht-Mentalisierung versus Mentalisierung) einen Dreierschritt postulieren, bei dem die Mentalisierungsphase noch einmal geteilt wird in eine noch selbstbezogene (kognitive) und eine beziehungsorientierte (emotionale) Phase. Mentale und metakognitive Fähigkeiten führen noch nicht zwingend zu emotionaler und motivationaler Umorientierung vom Selbst zur Beziehung, vom Eigennutz zur Empathie, von der Selbstfürsorge zur Fürsorge für den anderen. Denn sie sind nur die Voraussetzung dafür, aber nicht die Gewähr (vgl. Bischof-Köhler, 2010).

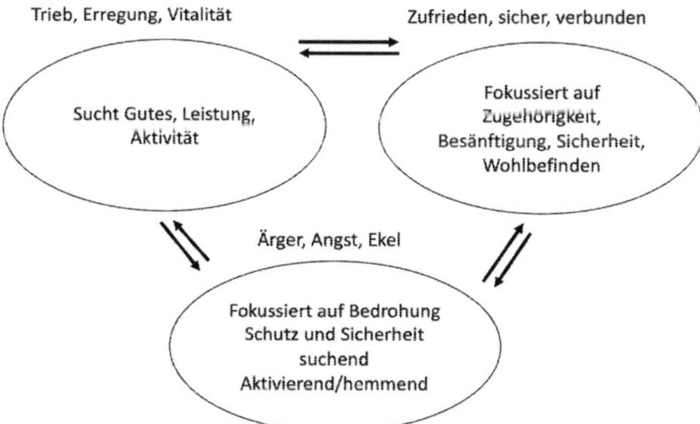

Abb. 2: Die drei Sub-Systeme in der Compassion-Mind-Theorie von Paul Gilbert (verändert nach Gilbert, 2014, S. 15)

Altruismus

Vom Mitgefühl zum Altruismus ist es nicht weit. Er ist, indem er sich auf den anderen (lat. *alter*) konzentriert (Altru-ismus), der Gegenbegriff zum Ego-ismus. Statt »alles für mich und nichts für den anderen« heißt es »alles für den anderen und nichts für mich«. Das ist Selbstlosigkeit. Altruistisches Handeln ist uneigennützig und geht auf eigene Kosten. Dass so edles Verhalten nicht spezifisch menschlich ist, mag manchen verwundern. Man bedenke dabei allerdings, dass Tiere gar nicht so egoistisch sein können, als es manche Menschen sind. Bereits die Studie von Russel Church (1959) zeigte bei Ratten Altruismus: Im Labor konnte sich ein Tier durch Tastendruck etwas zu Fressen holen, damit war jedoch ein Elektroschock für eine andere Ratte verbunden. Nach kurzer Zeit hörten die Tiere auf, sich etwas zu Fressen zu holen. Inbal Ben-Ami Bartal und Kollegen (2011) gaben Ratten ein Stück Schokolade, während in der Nähe eine andere Ratte in einem Käfig eingesperrt war. Zu 50 % befreiten die Tiere zuerst die andere Ratte und teilten dann mit ihr die Schokolade.

Darwins Evolutionstheorie würde vorhersagen, dass Altruismus aussterben müsste, da er ja die genetische Fitness, das heißt, die Überlebens-Tüchtigkeit des Individuums beeinträchtigt. William D. Hamilton (1964) hat deshalb die Theorie des Verwandtschafts-Altruismus formuliert, die besagt, dass das individuelle Überleben auch durch die Gewährleistung des Überlebens naher Verwandter gesichert werden kann. Am stärksten ist der Altruismus gegenüber Eltern und Kindern ausgeprägt (50 % genetische Übereinstimmung), etwas weniger bei Onkeln, Tanten, Nichten und Neffen (25 % genetische Übereinstimmung) und noch etwas weniger bei Cousinen und Vettern (12,5 % genetische Übereinstimmung). Hinzu kommt, dass der Gewinn für den Hilfeempfänger größer sein muss als die Kosten für die eigene Person. Detlef Fetchenhauer und Hans-Werner Bierhoff (2004) berichten über zahlreiche Studien bei Tieren und Menschen, die diese Hypothese bestätigen.

Da Hamiltons Theorie nicht erklären kann, weshalb auch gegenüber nicht-verwandten Menschen altruistisch gehandelt wird, kam es ergänzend zur Theorie des reziproken Altruismus, die Robert Trivers (1971) formulierte, die besagt, dass über die Zeit hinweg die Hilfeleistung wieder kompensiert wird, ich also irgendwann später auch wieder vom anderen profitiere. Dazu gehört aber eine kontinuierlich weiter bestehende Beziehung und die Möglichkeit, sich in einer nicht zu großen Gruppengemeinschaft mit dem anderen zu identifizieren. Je größer der Nutzen für den anderen im Vergleich zu meinen eigenen Kosten ist, umso wahrscheinlicher wird altruistisches Verhalten.

Ein Sonderfall von altruistischem Verhalten ist mütterliches Verhalten. Es wird allerdings selbst bei diesem diskutiert, inwiefern ein zwar nicht materieller, aber doch emotionaler Gewinn resultiert: das gute Gefühl, geholfen zu haben. Aus Wohlwollen, Sympathie, Zuneigung. Durch empathische Identifikation mit dem Leidenden.

Gilbert (1998) stellte in diesem Zusammenhang einen Attributionsfehler bei Menschen fest: Viele schützen sich vor ausbeuterischem Verhalten anderer, indem sie sich merken, wer eigennützig handelt, und schreiben es dieser Person als konstante Eigenschaft zu. Eigenes Unterlassen von Hilfeleistung wird hingegen als einmalig und zufällig eingeschätzt.

Wenn das Einhalten von Gegenseitigkeit innerhalb einer Gemeinschaft wichtig ist, muss darauf auch geachtet werden – intraindividuell durch Schuldgefühle, wenn man sich auf Kosten des anderen bereichert hat, und interindividuell durch Bestrafungen. Ernst Fehr und Simon Gächter (2003) ließen Probandinnen und Probanden Gewinnspiele machen und veröffentlichten, wer dabei unfair vorging. Anschließend bestand die Möglichkeit, die egoistischen Personen zu bestrafen. Dafür musste jedoch auf den eigenen Gewinn verzichtet werden. Das Vorgehen wurde »altruistische Bestrafung« genannt und erfolgte tatsächlich.

Robert H. Frank (1988) erweitert das theoretische Spektrum aufgrund der häufigen Beobachtung, dass Hilfsbereitschaft, Kooperation, Fairness und Ehrlichkeit auch ohne die Erwartung eines späteren Ausgleichs vorkommen und kommt so zu seiner Commitment-Theorie, die den Widerspruch zur Evolutionstheorie weiter vermindert. Wenn wir die Wahl haben, wen wir uns zum Freund und (auch beruflichen) Partner machen, so entwickeln wir ein feines Gespür für Unehrlichkeit und Eigennutz. Vor solchen Menschen schützen wir uns. Diese Entscheidungen sind nur dann valide, wenn prosoziales Verhalten ein konstantes Persönlichkeitsmerkmal ist.

Geoffrey Miller (2001) führt altruistisches Verhalten darauf zurück, dass es der sexuellen Selektion dient: Ein hilfsbereiter und verträglicher Mann ist eher treu und warmherzig und kann zuverlässig dafür sorgen, dass die eigenen Kinder sicher und gut versorgt aufwachsen können.

Fetchenhauer und Bierhoff (2004, S. 139) berichten über eine eigene Studie von Fetchenhauer: »Es zeigte sich, dass die Wahrnehmung prosozialer Eigenschaften die Attraktivität einer Stimulusperson als Langzeitpartner, nicht aber seine Attraktivität als Kurzzeitpartner beeinflusste (diese war nahezu vollständig durch dessen wahrgenommene körperliche Attraktivität determiniert).« Sie halten in der Zusammenschau der Altruismus-Theorien die Hypothese von Daniel Bateson (1991) – die später von Gilbert (2009) weiter ausgeführt wurde –, dass es neben einem egoistischen auch ein eigenständiges altruistisches Motivationssystem gibt, für naheliegend.

Moral

Wenn »unterlassene Hilfeleistung« zu Schuldgefühlen führt oder gar zur Bestrafung, dann ist der Hintergrund moralischer Natur. Anderen nicht schaden, gut zu anderen sein, kann eine Tugend oder gar eine normative Vorgabe sein. Dabei kann beides eine Rolle spielen: Einerseits kann die Empathie mit dem Hilflosen zu Hilfsbereitschaft führen. Wenn aber der eigene Verzicht zu groß ist, dann reicht andererseits Empathie als Motivation eventuell nicht aus. Nun kommt die moralische Verpflichtung dazu, die letztlich hilft, den entscheidenden Anstoß zu geben, doch noch zu helfen und sich so von dem schlechten Gewissen zu befreien, indem die hohen eigenen Kosten in Kauf genommen werden. Dabei kommt es auf den individuellen Stand der moralischen Entwicklung an. Kohlberg (1984) unterscheidet sechs Stufen der moralischen Entwicklung (vgl. Sulz, 1994):

1. Fremdbestimmte Moral (Bestrafung und Gehorsam)
2. Selbstbezogene Moral (Zweckdenken und Austausch, nur Taten zählen, nur der eigene Standpunkt kann eingenommen werden)
3. Soziale Zustimmung (für die anderen gut sein wollen, deren Standpunkt einnehmend, Absichten und Taten zählen)
4. Recht und Ordnung (Gesetze als Standpunkt der Gesellschaft, diese nicht hinterfragend)
5. Der mündige Bürger (Rechte und Pflichten von Gesellschaft und Individuum abwägend)
6. Der ethische Mensch (Orientierung an allgemeinen ethischen und moralischen Prinzipien)

Wer sich mit der sozialen Gemeinschaft identifiziert, die hilfreichen Umgang mit anderen Menschen erwartet, fürchtet Strafe (Stufe 1 und 2) oder fühlt sich dieser Gemeinschaft gegenüber schuldig (Stufe 3 und

4), wenn er gegen ihre Vorgaben verstößt. Es kann sein, dass seine Hilfe nur wenig von Empathie geleitet wird. Aber auch der mündige Bürger ist nicht frei von Schuldgefühlen, wenn er einem Mitglied der Gemeinschaft zu wenig beisteht (Stufe 5). Dagegen trägt der ethische Mensch den Maßstab seines Handelns in sich und orientiert sich an allgemeinen Prinzipien (Stufe 6).

Hier soll noch einmal auf Haidts (2007) »Theorie der moralischen Fundamente« mit ihren sechs Sollwerten verwiesen werden:

1. Fürsorge vs. Verletzen: für verletzbare Kinder sorgen
2. Fairness vs. Betrügen: Profitieren von Zusammenarbeit
3. Freiheit vs. Unterdrückung: Schutz vor tyrannischen Führern
4. Loyalität vs. Verrat: zuverlässige Koalitionen bilden
5. Autorität vs. Subversion: nützliche Beziehungen in sozialen Hierarchien
6. Unantastbarkeit vs. Erniedrigung

Sie sind genetisch mitgegeben und werden unbewusst vom impliziten (limbischen) System verwaltet. Dieses vergleicht Haidt mit einem Elefanten. Nachträgliche rationale Begründungen unseres bewussten expliziten Systems (PFC) – der Reiter auf dem Elefanten – sind nur der Versuch, die unbewusste Intention intuitiven Handelns zu verstehen, sie sind jedoch nicht das handlungswirksame Motiv. Der Reiter kann im Lauf der Entwicklung lernen, den Elefanten zu verstehen (Theory of Mind) und ihn schließlich zu lenken (Selbstregulation). Altruistisches Verhalten begünstigt moralisches Handeln. Es kann jedoch aus Mitgefühl erfolgen, ohne dass moralische Motive beteiligt sind (Schaber, 2010).

Moral ergibt sich aus moralischen Sätzen oder moralischen Urteilen, die Verbote und Gebote sind und normativ Orientierung geben, ob das eigene Verhalten moralisch oder unmoralisch ist. Einerseits liegt darin eine Vorschrift, sich so und so zu verhalten. Und andererseits eine Bewertung, die zu einer Verurteilung werden kann, die wiederum Sanktionen nach sich zieht (Tugendhat, 1995). Moralisch handelt jedoch nicht, wer es aus purer Angst vor Sanktionen tut. Nur wenn eine eigene prinzipielle Entscheidungsfreiheit besteht und angesichts des moralischen Für und Wider das moralische Handeln gewählt wurde, war es moralisch. Und dies nur sofern es nicht illegal wäre, unmoralisch zu handeln, denn sonst geht es nicht um Moral, sondern um Gesetz und Recht. Das moralische Gebot heißt: »Etwas uneigennützig für andere tun« als Soll und nicht als Muss. Ich hätte das Recht, es nicht zu tun, während meine moralische Haltung mir sagen würde, dass meine Bequemlichkeit oder mein Eigennutz unmoralisch ist. Oder während ich wüsste, dass die Menschen meiner Gemeinschaft es als unmoralisch sehen würden.

Ethik

Ethisches Handeln orientiert sich zwar an allgemeinen ethischen Prinzipien, ist aber nicht unmittelbar der Gemeinschaft geschuldet, der man Rechenschaft abzulegen hätte. Wie schon bei den Stufen 3 bis 5 der moralischen Entwicklung geht der Entscheidung zu ethischem Handeln voraus, sich in den anderen Menschen hineinzuversetzen und mitzufühlen. Wenn die Kosten und Nachteile nicht unangemessen hoch erscheinen, ist der Weg frei für hilfreiche Zuwendung. Sind aber die Kosten hoch, wenn zum Beispiel Gefahr für die eigene Gesundheit besteht, bedarf es moralischer oder ethischer Abwägung. Es resultiert kein automatisches, rasch entschiedenes Verhalten, sondern überlegte Maßnahmen im vollen Bewusstsein der Kosten, mit der Bereitschaft diese zu tragen. Das entspricht Kants kategorischem Imperativ. In der Philosophie werden nicht selten Moral und Ethik gleichgesetzt und Ethik als Moralphilosophie gesehen. In der Psychologie wird die Moral, deren Einhaltung zur Befreiung von Schuldgefühlen führt, von der Ethik, die auf einer inneren Wertorientierung aufbaut, unterschieden. Insofern können Empathie, Mitgefühl, Hilfsbereitschaft und Altruismus bei einem ethisch orientierten Menschen auf dessen Ethik aufbauen, darauf was er für gerecht, richtig und gut hält, während er sich in das Schicksal eines anderen Menschen hineinversetzt. Sein Helfen hat dann eventuell zwei gleich starke Quellen – zum einen Empathie und Mitgefühl und zum anderen seinen Sinn für das jetzt Richtige.

Achtsamkeit

Gilbert (2013) sieht Empathie, Mitgefühl und Achtsamkeit so eng verknüpft, dass er es für sehr schwierig hält, ohne Achtsamkeit den Weg zu Mitgefühl und Selbstmitgefühl zu finden. Achtsamkeit ist ein unangestrengter Modus der Aufmerksamkeit im Hier und Jetzt, eine psychische Präsenz, die wenig abschweift und die sich immer wieder vom Einfluss von Erinnerungen, Vergegenwärtigungen und Reflexionen befreit, sodass eine nicht wertende Haltung entsteht – dem Moment, sich selbst und dem anderen Menschen gegenüber.

Längst sind Achtsamkeitsübungen grundlegende Basis-Interventionen in kognitiv-behavioralen Therapien geworden, mit deren Üben gleich zu Beginn einer Therapie begonnen und die dann beibehalten wird (Sulz, 2017b, c). In der Dialektisch-Behavioralen Therapie (DBT) (Linehan, 1996, 2016a, b) gehört sie zu den Kernmodulen der Behandlung nicht nur von Borderline-Patientinnen und -patienten.

Wir können davon ausgehen, dass Achtsamkeit ein sehr wirksames Instrument der Emotionsregulation ist, und die dauerhafte Fähigkeit zur Affektregulierung ist eine Errungenschaft der souveränen Entwicklungsstufe, die die impulsive Stufe ablöst. Damit ist noch keine Empathiefähigkeit erreicht, aber bei impulsiven Menschen der erste wichtige Schritt getan, der hilft, nicht mehr seinen oft zu intensiven Affekten und Impulsen ausgeliefert zu sein. Bei impulsgehemmten Menschen hilft Achtsamkeit dabei, die zentrale Angst (z. B. vor Trennung oder vor Liebesverlust) zu relativieren, sodass natürliches emotionales Erleben in der Begegnung mit anderen Menschen häufiger möglich wird. Statt beispielsweise Wiedersehensfreude aus Angst, abgewiesen zu werden, zu bremsen, kann diese gezeigt werden, was unmittelbar zu korrigierenden emotionalen Erfahrungen führt. Nicht nur zum Schritt von der impulsiven zur souveränen Stufe (Selbstbehauptung und Selbstwirksamkeit), sondern auch zum nächsten Schritt auf die zwischenmenschliche Stufe und zur Entwicklung von Empathie kann Achtsamkeit beitragen. Die Wahrnehmung dient nicht mehr egozentrischen Motiven. Das Blickfeld öffnet sich interessiert. Der Andere wird wahrgenommen. Zwar gehören Einfühlen und Mitfühlen nicht direkt zum Prozess der Achtsamkeit, sie sind aber von diesem aus leichter möglich.

Akzeptanz

Auch Akzeptanz braucht nicht wertende Achtsamkeit, um umfänglich entstehen zu können. Sie gehört nicht nur zu den zentralen Konstrukten der DBT (Linehan, 2016a, b), sondern auch zur Acceptance and Commitment Therapy (ACT) (Hayes et al., 2007). Neill Jacobson und Andrew Christensen (1997) gingen so weit, dass sie – die Psychotherapie in Klärungs- und Änderungsphase einteilend – Änderungsschritte für kontraindiziert hielten, wenn es dem Patienten[3] nicht gelang, zuvor eine

3 Aus Gründen besserer Lesbarkeit wird im gesamten Buch auf eine gegenderte Schreibweise verzichtet und nur die maskuline Form verwendet. An dieser Stelle wird ausdrücklich darauf hingewiesen, dass immer alle Geschlechter angesprochen sind.

Haltung der Akzeptanz einzunehmen: »Akzeptieren was ist – bei mir und bei den anderen.« Ähnliches können wir auch in Bezug auf Entwicklung sagen: Entwicklung braucht die Akzeptanz, dass ich noch auf meiner jetzigen Stufe stehe, einiges noch nicht kann (z. B. noch keine realistische Theory of Mind habe, die mir hilft, die Intentionen meines Gegenübers zu erkennen), noch sehr bedürftig bin (viel Geborgenheit und Sicherheit brauche und deshalb noch zu wenig neugierig auf das Leben außerhalb eines schützenden Nestes bin) und vieles für mich noch bedrohlich ist (z. B. Trennung und Liebesverlust). Akzeptanz verringert den Überlebenskampf um das, was in der Kindheit überlebensnotwendig war. Akzeptanz meint, ich muss nicht um mein emotionales Überleben kämpfen. Ich muss nicht mit Leibeskräften um mich hauen, um nicht zu ertrinken. Ich muss nicht so schnell wie möglich ans Ufer gelangen. Mit wenigen Bewegungen kann ich mich erst einmal über Wasser halten. Akzeptanz heißt innehalten und realisieren, dass mir keine akute Gefahr droht. Dass es nicht ums Überleben, sondern ums Leben geht. Nicht um Kampf, sondern um Gestaltung. Nicht ums Alleinsein, sondern um Gemeinschaft. Um Menschen, die sich gegenseitig helfen können. Menschen, die mir helfen, und Menschen, denen ich helfen kann. Menschen, die mit mir fühlen und mit denen ich fühlen kann. Akzeptanz ersetzt nicht Entwicklung, fördert sie aber. Akzeptanz ist nicht Empathie, ermöglicht sie aber. Sie schafft günstige Voraussetzungen für die Entwicklung von Empathiefähigkeit, wenngleich Entwicklung Zeit braucht.

Es wird deutlich, dass es zu simpel wäre, Empathie einfach durch Hilfsbereitschaft zu operationalisieren. Und dass es verschiedene Arten von Empathie gibt. Deshalb helfen empirische Studien auch nur partiell. Schwerpunkt dieser Arbeit soll daher der Entwicklungsaspekt sein:

1. Entwicklungspsychologie der Empathie
2. Entwicklung von Empathie als therapeutisches Ziel (Empathie des Patienten)
3. Entwicklung von Empathie bei dem Therapeuten (Selbsterfahrung und Schulung)

Entwicklungspsychologie der Empathie

Die wichtigsten entwicklungspsychologischen Erkenntnisse zur Empathie wurden bereits genannt. Es ist hilfreich, sich die notwendigen Entwicklungsschritte jederzeit vergegenwärtigen zu können, wenn das Thema Empathie reflektiert wird. Und es ist wichtig, sich sicher zu sein, welche Art von Empathie wir meinen (frühe oder reife Empathie) und dass wir Empathie und nicht Ansteckung, Mitgefühl, Altruismus, moralisch bzw. ethisch begründetes Handeln meinen.

Wenn wir von reifer Empathie sprechen, setzen wir voraus, dass ein Mensch bereits folgendes entwickelt hat:

- Bindungssicherheit (Fonagy & Bateman, 2008)
- Ich-Andere-Unterscheidung, abgegrenzte Identität (Bischof-Köhler, 2010)
- Konkret-logisches Denken, Kausalität in real beobachtbaren Situationen (Piaget, 1995)
- Fähigkeit, eigene Impulse zu steuern (Mischel, 2004, 2015)
- Theory of Mind (Astington & Jenkins, 1995)
- Abstrakt-logisches Denken, Kausalität in nur vergegenwärtigten Kontexten (Oerter, 2010)
- Fähigkeit zum Perspektivenwechsel (Haidt, 2007)
- Entwicklung vom egozentrischen zum sozialen Selbst (Piaget, 1978; Kegan, 1986)

Dies ist ein Entwicklungsbogen, der sich von der zweiten Hälfte des ersten Lebensjahrs bis ins Erwachsenenalter aufspannt. Um diesbezügliche Entwicklungserrungenschaften und -defizite sicher beurteilen zu können, bedarf es ausreichenden entwicklungspsychologischen Wissens, wie es zum Beispiel in für Psychotherapeutinnen und -therapeuten notwendigem Ausmaß von Serge K. D. Sulz (2017b) zusammengefasst wurde und von Bischof-Köhler (2010), Oerter (2010) und Walter (2010) in dem von Sulz und Höfling herausgegebenen Sammelband *... und er entwickelt sich doch!* (2010) ausführlich beschrieben wurde.

Empathie II[4]

Die allgemeinen Betrachtungen der Entwicklung von Empathie münden einerseits in die Entwicklungsaufgabe von Psychotherapeuten in Ausbildung und in Weiterbildung (Sulz & Gräff-Rudolph, 2017). Hier soll andererseits die therapeutische Konzeption der Entwicklung von Empathie in der psycho-

4 Dieses Kapitel wurde verändert übernommen aus Gräff-Rudolph und Sulz (2017, S. 60ff.).

therapeutischen Arbeit mit psychisch oder psychosomatisch erkrankten Menschen im Vordergrund stehen.

Mehrere Autoren wie zum Beispiel Haidt (2012) und Storch und Kuhl (2013) folgten Piagets (1978, 1995) Unterscheidung von Ansteckung sowie unreifer und reifer Empathie. Wie bereits erwähnt, setzt Empathie entscheidende Entwicklungsschritte voraus (Bindungssicherheit, Ich-Andere-Unterscheidung, abgegrenzte Identität, konkret-logisches Denken, Kausalität in real beobachtbaren Situationen, Fähigkeit, eigene Impulse zu steuern, Theory of Mind, abstrakt-logisches Denken, Kausalität in nur vergegenwärtigten Kontexten, Fähigkeit zum Perspektivenwechsel und Entwicklung vom egozentrischen zum sozialen Selbst).

Um die Entwicklungsschritte bis zur reifen Empathie beschreiben und diskutieren zu können, wird auf die Stufentheorien von Piaget (1978, 1995) und Kegan (1986) zurückgegriffen. Es handelt sich um den Entwicklungsteil der affektiv-kognitiven Entwicklungstheorie des Verhaltens und Erlebens von Sulz (2012a) – der zweite Teil beschreibt kindliche Überlebensstrategien und die Entstehung der im Erwachsenenalter dysfunktional werdenden Überlebensregel. Es handelt sich um eine neuropsychologische Theorie, die auf der Entwicklungspsychologie Piagets (Kognitionen und Affekte) und Kegans (das Selbst und seine Beziehungen) aufbaut. Diese Theorie bezieht die Neurobiologie und die von dieser abgeleiteten Zweiprozesstheorie der menschlichen Psyche (vgl. Sulz, 2017b) sowie die Entwicklung von Grundformen der Angst und die Entwicklung von Grundbedürfnissen ein. Dadurch wird diese Theorie zu einer leicht verständlichen Heuristik für die klinischen Betrachtungen und für die praktische Arbeit mit Patienten. Bei der neuropsychologischen Theorie der Entwicklung von Sulz geht es um:

1. Entwicklungspsychologie (die ersten zehn Lebensjahre): Piaget (1978, 1995), Fonagy et al. (2008), Bischof-Köhler (2010), Oerter (2010), Sulz und Höfling (2010)
2. Neurobiologie (limbisches System, PFC, motorisches System, Sprache): Damasio (2000, 2003), Grawe (2004), Sulz (2017b)
3. Zweiprozesstheorie (autonome [implizite] und willkürliche [explizite] Psyche bzw. emotionales vs. metakognitives System [Mentalisierung]): Epstein (2003), Sulz (1994, 2017a, b), Grawe (1998, 2004)
4. Bindung und andere Grundbedürfnisse: Bowlby (1975, 1976), Fonagy et al. (2008), Sulz (1994, 2017a, b)
5. Grundformen der Angst: Blanck und Blanck (1991, 1994), Sulz (1994, 2017b)

6. Embodiment (ganzheitliche Betrachtung von Körper und Psyche: der Körper ist in alle psychischen Prozesse einbezogen und sie gehen auch von ihm aus; er ist Teil des psychischen Systems): Tschacher und Storch (2012), Fuchs (2012), Hauke et al. (2016)
7. Dysfunktionale Überlebensregel analog Bowlbys (1975, 1976) innerem Arbeitsmodell (prä-kognitiv bzw. prä-mental): Sulz (1994, 2017a–c)
8. Selbstorganisation des psychischen Systems (Haken & Schiepek, 2005) und Konstruktion der Wirklichkeit (Watzlawick, 1986): Schiepek und Sulz (2010), Sulz (2017b)

Die Entwicklungsstufen

Hier soll die Benennung als Stufen beibehalten werden, auch wenn es keine abrupten Übergänge sind. Sicher wäre »Phasen« der treffendere Begriff.

Einverleibende Stufe

Bevor das Gehirn und das periphere Nervensystem sich so weit entwickelt haben, dass die quer gestreifte Muskulatur von Armen, Händen, Fingern, Beinen und Füßen Greifen, Heben, Werfen sowie Stehen und Gehen ermöglicht (mit ein bis eineinhalb Jahren), nutzt das Kind seine bereits vorhandene »Ausrüstung«: Augen, Ohren, Geruchs- und Geschmackssinn sowie die Stimme. Haut und Schleimhäute (Atmung, Verdauung) sind wichtige Kontaktbereiche. Perzeption nimmt im Vergleich zur Motorik großen Raum ein. Aufnehmen (Einverleiben) – nicht nur oral – ist ein wichtiger Modus. Das Grundbedürfnis (zentrales Bedürfnis) ist, willkommen zu sein, in seiner Existenz bejaht zu werden, seinen Platz bei Mutter und Vater zu haben. Die Grundform der Angst (zentrale Angst) ist die Vernichtungsangst (das verlieren, was gerade – durch die Geburt – gewonnen wurde). Angstfreiheit entsteht durch die inzwischen vorhandene sichere Bindung zur Mutter. Nur wenn ein Kind zu wenig (quantitatives) oder zu wenig stabiles (qualitatives) Bindungsangebot von den Eltern erhält, arbeitet sein Bindungssystem auf Hochtouren weiter und die notwendigen Entwicklungsschritte (vor allem des Neocortex) werden behindert. Dies entspricht Freuds oraler Phase.

Impulsive Stufe

Im Gehirn ist inzwischen das motorische System ausreichend gereift, wenngleich viele Bewegungen noch unbeholfen wirken. Mit eineinhalb Jahren können motorische Impulse in Gehen und Laufen umgesetzt werden. Das Kind lernt langsam sprechen, aber die Sprache steuert Handlungen zunächst noch nicht. Sie begleitet nur das Handeln. Das Verhalten rührt von Impulsen her, die aus Bedürfnissen oder äußeren Anreizen heraus entstehen. Dort hingehen, wo ein Anreiz ist oder wo ein Bedürfnis befriedigt werden kann. Weggehen von etwas, was Angst macht. Aber auch Angreifen, was wütend macht. Mit der Errungenschaft des Gehens eröffnet sich der Raum für die subjektive Gefahr des Getrenntwerdens von der Mutter, die jedoch bei sicherer Bindung wenig wahrscheinlich erscheint. Trotzdem ist die Grundform der Angst die Trennungsangst (zentrale Angst) und das Grundbedürfnis Geborgenheit sowie Schutz (Sicherheit und Zuverlässigkeit). Die Emotionsregulation wird noch völlig autonom vom limbischen System getätigt (autonome Psyche), während eine bewusste Impulssteuerung (willkürliche Psyche) noch nicht möglich ist. Der PFC ist noch nicht so weit entwickelt. Kausales Denken ist noch nicht möglich, weshalb das kindliche Selbst- und Weltbild noch nicht realitätsgerecht ist. Gedankengänge folgen noch dem Assoziationsprinzip (Ähnliches gehört zusammen). Ohne eine behütende Bezugsperson geht es nicht. Das Selbstwertgefühl speist sich daraus, wie viel Zuwendung (wiederum nicht nur quantitativ) eine Person ihren Bezugspersonen wert ist. Dies entspricht Freuds analer Phase.

Souveräne Stufe

Jetzt ist der Neocortex so weit entwickelt, dass differenzierte kognitive Prozesse verfügbar sind. In konkreten Situationen können Ursache und Wirkung erkannt, die zukünftigen Folgen eigenen Verhaltens vorhergesehen werden. Und allmählich bildet sich eine Theory of Mind heraus, die davon ausgeht, dass nicht nur beobachtbare Handlungen berücksichtigt werden, sondern auch Intentionen, Bedürfnisse, Befindlichkeiten und Gefühle, die zu diesen Handlungen führen. Die Theory of Mind enthält sowohl Annahmen bezüglich der Motive der anderen Person als auch bezüglich eigener Gefühle. Mit dem kausalen Denken geht einher, dass Handlung in Bezug auf Wirkung und Effektivität beurteilt wird und dass ein Ziel vorhanden ist, nämlich etwas zu bewirken. Gelingt dies, so entsteht das Gefühl der Selbstwirksamkeit, dem zweiten wichtigen Aspekt des Selbstwerts. Jetzt besteht die Fähigkeit, andere in dem eigenen Sinn zu beeinflussen, damit dies den eigenen noch überwiegend egozentrischen Anliegen zugutekommt. Kinder können dahingehend erstaunlich schlau sein. Wenn Eltern es geschafft haben, dem Kind seinen Trotz zu lassen, sodass es die Erfahrung von Wirksamkeit machen konnte, können die wertvollen Erfahrungen von Wirksamkeit ausgiebig gemacht werden. Und wenn sie zugleich die notwendigen Grenzen setzen (nicht ärgerlich, sondern wertschätzend und wohlwollend), dann entsteht eine gesunde Souveränität, die zu späterer Selbstständigkeit und Selbstbestimmung hinführen kann. Die Fähigkeit zu abstrakt logischem Denken ist in dieser Altersspanne (drei bis zehn Jahre) noch nicht vorhanden. Auch wenn schon viel soziale Kompetenz vorhanden ist, bleibt das Kind noch egozentrisch, was es auch sein darf, wenn es dabei anderen nicht schadet. Ein gesunder Egoismus ist eine sehr gute Ausgangsbasis für die nachfolgende Entwicklung zum sozialen Wesen. Wer gut für sich selbst sorgen kann, wird offen für die Belange des anderen. Dies entspricht Freuds ödipaler Phase.

Zwischenmenschliche Stufe

Mit elf Jahren ist die Hirnrinde noch mehr entwickelt: Der PFC ist jetzt zu abstrakt-logischem Denken befähigt. Kausales Denken ist nicht nur hinsichtlich der konkreten realen äußeren Welt möglich, sondern auch bezüglich Vergegenwärtigtem. Damit ist es möglich, die Perspektive der Betrachtungen zu wechseln, sich in den anderen hineinzuversetzen, sodass nicht nur gedanklich nachvollzogen werden kann, wie er fühlt und was er braucht, sondern auch so gefühlt werden kann wie er oder sie. Es bleibt nicht bei einer klugen Theorie des Mentalen bzw. einem Erkennen der Beweggründe des anderen. Vielmehr gelingt jetzt ein Einfühlen in den anderen. Zum kühlen Geist kann sich das warmherzige Verstehen hinzugesellen. Die Fähigkeit zu Empathie und Mitgefühl ist entstanden. Der Mensch hat sich vom egozentrischen zum sozialen Wesen hin entwickelt. Die Beziehung ist ihm wichtiger als sein Ego. Dies entspricht Freuds Latenzphase.

Störungen der Entwicklung durch elterliches Fehlverhalten

Wie wirkt sich elterliches Verhalten auf die Stufenentwicklung aus? Das ist stufenspezifisch. Eine bestimmte Frustration wirkt sich auf einer Stufe nur wenig aus, bewirkt jedoch auf einer anderen große Schäden. Das mit großem Abstand wichtigste Beispiel ist das Bindungsbedürfnis, dessen Frustration im Alter von acht bis 18 Monaten zu einer extrem großen Vulnerabilität bezüglich der Gefahr von Trennung und Alleinsein führen kann. Paradoxerweise ist es genau die Zeitspanne, in der Mütter wieder in den Beruf zurückmöchten (bzw. die Gesellschaft es von ihnen erwartet) und einen Kita-Platz für ihr Kind suchen. In der Forschung gibt es zahlreiche empirische Belege, die zeigen, dass große Störungen des Aufbaus einer sicheren Bindung zur Mutter und zum Vater erhebliche und bis ins Erwachsenenalter hineinreichende Störungen jeglicher Funktionsbereiche der Psyche haben können (vgl. hierzu Sulz, 2017b).

Es ist eine Zeit, in der das Kind emotionale Erfahrungen noch nicht kognitiv verarbeiten kann. Die Unmittelbarkeit seiner Erlebnisse bleibt ungedämpft erhalten und wird in einem inneren Arbeitsmodell (Bowlby, 1975, 1976) noch verdichtet. Aus diesem entsteht eine wiederum nicht kognitive Überlebensregel (Sulz, 1994, 2017a) mit Geboten und Verboten, die das emotionale Überleben des Kindes gewährleisten soll. Sie berücksichtigt Frustrationen, Bedrohungen, Misshandlungen, Vernachlässigungen, Traumatisierungen ebenso wie Verwöhnen und fehlende Limitierungen. Der Preis für das emotionale Überleben ist die Entwicklungsstagnation. Nicht selten wird wider besseres Wissen in einer schwierigen sozialen Situation so gehandelt, wie es in den ersten Kindheitsjahren gelernt wurde und wie es die inzwischen dysfunktional gewordene Überlebensregel noch immer vorgibt. Da sie nicht kognitiv ist, kann sie auch nicht kognitiv umstrukturiert werden. Nur im Rahmen einer tiefen emotionalen Erfahrung sensu Greenberg (vgl. Elliott et al., 2008; Sachse & Sachse, 2016) bzw. durch Emotionsexpositionen (Sulz, 2017c, vgl. Hauke, 2013) und damit verbundener empirischer Hypothesenprüfung (Beck, 2004) ist ihre empirische Falsifikation und Modifikation möglich. Eine Überlebensregel kann im Extremfall beinhalten, dass emotionales Überleben nur möglich ist, wenn weder Mitgefühl noch Empathie gezeigt werden. Oder umgekehrt, dass bei einem Peiniger geblieben werden muss. Sie kann auch dazu führen, dass leibliches Sterben und Tod die einzige Möglichkeit sind, dass diese Regel nicht verletzt wird.

Befreiung aus der Entwicklungsstagnation durch eine Erlaubnis gebende Lebensregel

Eine Entwicklungsstufe lässt sich charakterisieren durch:

- Stufenspezifische Bedürfnisse (Grundbedürfnisse):
  - *Ich brauche jetzt* (was ich auf der vorigen Stufe noch nicht gebraucht habe).

  - *Ich brauche noch nicht* (was ich erst auf der nächsten Stufe brauchen werde).
- Stufenspezifische Ängste und Bedrohungen (Grundformen der Angst):
  - *Ich fürchte jetzt* (was mich auf der vorigen Stufe noch nicht ängstigte).
  - *Ich fürchte noch nicht* (was erst auf der nächsten Stufe eine Bedrohung sein wird).
- Stufenspezifische Errungenschaften/Fähigkeiten:
  - *Ich kann jetzt* (was ich auf der vorigen Stufe noch nicht konnte).
  - *Ich kann noch nicht* (was ich erst auf der nächsten Stufe können werde).

Zum Beispiel braucht jemand auf der impulsiven Stufe Schutz, der auf der einverleibenden Stufe selbstverständlich war und nicht verloren werden konnte: die Erfahrung des zuverlässigen Nicht-Getrenntseins, das heißt Geborgenheit, Schutz und Sicherheit. Die Person braucht noch nicht Kontrolle und die Erfahrung von Wirksamkeit. Sie fürchtet Trennung und Alleinsein. Sie fürchtet noch nicht Kontrollverlust und auch Liebesverlust ist noch kein großes Thema. Sie kann jetzt etwas ergreifen, wegwerfen, zu etwas oder jemandem hingehen, von jemandem weggehen, so wie es die Bedürfnisse verlangen. Die Person kann die Folgen des eigenen Handelns noch nicht bedenken oder auch nicht den Beweggrund des Handelns eines anderen Menschen erkennen.

Frustrierendes oder bedrohliches Elternverhalten führt beim impulsiven Kind zur Impulshemmung. Aus einem wilden Kind wird ein braves, aus einem lauten ein stilles, aus einem mutigen Kind ein ängstliches, aus einem frohen ein trauriges oder gar apathisches. Natürlich spielt das angeborene Temperament eine Rolle, es erklärt aber nicht alles. Wenn wir uns die Schrittfolge der kindlichen Entwicklung als Treppe vorstellen, dann ist es für das Kind zu gefährlich, auf dieser Treppe zu bleiben. Es muss sich unter der Treppe verstecken (seine Impulse hemmen). Es wird zum Beispiel ein braves oder ängstliches Kind. Unter der Treppe ist aber keine Entwicklung möglich. Es entsteht ein Entwicklungsloch (Sulz, 1994, 2017a). Damit es in diesem Versteck bleibt, benötigt es eine Überlebensregel, die darüber wacht – analog dem inneren Arbeitsmodell von Bowlby (1976). Diese Regel gebietet zum Beispiel schüchterne Zurückhaltung und verbietet spontane Gefühlsäußerung und Aussprechen eines Bedürfnisses. Dieses Gebot und dieses Verbot ist nötig, damit das in dieser Zeit existenzielle Grundbedürfnis bewahrt bleibt und damit die auf dieser Entwicklungsstufe existenzielle Grundangst verhindert wird: »Nur wenn ich immer still bleibe und wenn ich niemals spontan und laut mein Gefühl zeige oder sage, was ich jetzt brauche, bewahre ich mir Geborgenheit und Schutz und verhindere Trennung und Alleinsein.«

Da emotionales Überleben nur unter der Treppe möglich ist und diese Überlebensregel dem Kind dabei hilft, ist das Zurückkehren auf die Stufe der Impulsivität und Spontaneität auf der Treppe der Entwicklung kein Thema mehr. Schon der Gedanke daran würde große Angst machen. Und diese Angst würde verhindern, dass impulsives Erleben und Verhalten stattfindet.

Erst wenn sich im Motivationssystem des Kindes (und später des Erwachsenen) eine neue Regel etabliert hat, die aus Verbot und Gebot eine Erlaubnis macht, kann dies gewagt werden. Damit das nicht nur einmal, sondern dauerhaft gelingt, muss also die verbietende und gebietende Überlebensregel durch eine neue Erlaubnis gebende Lebensregel ersetzt werden. Es geht dann nicht mehr um das Überleben, sondern um das Leben. Die Situation ist entschärft.

Eine Systemregel baut jedoch auf einer großen Zahl von Erfahrungen auf, und einmal das Gegenteil dessen tun, was die Überlebensregel verlangt, ist zwar ein wichtiger Schritt, aber nur der erste von hundert. Wie oft muss ein Mensch erleben, dass die Vorhersage seiner neuen Erlaubnis gebenden Lebensregel zutrifft, dass also die Vorhersage seiner im Erwachsenenalter dysfunktional gewordenen Überlebensregel falsch ist? Bei dem einen Menschen können zehnmal ausreichen, bei einem anderen müssen es tausendmal sein.

Wenn wir die Überlebensregel formulieren, sind wir zunächst ganz in Gedanken und vernünftigen Überlegungen. Unser Erwachsenenverstand sagt, dass die Überlebensregel falsch ist. Diese Regel ist aber nicht in unserem Neocortex abgespeichert und deshalb kognitiver Umstrukturierung nicht zugänglich. Wir müssen unser Emotionssystem (limbisches System) bemühen. Dies gelingt, indem wir innere Bilder oder äußere Szenen herstellen. Dann fühlen wir Gebote, Verbote oder die Erlaubnis. Danach stellen sich eventuell intensive Gefühle ein, wenn wir Verbotenes tun (Angst, Schuldgefühl, Scham). Das ist der Punkt, an dem wir verweilen, uns dem betreffenden Gefühl exponieren, ohne zu tun, was es von uns verlangt.

Die impulsiven Errungenschaften zurückgewinnen – Exposition von Emotionen und Bedürfnissen

Eltern schaffen es nur selten, die Überlebensregel ihres Kindes außer Kraft zu setzen, sodass es seine weitere Kindheit mit einer neuen Erlaubnis gebenden Lebensregel verbringen kann. Dazu ist ihr eigenes Leben oder ihre eigene Partnerschaft zu kräfteraubend. Auch in der Therapie von Erwachsenen ist das nicht leicht. Denn es müsste idealerweise dafür gesorgt werden, dass die Vorhersage der dysfunktionalen Überlebensregel in einer künftigen Situation nicht mehr zutrifft. Realistischerweise wird aber immer wieder das von ihr Vorhergesagte zutreffen. Und dann wäre es hilfreich, wenn dies zur Ausnahme von der neuen Erlaubnis gebenden Lebensregel erklärt werden könnte. Gelingt dies, werden im Alltag nur noch Bestätigungen der Lebensregel erwartet und kaum, dass diese Erwartung einmal nicht zutrifft und einen das von der früheren dysfunktionalen Überlebensregel angedrohte Schicksal ereilt, wird dies als Ausnahme erlebt (Ausnahmen bestätigen die Regel).

Bei den ersten Versuchen, das Verbotene zu tun und das Gebotene zu unterlassen, braucht der Patient das Instrument der Emotionsexposition (Sulz, 2015), zum Beispiel AACES:

- A Achtsames Wahrnehmen von Angst, Schuldgefühl oder Scham.
- A Akzeptieren, dass dieses Gefühl immer noch kommt.
- C Commitment: Entscheiden, bei dem neuen Verhalten zu bleiben, auch wenn das Gefühl es unterbinden will.
- E Emotionsexposition: Das Gefühl bewusst wahrnehmen, es da sein und größer werden lassen und so lange da sein lassen, bis es sich erschöpft hat und (fast) von selbst verschwindet – während nicht getan wird, was es von einem verlangt, sondern bei dem neuen Verhalten geblieben wird (das Verbotene tun bzw. das Gebotene nicht tun).
- S Selbstbekräftigen, dass es gut und richtig war, sich zu exponieren und das Gegenteil der Überlebensregel zu tun, die zwar immer noch Alarm schlägt, der aber ein Fehlalarm ist.

In der Therapiesitzung als Trockenübung szenisch oder imaginativ ausprobiert, entsteht meist deutlich das Gefühl, das diesen Fehlalarm auslöst bzw. bei dem es sich um dieses handelt. So gerüstet kann der Patient die ersten Versuche in seinem Alltagsleben angehen: Gefühle und Bedürfnisse wahrnehmen, zeigen, ausdrücken, aussprechen.

Wenn Gefühle nicht mehr unterdrückt werden müssen, kann auch wahrgenommen werden, was gebraucht wird. Und wenn Gefühle gezeigt werden dürfen, kann auch kommuniziert werden, welches Bedürfnis Befriedigung braucht. Allein das Äußern kann schon dazu führen, dass andere mir geben wollen, was ich brauche, und dass ich nicht mehr meine ewigen und immer gleichen Frustrationen ertragen muss. Der Teufelskreis der Erwartung: »Der gibt mir ja doch nicht (oder auch nicht), was ich brauche« kann so manchmal durchbrochen werden.

Das geht in nahen Beziehungen, mit Angehörigen und Freunden, während im Berufsleben emotionaler Austausch jedoch nur mit engen Kolleginnen und Kollegen alltäglich ist. Wenn sich allerdings ein Kollege so empörend verhält, dass Ärger und Wut entstehen, dann sollte der Ärger nicht zurückgehalten und ihm die für sein Feedback erforderliche Antwort nicht vorenthalten werden.

Erst wenn ausgiebig situationsadäquate, in Art und Intensität stimmige Impulsivität ausprobiert wurde – mit der Erfahrung, dass das anderen zugemutet werden kann und darf und dass die Beziehungen nicht darunter leiden, sondern nicht selten lebendiger werden –, ist der Schritt auf die nächste Stufe der Entwicklung dran. Vielleicht ist der Patient anfangs mit seiner neuen Spontaneität über das Ziel hinausgeschossen und in einige Fettnäpfchen getreten (wofür er sich angemessen entschuldigte) und hat sich so die »impulsiven Hörner« schon etwas abgestoßen. Auf alle Fälle hat er sich seine Vitalität zurückerobert und bringt diese Lebendigkeit in seine Begegnungen und Beziehungen ein. Da er seine Intelligenz während dieses Übens nicht abschalten kann, bleibt es nicht aus, dass er Lehren zieht und sich und seine soziale Umwelt immer mehr erkennt.

Entwicklung auf die nächsthöhere Stufe – Wille, Wirksamkeit und Theory of Mind

Nachdem das Ziel der Emotionsexposition erreicht ist und die Impulshemmung behoben wurde, erfolgt der Schritt auf die souveräne Stufe. Das kann ohne weitere therapeutische Hilfestellung als Selbstorganisation der Psyche geschehen. Denn wir Menschen haben eine angeborene Tendenz zur Weiterentwicklung unserer Psyche, so wie es Erik Erikson (1965) und Carl Rogers (1961) es beschrieben haben. In sehr schwierigen Situationen mit wichtigen Bezugspersonen schaffen wir es aber oft noch nicht. Dann übernimmt wieder unser emotionales System das Regiment und greift auf früher bewährte Strategien zurück – und auf die alte Überlebensregel. Und unser Denken ist nicht mehr kausal, sondern assoziativ. Wir können uns nicht mehr selbst helfen, weil wir die Folgen unseres Handelns nicht logisch vorausdenken können. Da muss aber das kognitive System unseres PFC nicht tatenlos zusehen. Wir können eine konkrete Situation sehr wohl gedanklich erfassen und Ursachen und Folgen von Verhaltensweisen erkennen. Wir müssen nur anfangen kausal zu denken – in dieser schwierigen konkreten Situation, in der die Gefühle dieses einen konkreten Menschen so intensiv geworden sind. Das trifft besonders auf Menschen zu, die wegen einer psychischen oder psychosomatischen Störung zur Psychotherapie kommen und insbesondere bei chronischen Depressionen, wie McCullough (2007) es beschreibt. Bei vielen von ihnen bedarf dieser Entwicklungsschritt der Übung im kausalen Denken. Das gelingt mit acht Fragen (ebd.; Sulz, 2017c):

a) Situationsanalyse: Das Ziel ist die Korrektur dysfunktionaler Interpretation des situativen Geschehens. Das Vorgehen besteht darin, den Patienten durch Fragen zu nachfolgenden Gedankengängen und Antworten zu führen.
   1. Ich bin mit dem sich wiederholenden Ergebnis von bestimmten Situationen unzufrieden. Es geht um die frustrierende Situation, *z. B. der Ehemann kommt mit zwei Stunden Verspätung nach Hause, sodass die Ehefrau sich nicht ihren freien Abend nehmen konnte und bei den Kindern bleiben musste.*
   2. Welche Bedeutung hat die Situation und die Person für mich? *»Er war wie so oft rücksichtslos und blieb bei seinen Kumpeln in der Kneipe beim Kartenspielen hängen.«*
   3. Was brauche ich von der anderen Person in dieser Situation? *»Ich brauche aber, dass er zuverlässig da ist, wie wir es vereinbart haben, damit er abends auf die Kinder aufpasst.«*
   4. Was macht die andere Person stattdessen mit mir? Wie geht sie mit mir um? Welche Bedeutung hat dieses Verhalten für mich? *»Er ist rücksichtslos und denkt nur an sich. Er behandelt mich, als ob ich nichts wert wäre.«*
   5. Ist meine Einschätzung der Situation richtig? *»Vielleicht war etwas sehr Dringendes und er hatte keine Möglichkeit, mich anzurufen?«*
   6. Wenn nicht, weshalb nicht? *»So früh setzt er sich nicht zum Kartenspielen hin. Und auch nicht am Dienstag.«*

7. Welche Einschätzung ist richtig? *»Es kann doch sein, dass er nicht rücksichtslos handeln wollte, sondern eine schwierige Situation ihn davon abhielt, pünktlich zu sein. Und dass er in einem großen Stress war. Ich warte erst mal ab, was er erzählt.«*

Die Gesprächsführung ist dabei sokratisch. Wichtig ist, dass die Fragen so gestellt werden, dass sie aus dem impulsiven Modus heraus nicht beantwortet werden können, sondern nur der souveräne Modus, also das Denken auf der souveränen Stufe, eine Antwort finden kann. Das Fragen nach den Intentionen und Gefühlen des anderen und nach eigenen Bedürfnissen und Gefühlen fördert metakognitives Denken und die Entwicklung einer Theory of Mind, die Fonagy et al. (2008) Theorie des Mentalen nennen und die Voraussetzung für die Entwicklung von Empathie ist, ohne bereits eine Gewähr dafür zu sein. Nachfolgend geht es geht aber noch weiter mit dem metakognitiven Training (Sulz, 2017c):

b) Reaktionsanalyse: Das Ziel ist es, die bisherige Art der Vermeidung mithilfe sekundärer Gefühle zu erkennen. Das Vorgehen besteht aus Fragen, die den Patienten zwingen, den PFC einzuschalten und kausal zu denken.
   1. Die Situation ist diesmal: »Mein Mann wollte nach der Arbeit nicht den Umweg zu unserer Wohnung machen und ist ohne mich mit dem Auto direkt zu unseren Freunden gefahren. Ich musste dann mit der Trambahn fahren.«
   2. Was ist die richtige Einschätzung der Situation? *»Er hat egoistisch gehandelt und wie das für mich ist, hat ihn nicht interessiert.«*
   3. Welches Gefühl wird dadurch zuerst ausgelöst? *»Ich bin so zornig, ja richtig wütend.«*
   4. Zu welchem primären Handlungsimpuls führt das Gefühl? *»Ich würde ihn am liebsten anschreien und ihn fertig machen.«*
   5. Welche Folgen dieser Handlung fürchte ich? *»Dann wird er mich verlassen!«*
   6. Zu welchem sekundären Gefühl führt die Vergegenwärtigung dieser Folgen? *»Wenn ich daran denke, dass er mich verlassen wird, bekomme ich große Angst und Schuldgefühle, dass ich so aggressiv sein wollte.«*
   7. Führt dieses sekundäre Gefühl zur Unterdrückung des Impulses? (Ja/Nein) *»Ja, mir ist dann kein bisschen mehr nach Streiten.«*

8. Wie handle ich aus dem zweiten Gefühl heraus? *»Ich bin zwar deprimiert, versuche aber, mir nichts anmerken zu lassen, auch um den Freunden den Abend nicht zu verderben.«*
9. Ist meine Furcht realistisch? (Ja/Nein) *»Ich weiß ja, dass ich nicht fürchten muss, dass er weggeht. Denn es ist auch (selten) passiert, dass ich explodiert bin.«*
10. Wenn Nein, was ist realistischerweise als Folge zu erwarten? *»Dass unsere Beziehung nicht gefährdet ist und dass er sich so was nicht mehr traut.«*

Es kann natürlich sein, dass es am Verhalten der Patientin noch etwas zu optimieren gibt, damit sie sich nicht dadurch ins Unrecht setzt, dass sie ihm eine übertrieben affektive Szene macht. Dann kann ein Rollenspiel angeschlossen werden. Danach wird mit der Patientin vereinbart, sich beim nächsten Vorfall auf die vereinbarte Weise zu verhalten. In der darauffolgenden Therapiesitzung werden metakognitive Überlegungen angestellt, die die Wirksamkeit ihres neuen Verhaltens prüfen (Sulz, 2017c). Wir bleiben beim Beispiel obiger Patientin:

c) Metakognitive Wirksamkeitsanalyse nachher: Wodurch führte das neue Verhalten zum erwünschten Ergebnis?

   Es handelte sich um folgende frustrierende Situation: *»Wieder hat mein Mann einfach getan, was ihm Spaß macht, ohne meine Wünsche zu berücksichtigen und sich mit mir abzustimmen. Er hat seine Freunde an dem Abend eingeladen, an dem wir immer unseren gemeinsamen Kinoabend haben.«*

   Ich hatte mich für folgendes neue Verhalten entschieden: *»Diesmal habe ich meinen Ärger nicht zurückgehalten und habe ihm meine Wut gezeigt und ihm klar gesagt, was das für mich bedeutet und wie ich mich dann fühle.«*

   Ich erreichte dadurch mein Ziel: *»Er war sehr betroffen und erschrocken. Und er hat sich ehrlich entschuldigt und versprochen, dass er so was künftig mit mir absprechen wird.«*

1. Wie trug meine richtige Einschätzung dazu bei, dass ich mein Ziel erreichte? *»Indem ich nicht mehr dachte, dass er das Recht dazu hat und dass ich mir das gefallen lassen muss, weil ich für unsere Beziehung verantwortlich bin. Wir sind beide für unsere Beziehung verantwortlich und gegenseitig füreinander.«*

2. Wie trug mein neues Verhalten dazu bei, dass ich mein Ziel erreichte? *»Indem ich nicht kopflos explodierte und ihn beschimpfte, sondern – richtig wütend – ihm vor Augen hielt, was er da mit mir macht und dass ich mir das nicht gefallen lasse.«*
3. Was lerne ich aus dieser Erfahrung? *»Dass ich mich nicht von meiner alten Trennungsangst leiten lassen muss. Sie ist ein Fehlalarm. Mein berechtigter Zorn hat unserer Beziehung nicht geschadet.«*
4. Wie kann ich das auf andere Situationen übertragen? *»Er braucht ein promptes und klares Feedback, wenn er sich rücksichtslos verhält. Dann kann er sich daran erinnern, dass es mich und unsere Beziehung auch gibt und spüren, wie wichtig ihm das ist.«*

Diese nachträgliche Wirksamkeitsanalyse hebt die Verhaltensänderungen aus dem rein lernpsychologischen Kontext der positiven Verstärkung heraus und trägt zu einer deutlich bewussten Selbstwirksamkeitserfahrung bei und dazu noch zur Entwicklung auf die souveräne Stufe und zur Entwicklung einer realitätsbezogenen Theory of Mind.

Sulz (2017c, S. 241) schreibt über die Metakognition des Patienten (Situationsanalyse – Reaktionsanalyse – Konsequenz- oder Wirksamkeitsanalyse):

> »Wenn er erkennt, welche unerwünschten Wirkungen (auf andere Menschen und dadurch auf sich selbst) sein bisheriges Verhalten hat, kann er sich zu einem neuen Verhalten entscheiden, das erwünschte Wirkungen hat:
>
> Nur *wenn ich* dem anderen *sage, was ich will,* gebe ich ihm die Chance, meinen Willen sicher zu berücksichtigen.
>
> Nur *wenn ich* dem anderen *sage, was ich nicht will,* gebe ich ihm die Chance, zu unterlassen, was mich stört, ärgert oder verletzt.
>
> Gedankliches Fazit ist:
>
> *Ich kann* durch mein Verhalten die *Umwelt beeinflussen.*
>
> *Ich kann* durch mein Verhalten *zu einem erwünschten Ergebnis* in meiner Umwelt gelangen.
>
> *Ich kann* durch mein Verhalten so auf meine Umwelt einwirken, dass *aversive Gefühle ausbleiben.*
>
> *Ich kann* durch mein Verhalten mein bisheriges *Scheitern beenden.*«

Nach diesen systematischen mehrschrittigen Vorbereitungen (wie noch deutlich wird, ist Wutexposition ein sehr wichtiger Teilschritt) und ersten

Entwicklungsschritten (von der impulsiven auf die souveräne Stufe) kann der Schritt auf die zwischenmenschliche Stufe erfolgen, die vom konkretlogischen zum abtstrakt-logischen Denken führt. Der Patient hat sich hervorgetraut aus seinem Versteck unter der Treppe der Entwicklung, nachdem er seine dysfunktionale Überlebensregel mit ihren Geboten und Verboten durch eine neue Erlaubnis gebende Lebensregel ersetzen konnte und mithilfe von Wutexposition auf Ungerechtigkeit und Rücksichtslosigkeit, also auf unsoziales Verhalten anderer, reagieren lernte – mit Begleitung und Unterstützung seines Therapeuten. Ohne seine bisherige Impuls- und Aggressionshemmung gelang ihm der Schritt auf die souveräne Stufe, er konnte im souveränen Modus einen gesunden Egoismus entwickeln, der für Rücksicht und Respekt der anderen sorgte und zu dem so wichtigen Gefühl der Selbstwirksamkeit führte.

Entwicklung auf die zwischenmenschliche Stufe – Beziehung, Empathie und Mitgefühl

Jetzt erst sind wir an dem Punkt der Entwicklung und der Therapie angekommen – die Entwicklung von Empathie und Mitgefühl. Mit der Entwicklung von der souveränen (Wille, Wirksamkeit, Metakognition, Theory of Mind) auf die zwischenmenschliche Stufe kann kausales Denken auch auf der abstrakten Ebene – bezogen auf nur mental Vergegenwärtigtes und nicht real Gesehenes und Geschehenes – erweitert werden. Wenn diese Voraussetzung gegeben ist, kann auch der Perspektivenwechsel gelingen, durch den aus einem bloßen Erkennen der Motive, Gefühle und Gedanken des Gegenübers erstmalig ein wirkliches Hineinfühlen und Mitfühlen werden kann.

Bei McCullough (2007) ist das der zweite Teil seiner CBASP, der nach der Situationsanalyse erfolgt. Zwar differenziert er hier ebenso wenig wie Fonagy et al. (2008) bezüglich der souveränen (konkret-logisches Denken) und der zwischenmenschlichen Stufe – beide meinen, dass damit schon die hinreichenden Bedingungen für Empathie geschaffen seien. Aber auch er greift zurück auf die Kindheit, in der Erfahrungen gemacht wurden, die die weitere psychische Entwicklung in Teilbereichen verhinderten, sodass nur eine »partielle Entwicklung« in weitgehend konfliktfreien Lebensbereichen stattfinden konnte. Hier wird sein Vorgehen psychodynamisch. Die Überbleibsel dieser Kindheit sind Übertragungen von Erwartungen bezüglich des heutigen Verhaltens anderer Menschen. Beispielsweise erwartet ein Patient, dass sein Vorgesetzter ihn genauso schlecht behandeln wird wie sein Vater früher. Und er versucht sich mit genau dem gleichen Verhalten davor zu schützen, wie er das damals seinem Vater gegenüber machen musste, zum Beispiel nimmt er dem dominanten Chef gegenüber eine unterwürfige Haltung ein. McCullough prüft auch die Patient-Therapeut-Interaktion auf solche Übertragungen und analysiert sie gemeinsam mit dem Patienten. Er hilft dem Patienten so, seine unrealistischen Erwartungen zu korrigieren. Erst nach dieser psychodynamischen Vorarbeit, die die Entwicklungsbarriere beseitigen soll (analog zur Falsifizierung der kindlichen Überlebensregel), wendet er sich dem Aufbau von Empathie zu.

Das weitere Vorgehen ist bei McCulloughs CBASP (2007) und bei Fonagys Mentalisierungsbasierter Therapie (MBT) (Fonagy & Bateman, 2008) ganz ähnlich und lässt sich unter dem Begriff der Metakognition zusammenfassen. Nicht nur die Gültigkeit von Gedanken (genauer Gedankeninhalte) über das Selbst und über die Welt wie bei Beck (2004) sind Gegenstand der gemeinsamen Analyse von Patient und Therapeut, sondern das Vorgehen wird prozessorientiert, indem über Denkprozesse (und auch das Fühlen und Handeln) reflektiert wird. Dadurch wird die Theory of Mind (Fonagys Theorie des Mentalen) elaboriert. Metakognition ist nun abstraktes Denken und damit ein Denken auf dem Niveau der zwischenmenschlichen Stufe.

Praxis der MVT

MVT wurde von Serge K. D. Sulz als Brücke zwischen Psychodynamischen und kognitiv-behavioralen Therapien entwickelt (Abb. 3). Sie ist begründet in

- der Entwicklungspsychologie (Bindungstheorie von Bowlby, Entwicklungstheorien von Piaget und Pesso und Mentalisierungsansatz von Fonagy und Mitarbeitern)
- der Neurobiologie (u. a. Damasio) und den psychologischen Zweiprozesstheorien und Systemtheorien (Epstein, Grawe u. a.)
- der kognitiven Verhaltenstherapie und der dritten Welle der Verhaltenstherapie (VT) (z. B. DBT)

Sie ist eine Weiterentwicklung der SBT (vgl. Sulz, 2010b) und der Strategischen Kurzzeittherapie (SKT) (Sulz). Sie umfasst sieben Therapiemodule mit drei Modulpaaren:

Tab. 1: Die sieben Module der MVT

Beziehung	1. Bindung
Akzeptanz 1	2. inneres Arbeitsmodell
Akzeptanz 2	3. Achtsamkeit
Mentalisierung 1	4. Emotion Tracking
Mentalisierung 2	5. Mentalisierung
Entwicklung 1	6. Entwicklung zum Denken
Entwicklung 2	7. Entwicklung zur Empathie

Worum geht es jeweils?

1. Bindung: Psychotherapie beginnt mit dem Aufbau einer sicheren Bindung und selbstwertstärkenden Beziehung.
2. Inneres Arbeitsmodell *(Akzeptanzmodul 1)*: Dann wird aus der Biografie die kindliche Überlebensstrategie als heute dysfunktional gewordene Überlebensregel (inneres Arbeitsmodell nach Bowlby, 1975) offengelegt und durch eine Erlaubnis gebende Lebensregel ersetzt, die keine Gebote und Verbote mehr enthält.
3. Achtsamkeit *(Akzeptanzmodul 2)*: Mit Achtsamkeit werden die Emotionsprozesse in den Fokus der Aufmerksamkeit geholt.
4. Emotion Tracking *(Mentalisierungsmodul 1)*: Mit Emotion Tracking werden bottom-up Gefühle bewusst und verstanden.
5. Mentalisierung *(Mentalisierungsmodul 2)*: Reflektieren der Auslöser von Gefühlen und Folgen von Verhalten, Theory of Mind.
6. Entwicklung zum Denken *(Entwicklungsmodul 1)*: Zuerst werden die wieder vitalen Impulse der AFFEKT-Stufe verfügbar gemacht. Dann werden die Affekte gesteuert, um klug und zielsicher zu Selbstwirksamkeit zu kommen.
7. Entwicklung zur Empathie *(Entwicklungsmodul 2)*: Empathiefähigkeit entwickeln durch Perspektivenwechsel – vom egozentrischen zum sozialen Wesen werden.

In Tabelle 2 werden die Module der SBT (Sulz & Hauke, 2009) und der MVT vergleichend gegenübergestellt.

Tab. 2: Vergleich der Module von SBT und MVT

	SBT	MVT
1.	Beziehungsaufbau	Bindung
2.	Überlebensregel	inneres Arbeitsmodell
3.	Achtsamkeit	Achtsamkeit
4.	Symptomtherapie	Emotion Tracking
5.	Fertigkeitentraining	Mentalisierung
6.	Entwicklung	Entwicklung zum Denken
7.		Entwicklung zur Empathie

Was ist neu im Vergleich zu SBT (vgl. Sulz, 2009a, b, 2011a)?

1. Bindung als absolutes Fundament
2. Emotion Tracking als Königsweg zu den Gefühlen
3. Mentalisierung als Weg zu Affektregulierung und Empathie

Die Symptomtherapie und das Fertigkeitentraining werden hingegen nicht mehr hervorgehoben. Sie münden in die Psychiatrische Kurz-Psychotherapie (PKP) (u. a. Sulz, 2012a, 2020a) ein.

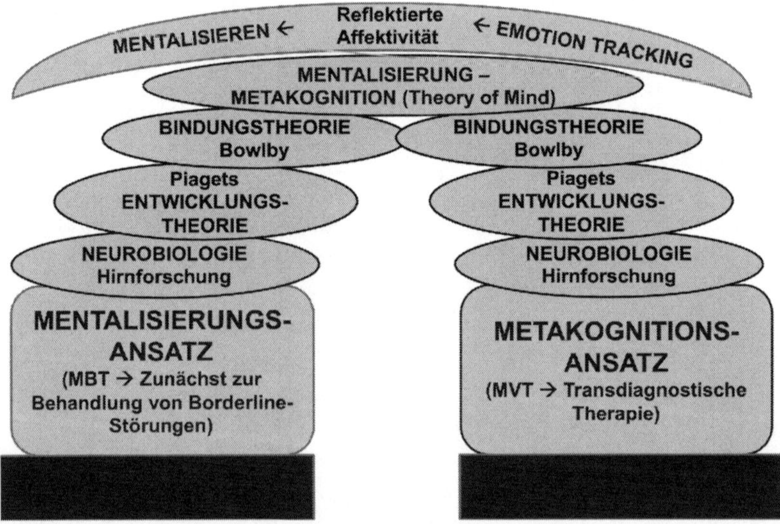

Abb. 3: MVT als Brückenkopf zu den Psychodynamischen Therapien

Mit der MVT wird ein zweiter Brückenkopf einer Brücke zwischen Psychodynamischen und Kognitiv-Behavioralen Therapien gebaut. Der erste Brückenkopf ist die MBT (Fonagy et al., 2008). Das Therapieprinzip der Mentalisierungsbasierung ist, dass dem Patienten im Gespräch ermöglicht wird:

- sein *Gefühl wahrzunehmen*,
- den auslösenden *Kontext zu erkennen*,
- den *Zusammenhang zu verstehen*,
- und so eine *tiefe emotionale Erfahrung* zu machen (diese Erfahrungen verdichten sich nach vielmaliger Wiederholung zu seiner *Theorie des Mentalen = Theory of Mind = Metakognition*),
- und sich in sein Gegenüber hineinzuversetzen *(Empathie).*

Die Mentalisierungsförderung geschieht durch:

1. Empathisches Zuhören – *Emotion Tracking*
   - Emotionen spiegeln
   - Reflexion durch Benennen des Kontexts
   - Frustriertes Bedürfnis entdecken
   - Vorläufer in der Kindheit erinnern
2. Mentalisierungsförderndes Fragen (nach Ursachen, Wirkungen) – *Metakognition* mit dem Ziel:
   - als Erwachsener anders damit umzugehen
   - neue Erfahrungen mit heutigen Bezugspersonen zu machen
   - Theorie des Mentalen immer realistischer werden lassen

Jedes Modul wird praktisch-therapeutisch entfaltet durch die nachfolgenden Interventionsschritte:

A Körper – Sein (Existenz) – Embodiment

B Affekt – Impulsivität – Vitalität

C Denken – Metakognition/Mentalisierung – Affektregulierung – Selbstwirksamkeit

D Empathie und Mitgefühl – Theory of Mind/Theorie des Mentalen (gelingende Beziehungsgestaltung)

Abschließend soll noch darauf hingewiesen werden, dass die Absätze in den Übungen, die sich direkt an den Patienten wenden, durch Kursivierung hervorgehoben werden. Übungsblätter für den Patienten sind mit einem grauen Balken an der linken Seite markiert.

Modul 1

Beziehung gestalten, Bindungssicherheit herstellen

Übungen dieses Moduls
Übung 1.1: Der sichere Platz
Übung 1.2: Die sichere Bindungsperson
Übung 1.3: Nicht befriedigte Bedürfnisse der Kindheit
Übung 1.4: Bindungsinterview
Übung 1.5: Zeichen unsicherer Bindung
Übung 1.6: Fragebogen Bindungstyp
Übung 1.7: Bindungssicherheit in der therapeutischen Beziehung herstellen

Bereits mit der Geburt beginnt der Überlebenskampf des Menschen. Dieser muss und will überleben. Dazu muss er Sicherheit herstellen. Ohne zuverlässige Bindung gibt es keine Sicherheit. Ohne sichere Bindung sind Lernen und Entwicklung nicht möglich.

Doch zunächst braucht der Säugling einen Platz in der Welt und in seinem Leben, einen Platz, der für ihn reserviert und vorbereitet ist und der nur ihm gehört. Zunächst wortwörtlich Platz in der Welt, später im übertragenen Sinne im Herzen seiner Eltern und der Menschen, die zu ihm gehören. Die Bindung zu diesen Menschen sichert ihm seinen Platz. Also gilt es, diese Bindungen aufzubauen und ständig zu festigen.

Als zweites braucht das Kind Schutz, Sicherheit, Zuverlässigkeit: Der Bindungsaufbau beginnt schon bald nach der Geburt durch das feinsinnige Attunement von Mutter und Säugling, das nur wenig Unterbrechungen erfährt. Die Aktivität des Säuglings besteht neben dem Flirten mit der Mutter in einem sofortigen empörten Protest, wenn der Kontakt unterbrochen ist, gefolgt von sofortiger Beruhigung, wenn die Unterbrechung beendet ist – wie das Still-Face-Experiment von Edward Tronick (1989) auf beeindruckende Weise zeigt.

Abbildung 4 veranschaulicht den Reichtum sicherer Bindung als Fundament der Entwicklung und den Gegensatz einer absoluten Armut ohne Platz auf der Welt.

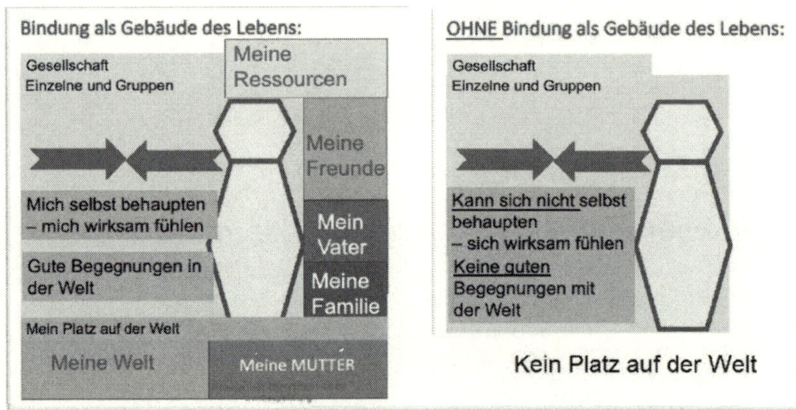

Abb. 4: Bindung als Fundament und Gebäude des Lebens

Es kann hilfreich sein, im Lauf der ersten Sitzungen mit dem Patienten Abbildung 5 zu betrachten und sein Bindungsschicksal zu entdecken.

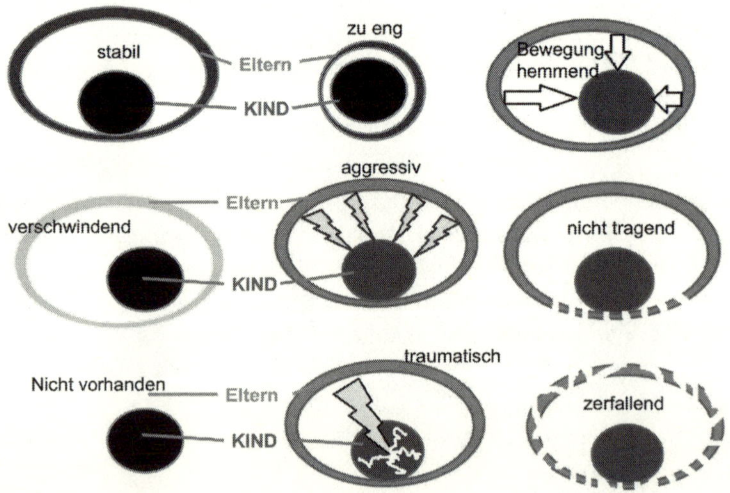

Abb. 5: Störungen sicheren Bindungsaufbaus

Aufbau der therapeutischen Beziehung

Wie Patient und Therapeut miteinander umgehen, ist schon in der letzten diagnostischen Sitzung, dem Gespräch über den Therapievertrag, ausgetauscht worden (siehe Sulz, 2021b). Der Therapeut weiß schon sehr viel über den Patienten und bespricht mit ihm, wie sich alle Bedingungsfaktoren auf die therapeutische Beziehung übertragen lassen:

- Was braucht der Patient vom Therapeuten?
- Was fürchtet er von ihm? Wie wird er mit dieser Angst umgehen?
- Was wird ihn ärgern? Wie wird er mit seinem Ärger umgehen?
- Welcher dysfunktionale Persönlichkeitszug wird im Vordergrund stehen? Was vermeidet er damit?
- Und welche Überlebensregel hat hier Gültigkeit?
- Auf welcher Entwicklungsstufe wird er häufig sein?

Vorbereitung auf die ersten Therapiegespräche[5]

Da man nicht sehr oft mit seinen Eltern so zusammenkommt, dass man in Ruhe über die Vergangenheit sprechen kann, sollte der Therapeut seinem Patienten bereits zu diesem Zeitpunkt der Therapie die Fragen mitgeben, die er seinen Eltern (am besten einzeln) bei Gelegenheit stellen kann:

- War ich in den ersten zwei Jahren im Krankenhaus? Wenn ja, wie lange?
- Allein oder mit einem Elternteil?
- War meine Mutter in meinen ersten beiden Lebensjahren im Krankenhaus? Wenn ja, wie lange?
- Wo wurde ich in dieser Zeit untergebracht?
- Haben meine Eltern ohne Kinder Urlaub gemacht? Wenn ja, wo war ich bzw. waren wir währenddessen?
- War meine Mutter berufstätig? Wenn ja, wie viele Stunden pro Tag, wie viele Tagen in der Woche?
- Wer betreute mich tagsüber?
- Wie viel war mein Vater da? Wenn er da war, machte er etwas mit mir?

5 Empfohlene Lektüre: Strüber, N. (2016). *Die erste Bindung: Wie Eltern die Entwicklung prägen*. Stuttgart: Klett-Cotta. Für Therapeutinnen und Therapeuten ein Muss, für Patientinnen und Patienten sehr zu empfehlen.

- Gab es irgendwelche besonderen Ereignisse?
- Was für ein Kind war ich im ersten Lebensjahr?
- Was für ein Kind im zweiten Lebensjahr?
- Was mochte ich gern, was mochte ich nicht?
- Was konnte ich, was konnte ich nicht?
- Gab es damals weitere wichtige Bezugspersonen für mich?
- Wann wurde ich fremduntergebracht (Kinderkrippe, Kindergarten)?
- Wie habe ich mich da eingewöhnt?
- War ich anhänglich?
- War ich nicht gern allein?
- Hatte ich Angst, wenn meine Mutter nicht da war?
- Konnte mein Vater mich trösten?
- Hatte ich eine Trotzphase?

Übung 1.1: Der sichere Platz

Imaginationsübung (entspannt mit geschlossenen Augen sitzend): Ich lade Sie jetzt ein zu einer Imaginations- und Körperübung, in der Sie Ihren sicheren Platz im Leben erspüren können. Schon als Kind: Deshalb ist die Ansprache das Du.

Ich lade Dich ein, Deinen Platz im Leben einzunehmen, und heiße Dich herzlich willkommen. Ich habe mich auf Dich gefreut. Ich habe einen Platz für Dich vorbereitet, der nur Dir gehört. So groß wie Du willst. Du musst ihn mit niemandem teilen. Du kannst ihn Dir so einrichten, dass Du Dich ganz wohl und geborgen fühlen kannst. An Deinem Platz bist Du sicher und geschützt. Und Du findest hier alles, was Du brauchst und was Dir Freude macht. Ich hüte Deinen Platz, sodass Du ihn immer haben und behalten kannst. Du kannst es Dir auf Deine Weise wohlig und bequem, geborgen und sicher machen. Hier bist Du ungestört. Ich halte alles Störende fern. Wenn Du nicht allein hier sein willst, kann ich kommen, aber nur dann.

Ist es Ihnen gelungen, einen sicheren Ort herzustellen?

Übung 1.2: Die sichere Bindungsperson

Imaginationsübung (entspannt mit geschlossenen Augen sitzend): Ich lade Sie jetzt ein zu einer Imaginations- und Körperübung, in der Sie Ihre sichere Bindungsperson erspüren können. Schon als Kind: Deshalb ist die Ansprache das Du.

Ich gebe Dir festen Boden unter Deinen Füßen, einen stabilen Sitz und eine sichere Lehne. Und wenn Du willst, kannst Du Deinen Kopf an mich lehnen, wenn ich hinter Dir stehe (Kissen vor der Wand). Du kannst auch ausprobieren, wie es sich anfühlt, wenn ich meine Hände sachte auf Deine Schultern lege (eine Decke kann dieses Gefühl vermitteln). Und falls Du es mal möchtest, kannst Du meine Arme um Deine Schultern spüren und Dich damit geborgen und geschützt fühlen. Ich bin da. Ich bleibe da. Ich schütze Dich. Du kannst Dich von mir getragen fühlen. Ich bin für Dich da, Du musst nichts dafür tun. Während ich aufpasse, kannst Du unbesorgt und unbekümmert sein. Du darfst so sein, wie Du sein möchtest, und tun, was Du tun möchtest. Und kannst sicher sein, dass ich bleiben werde. So lange und so wie Du es brauchst und willst.

Ist es Ihnen gelungen, eine sichere Bindungsperson zu imaginieren?

Übung 1.3: Nicht befriedigte Bedürfnisse der Kindheit

Imaginationsübung (entspannt mit geschlossenen Augen sitzend): Ich lade Sie jetzt zu einer Imagination als Zeitreise in Ihr Vorschulalter ein. Anschließend werde ich Sie bitten, die Fragen Frustrierendes Elternverhalten im VDS24-Fragebogen[6] zu beantworten. Achten Sie darauf, an welcher Stelle bestimmte Gefühle auftreten.

Im Vorschulalter, in welchem Ort, in welcher Stadt wohntet Ihr? In welcher Straße? Kannst Du die Straße sehen? In welchem Haus? Wie sieht es aus? Die Wohnung, wie ist sie? Und da bist Du als Kindergartenkind. Deine Mutter, wo ist sie gerade? Und wo bist Du als Kindergartenkind? Wenn das nicht erinnerbar ist, nimm ein späteres Alter. Was macht Deine Mutter gerade? Wie sieht sie aus? Figur, Kleidung, Haare, ihr Gesicht – mit welcher Stimme spricht sie? Wenn sie Dich anschaut, mit welchen Augen, welchem Blick? Was könnte sie sagen? Und wie geht es Dir dabei? Dein Vater – ist er da oder kommt er gerade herein? Siehst Du seine Kontur, seine Figur, seine Kleidung, sein Gesicht? Wie begrüßt er Deine Mutter? Wie begrüßt er Dich? Wie schaut er Dich an? Mit welchen Augen? Was sagt er zu Dir? Mit welcher Stimme? Und wie geht es Dir dabei? Wie ist die Beziehung Deiner Eltern? Wie gehen sie miteinander um? Wende Deinen Kopf zu dem Elternteil, mit dem Du gerade sprichst.

6 Der Fragebogen ist zu finden unter https://vds-skalen.euphes.org.

Zugehörigkeitsbedürfnisse (ZB)

Jetzt stehen sie vor Dir und Du sagst ihnen:

- Mutter ich brauche von Dir Willkommensein. *Spüre jetzt, dass Du das von ihr brauchst (auch nach den nachfolgenden Sätzen).*
- Vater ich brauche von Dir Willkommensein.
- Mutter ich brauche von Dir Geborgenheit und Wärme.
- Vater ich brauche von Dir Geborgenheit und Wärme.
- Mutter ich brauche von Dir Schutz, Sicherheit und Zuverlässigkeit.
- Vater ich brauche von Dir Schutz, Sicherheit und Zuverlässigkeit.
- Mutter ich brauche von Dir Liebe.
- Vater ich brauche von Dir Liebe.
- Mutter ich brauche von Dir Aufmerksamkeit und Beachtung.
- Vater ich brauche von Dir Aufmerksamkeit und Beachtung.
- Mutter ich brauche von Dir Verständnis und Mitgefühl.
- Vater ich brauche von Dir Verständnis und Mitgefühl.
- Mutter ich brauche von Dir Wertschätzung, Bewunderung und Lob.
- Vater ich brauche von Dir Wertschätzung, Bewunderung und Lob.

1. ( ) Mir fehlte Willkommensein
bei Vater ( )? bei Mutter ( )?

2. ( ) Mir fehlte Geborgenheit und Wärme
von Vater ( )? von Mutter ( )?

3. ( ) Mir fehlte zuverlässiger Schutz
bei Vater ( )? bei Mutter ( )?

4. ( ) Mir fehlte Liebe
von Vater ( )? von Mutter ( )?

5. ( ) Mir fehlte Aufmerksamkeit, Beachtung
von Vater ( )? von Mutter ( )?

6. ( ) Mir fehlte Verständnis
von Vater ( )? von Mutter ( )?

7. ( ) Mir fehlte Wertschätzung, Bewunderung, Lob
bei Vater ( )? bei Mutter ( )?

!? Von diesen 7 Zugehörigkeitsbedürfnissen fehlte mir
Am meisten: ....(Nr. ___)
Am zweitmeisten: ....(Nr. ___)

Abb. 6: Eltern frustrieren Zugehörigkeitsbedürfnisse

Wenn Sie einverstanden sind, können wir die Zeitreise wieder fortsetzen. Sie setzen sich wieder bequem hin und schließen die Augen. Jetzt geht es um das Schulalter – Grundschule, weiterführende Schule und die beginnende

Jugend: Da kommen weitere Bedürfnisse in den Vordergrund. Da brauchst Du nicht nur etwas von den Eltern, da willst Du es auch. Ist der Wohnort noch derselbe? Siehst Du die Straße, das Haus, die Wohnung? Dort bist Du jetzt als das Kind im Schulalter, sitzend oder stehend, beide Eltern vor Dir ...

Selbst- oder Autonomiebedürfnisse (SB)

Jetzt stehen sie vor Dir und Du sagst ihnen:

- Mutter ich will selbst machen, selbst können. *Spüre jetzt, dass Du das von ihr brauchst und willst (auch nach den nachfolgenden Sätzen).*
- Vater ich will selbst machen, selbst können.
- Mutter ich will selbst bestimmen und will Freiraum.
- Vater ich will selbst bestimmen und will Freiraum.
- Mutter ich will von Dir Grenzen gesetzt bekommen.
- Vater ich will von Dir Grenzen gesetzt bekommen.
- Mutter ich will von Dir gefördert und gefordert werden.
- Vater ich will von Dir gefördert und gefordert werden.
- Mutter ich will von Dir ein Vorbild, jemanden zum Idealisieren haben.
- Vater ich will von Dir ein Vorbild, jemanden zum Idealisieren haben.
- Mutter ich will von Dir Intimität, Hingabe, kindliche Erotik.
- Vater ich will von Dir Intimität, Hingabe, kindliche Erotik.
- Mutter ich will von Dir ein Gegenüber zum Auseinandersetzen.
- Vater ich will von Dir ein Gegenüber zum Auseinandersetzen.

8. ( ) Mir fehlte das Selbstmachen dürfen, das Selbstkönnen dürfen
von Vater ( )? von Mutter ( )?

9. ( ) Mir fehlte Selbstbestimmung, Freiraum
von Vater ( )? von Mutter ( )?

10. ( ) Mir fehlte es, Grenzen gesetzt zu bekommen
von Vater ( )? von Mutter ( )?

11. ( ) Mir fehlte Gefördert werden, Gefordert werden
von Vater ( )? von Mutter ( )?

12. ( ) Mir fehlte ein hilfreiches Vorbild, jemand zum Idealisieren
Vater ( )? Mutter ( )?

13. ( ) Mir fehlte Intimität, Hingabe, kindliche Erotik
Vater ( )? Mutter ( )?

14. ( ) Wenn ich einen Gegenüber suchte, so wich er/sie aus/wies mich zurück – Vater ( )? Mutter ( )?

!?	Von diesen 7 Autonomiebedürfnissen fehlte mir **Am meisten:** ....(Nr. ___) **Am zweitmeisten:** ....(Nr. ___)

Abb. 7: Eltern frustrieren Autonomiebedürfnisse

Wenn Sie einverstanden sind, können wir die Zeitreise noch ein letztes Mal fortsetzen. Es geht um die ganze Kindheit und Jugend. Sie setzen sich wieder bequem hin und schließen die Augen. Sieh einfach Deine Eltern in diesen Zeiten vor Dir. Dort bist Du jetzt als das Kind im Schulalter oder als Jugendlicher, sitzend oder stehend, beide Eltern vor Dir ...

Homöostasebedürfnisse (HB)

Jetzt stehen sie vor Dir und Du sagst ihnen:

- Mutter ich brauche, dass Du nicht so viel Angst hast. *Spüre jetzt, dass Du das von ihr brauchst (auch nach den nachfolgenden Sätzen).*
- Vater ich brauche, dass Du nicht so viel Angst hast.
- Mutter ich brauche, dass Du nicht so bedrohlich bist.
- Vater ich brauche, dass Du nicht so bedrohlich bist.
- Mutter ich brauche, dass Du mir nicht so viel Angst vor der Welt draußen machst.
- Vater ich brauche, dass Du mir nicht so viel Angst vor der Welt draußen machst.
- Mutter ich brauche, dass Du mich nicht extrem wütend machst.
- Vater ich brauche, dass Du mich nicht extrem wütend machst.
- Mutter ich brauche, dass Du nicht zu schwach als Gegenpol zu Vater bist.
- Vater ich brauche, dass Du nicht zu schwach als Gegenpol zu Mutter bist.
- Mutter ich brauche, dass Du mir nicht Schuldgefühle machst.
- Vater ich brauche, dass Du nicht Schuldgefühle machst.
- Mutter ich brauche, dass Du mich nicht extrem für eigene Bedürfnisse missbrauchst.
- Vater ich brauche, dass Du mich nicht extrem für eigene Bedürfnisse missbrauchst.

H1. ( ) Eine zu ängstliche Bezugsperson war
Vater ( )? Mutter ( )?
H2. ( ) Eine zu bedrohliche Bezugsperson war
Vater ( )? Mutter ( )?
H3. ( ) Eine zu bedrohliche Außenwelt wurde mir vermittelt
von Vater ( )? von Mutter ( )?
H4. ( ) Extrem wütend machte mich immer wieder
Vater ( )? Mutter ( )?
H5. ( ) Viel zu schwach als Gegenpol zum anderen Elternteil war
Vater ( )? Mutter ( )?
H6. ( ) Zu viele Schuldgefühle machte mir immer wieder
Vater ( )? Mutter ( )?
H7. ( ) Missbraucht für seine eigenen Bedürfnisse hat mich
Vater ( )? Mutter ( )?

!?	Von diesen 7 Homöostasebedürfnissen frustrierten Eltern **Am meisten:** .... (Nr. ___) **Am zweitmeisten:** .... (Nr. ___)

Abb. 8: Eltern frustrieren Homöostasebedürfnisse

Welche Erinnerung hat welches Gefühl hervorgerufen? Vielleicht können Sie einen kurzen Satz dazu sagen? Konnten Sie fühlen, was Ihnen am meisten fehlte?

Übung 1.4: Bindungsinterview

Ich lade Sie jetzt zu einem Gespräch ein, mit dem wir die Qualität der Bindung, die mit Ihren Eltern entstanden ist, explorieren wollen. Sind Sie bereit, mit mir Ihre Elternbeziehung nach der Bindungsqualität zu erkunden? Wollen Sie mit mir ein Gespräch über Ihre Bindungserfahrung mit Ihren Eltern führen? Notieren wir uns doch Ihre Antworten zu den folgenden Fragen:

1. Wissen Sie etwas über Ihre ersten beiden Lebensjahre?.......................
2. Gab es Trennungen von der Mutter?...
3. Was für ein Kind waren Sie in dieser Zeit? ....
4. Beschreiben Sie Ihre Mutter! ....
5. Wie reagierte sie, wenn sie im Stress war? ....
6. Wie reagierte sie, wenn sie auf Sie ärgerlich war? ....
7. Womit drohte sie dann? ....
8. Wenn es gut war zwischen Ihnen, was waren die schönsten Situationen? ....

9. Wie waren Sie da miteinander? ....
10. Wie war der Körperkontakt? ....
11. Was brachte Geborgenheit? ....
12. Wie wichtig waren Sicherheit, Schutz, Zuverlässigkeit? ....
13. Und heute? Wohligste Momente? ....
14. Haben Sie Angst vor Trennung? ....
15. Was würden Sie am liebsten tun, wenn Sie sich über jemanden extrem ärgern? ....
16. Sind Sie eher ein anhänglicher Mensch oder ein betont selbstständiger? ....
17. Wie gut können Sie allein sein? ....
18. Mögen Sie lieber Nähe oder Distanz? ....
19. Lieber verwöhnen lassen oder andere verwöhnen? ....

Konnten Sie empathisch mit sich als Kind mit dem Gespräch mitgehen? Welche Gefühle traten bei Ihnen dabei auf?

Übung 1.5: Zeichen unsicherer Bindung

Hinweise für Therapeuten: Wir benötigen für ein Gespräch über den Grad der Unsicherheit in Beziehungen folgende Ergebnisse aus den Diagnostik-Sitzungen:

( ) Von Eltern fehlte Schutz, Sicherheit, Zuverlässigkeit (VDS24)
( ) Zentrale Angst ist Angst vor Trennung, Verlust (VDS28)
( ) Zentrales Bedürfnis ist Bedürfnis nach Schutz, Sicherheit, Geborgenheit (VDS27)
( ) Zentrale Wut ist Trennungswut (VDS29)

Erst wenn wir auch das zentrale Bedürfnis aus dem Fragebogen VDS27, die zentrale Angst aus dem Fragebogen VDS28 und die zentrale Wut aus dem Fragebogen VDS29 entnehmen können, haben wir alle Kriterien verfügbar, die den Sicherheitsgrad der Bindung bestimmen (vgl. Sulz, 2011b).[7] Dann kann zu den folgenden Aussagen Stellung genommen werden:

7 Diese Fragebögen können kostenlos heruntergeladen werden unter: https://vds-skalen.eupehs.org. Diese können auch direkt online ausgefüllt werden, sodass der Therapeut das Ergebnis als PDF erhält.

Ich lade Sie jetzt zu einem Gespräch ein, mit dem wir die Qualität der Bindung, die mit Ihren Eltern entstanden ist, explorieren wollen. Ich frage Sie jeweils, ob die betreffende Aussage auf Ihre Kindheit oder Ihre Person zutrifft und wir sprechen dann darüber:

( ) Eltern ließen mich oft allein und ich wusste nicht, wann sie zurückkommen.
( ) Eltern drohten mit Weggehen, Wegschicken.
( ) Ich war von Mutter zu lange/zu früh getrennt (Klinik, Heim, Krippe).
( ) Von Eltern fehlte Schutz, Sicherheit, Zuverlässigkeit (VDS24).
( ) Zentrale Angst ist Angst vor Trennung, Verlust (VDS28).
( ) Zentrales Bedürfnis ist Schutz, Sicherheit, Geborgenheit (VDS27).
( ) Zentrale Wut ist Trennungswut (VDS29).
( ) Ich war sehr anhänglich bis klammernd.
( ) Ich kann mich nicht trennen.
( ) Ich kann Disharmonie nicht aushalten.
( ) Ich kann nicht gut allein sein.

____ Summenwert unsichere Bindung (max. 11, unsicher ab 3)

Übung 1.6: Fragebogen Bindungstyp

Nach der eigenen Bindungsgeschichte mit den Eltern kann nun betrachtet werden, was für ein Bindungstyp der Patient geworden ist. Die unsichere Bindung bei den Eltern führte dazu, dass er eine eigene Art, einen Typ der Bindungsunsicherheit entwickelt hat, sodass er selbst keine sicheren Bindungen mehr herstellen kann. Wir können uns dabei an die Forschung von Asendorpf et al. (1997) halten, die vier Bindungstypen ergeben hat: distanzierter Typ, anklammernder Typ, autonomer Typ und versorgter Typ. Das Beispiel eines Mannes, der ängstlich geblieben ist und durch Distanziertheit vermeidet, wieder Bindungen einzugehen, zeigt den distanzierten Typ (s. Abb. 9 bis 11).

Angst		Sicherheit
Ich kann mich nicht auf meinen Partner verlassen	1---2---3---4---5	Ich kann mich auf meinen Partner verlassen
Ich habe Angst vom Partner nicht akzeptiert zu werden	1---2---3---4---5	Ich fühle mich von meinem Partner akzeptiert
Es ist schwer meinem Partner so nahe zu kommen, wie ich es brauche	1---2---3---4---5	Es ist leicht meinem Partner so nahe zu kommen, wie ich es brauche
Ich bin angespannt, wenn wir uns näher kommen	1---2---3---4---5	Ich bin entspannt, wenn wir uns näher kommen
Ich fühle mich in meiner Partnerschaft nicht sicher und aufgehoben	1---2---3---4---5	Ich fühle mich in meiner Partnerschaft sicher und aufgehoben
ängstlich von Messwert 5 bis 12,5	Summe A-S: ... 7	**sicher ab Messwert 17,5 (bis 25)**

Ich bin eher		
(X) ängstlich	**oder ( ) sicher**	**( ) weder-noch**

Abb. 9: Skala Angst – Sicherheit (angelehnt an Asendorpf et al. 1997)

Unabhängigkeit		Abhängigkeit
Ich treffe wichtige Entscheidungen ohne meinen Partner	1---2---3---4---5	Ich treffe wichtige Entscheidungen nicht ohne meinen Partner
Ich kann auch ohne meinen Partner etwas richtig genießen	1---2---3---4---5	Ich kann ohne meinen Partner etwas nicht richtig genießen
Ich vermeide es, von meinem Partner abhängig zu sein	1---2---3---4---5	Es macht mir nichts aus, von meinem Partner abhängig zu sein
Wenn ich Probleme habe, kann ich sie sehr gut ohne meinen Partner	1---2---3---4---5	Wenn ich Probleme habe, brauche ich meinen Partner, um sie lösen zu
Ich halte lieber etwas Distanz zu meinem Partner	1---2---3---4---5	Ein bisschen mehr Nähe oder öfter Nähe wäre mir noch lieber
Es ist wichtig für mich, unabhängig von meinem Partner zu sein	1---2---3---4---5	Es ist nicht wichtig für mich, unabhängig von meinem Partner zu
unabhängig von Wert 6 bis 15	Summe U-A: ...10	**abhängig ab Wert 21 (bis 30)**

Ich bin eher		
(X) unabhängig	**oder ( ) abhängig**	**( ) weder-noch**

Abb. 10: Skala Unabhängigkeit – Abhängigkeit (angelehnt an ebd.)

Ich bin eher		
(X) ängstlich	**oder ( ) sicher**	**( ) weder-noch**
(X) unabhängig	**oder ( ) abhängig**	**( ) weder-noch**

	Mein Typ ist also:	
	bitte	**ankreuzen**
anklammernder Typ	**ängstlich und abhängig**	
distanzierter Typ	**ängstlich und unabhängig**	X
autonomer Typ - Sicherheit durch Selbständigkeit	**sicher und unabhängig**	
versorgter Typ - Sicherheit durch Beziehung	**sicher und abhängig**	

Abb. 11: Bindungs-Autonomie-Typen (angelehnt an ebd.)

Nachfolgend werden die Ergebnisse, die sich aus den Abbildungen 9 bis 11 ergeben, interpretiert. Der Bindungstyp des Mannes ist der *distanzierte Typ* (ängstlich und unabhängig). Die Angst vor Alleinsein treibt ihn zunächst in die Nähe von Menschen. Dort angekommen, bekommt er Angst, seine Selbstständigkeit zu verlieren. Dahinter steckt jedoch die Angst, durch Nähe ausgeliefert zu sein. Er denkt: »Der andere meint es nicht wirklich gut mit mir. Bleib weg von ihm!«

Zu einem Gesamtverständnis finden wir durch den Vergleich mit den anderen drei Typen:

- *anklammernder Typ* (ängstlich und abhängig): Der ängstlich-abhängige, anklammernde und dependente Typ ist die einfache Art des Umgangs mit unzureichendem Bindungsangebot der Eltern: Ständig Angst haben und aufpassen, dass die Bindungsperson nicht abhandenkommt. Nichts tun, was eine Entfernung von den Eltern zur Folge hat.
- *autonomer Typ* (sicher und unabhängig): Dieser Bindungstyp muss seine Angst vor Trennung nicht in Schach halten. Seine Unabhängigkeit und sein Selbstwirksamkeitsgefühl machen ihn dagegen immun. Bei ihm droht kein Verlust von Selbstständigkeit und Trennung macht keine Angst, weil er allein lebensfähig ist.
- *versorgter Typ* (sicher und abhängig): Er hat es sich in seiner Abhängigkeit und mit den ihn versorgenden Menschen so gut eingerichtet, dass eine Trennung unwahrscheinlich ist. Sie geben ihm viel Schutz und Geborgenheit. Aber wehe, wenn das Leben ihm mal so mitspielt, dass er diese Versorgung verliert.

Nun können Sie Ihren eigenen Bindungstyp feststellen (vgl. Übungsblatt: Zeichen unsicherer Bindung).

Übungsblatt: Zeichen unsicherer Bindung

Angst		**Sicherheit**
Ich kann mich nicht auf meinen Partner verlassen.	1——2——3——4——5	Ich kann mich auf meinen Partner verlassen.
Ich habe Angst vom Partner nicht akzeptiert zu werden.	1——2——3——4——5	Ich fühle mich von meinem Partner akzeptiert.
Es ist schwer, meinem Partner so nahe zu kommen, wie ich es brauche.	1——2——3——4——5	Es ist leicht, meinem Partner so nahe zu kommen, wie ich es brauche.
Ich bin angespannt, wenn wir uns näherkommen.	1——2——3——4——5	Ich bin entspannt, wenn wir uns näherkommen.
Ich fühle mich in meiner Partnerschaft nicht sicher und aufgehoben.	1——2——3——4——5	Ich fühle mich in meiner Partnerschaft sicher und aufgehoben.
ängstlich von Messwert 5 bis 12,5	Summe A-S: …	sicher ab Messwert 17,5 (bis 25)
Unabhängigkeit		Abhängigkeit
Ich treffe wichtige Entscheidungen ohne meinen Partner.	1——2——3——4——5	Ich treffe wichtige Entscheidungen nicht ohne meinen Partner.
Ich kann auch ohne meinen Partner etwas richtig genießen.	1——2——3——4——5	Ich kann ohne meinen Partner etwas nicht richtig genießen.
Ich vermeide es, von meinem Partner abhängig zu sein.	1——2——3——4——5	Es macht mir nichts aus, von meinem Partner abhängig zu sein.
Wenn ich Probleme habe, kann ich sie sehr gut ohne meinen Partner lösen.	1——2——3——4——5	Wenn ich Probleme habe, brauche ich meinen Partner, um sie lösen zu können.
Ich halte lieber etwas Distanz zu meinem Partner.	1——2——3——4——5	Ein bisschen mehr Nähe oder öfter Nähe wäre mir noch lieber.
Es ist wichtig für mich, unabhängig von meinem Partner zu sein.	1——2——3——4——5	Es ist nicht wichtig für mich, unabhängig von meinem Partner zu sein.
unabhängig von Wert 6 bis 15	Summe U-A: …	abhängig ab Wert 21 (bis 30)

Ich bin deshalb eher:		
( ) ängstlich	oder eher ( ) sicher	( ) weder noch
( ) unabhängig	oder eher ( ) abhängig	( ) weder noch

Mein Typ ist also:		
		Bitte ankreuzen
anklammernder Typ	ängstlich und abhängig	
distanzierter Typ	ängstlich und unabhängig	
autonomer Typ – Sicherheit durch Selbstständigkeit	sicher und unabhängig	
versorgter Typ – Sicherheit durch Beziehung	sicher und abhängig	

Wenn Sie Ihren Bindungstyp gefunden haben, versuchen Sie folgende Frage zu beantworten: Wie bestimmt Ihr Bindungstyp Ihren Umgang mit Beziehungen?

Übung 1.7: Bindungssicherheit in der therapeutischen Beziehung herstellen

Damit rückt das Ziel der Analyse der Bindungssicherheit näher: Wie lässt sich in der Therapie eine sichere Bindung herstellen? Wie können Patient und Therapeut das gemeinsam schaffen? In der Psychotherapie wird eine Bindungsbeziehung aufgebaut, die möglichst große Sicherheit vermitteln soll.

Ich heiße Sie willkommen und freue mich, dass Sie gekommen sind. Hier können Sie es sich so einrichten, dass Sie sich gut aufgehoben fühlen. Wo und wie wollen Sie sitzen, liegen oder stehen? Was wollen Sie um sich haben? Wenn Sie Ihren Platz gefunden und eingerichtet haben, können Sie die Augen schließen und sich entscheiden, meinen Worten zu folgen. Ich mache nach jedem Satzu etwa acht Sekunden Pause, damit Sie die betreffende Aussage auf Ihre Gefühle wirken lassen können.

Hier haben Sie zuverlässigen Schutz und sind sicher. Hier können Sie sich gemocht fühlen, ohne etwas dafür tun zu müssen, und hier dürfen Sie so sein, wie Sie sind. Hier müssen Sie sich nicht anpassen. Mein Verständnis haben Sie. Ich wertschätze und anerkenne Sie. Kommen Sie erst einmal an, lassen Sie los, entspannen Sie sich und werden Sie ruhig. Beobachten Sie den Atem und nehmen Sie die Ruhe und Entspannung beim Ausatmen wahr. Lassen Sie alles Belastende los und alles Schwere fallen. Lassen Sie den Bauch weich werden, damit sich die Bauchdecke beim Atmen hebt und senkt. Nehmen Sie meine Begleitung an, so viel oder so wenig, wie es für Sie stimmig ist. Ich bin einfach da, fordere nichts, urteile nicht, habe keine Eile. Meine Aufmerksamkeit, mein Interesse, mein Wohlwollen und mein Mitgefühl sind ganz für Sie da. Sie können sich begleiten lassen, unterstützen lassen, bestätigen lassen, anerkennen lassen, trösten lassen, Mut machen lassen. Und sich wiederum willkommen fühlen, auch gut aufgehoben, geschützt und gemocht und immer wieder verstanden fühlen. Sie können vertrauen, so viel, wie es möglich ist. Und Sie sind frei in Ihren Entscheidungen, Sie bestimmen, was in unserem Zusammensein wann, wie und wie lange geschieht. Sie bewahren dabei Ihre Selbstständigkeit und Ihren eigenen Willen. Und Sie können sich jetzt entscheiden, mit unserem heutigen Gespräch zu beginnen, indem Sie riechend tief durch die Nase einatmen, Frische und Wachheit einatmen und die Augen wieder öffnen, wenn Sie so weit sind.

Am Anfang jeder Therapiestunde kann außerdem probiert werden, Bindungssicherheit im Hier und Jetzt herzustellen.

Nehmen Sie dort und so Platz, wo und wie Sie sich wohlfühlen. Lassen Sie erst einmal los, entspannen Sie sich und werden Sie ruhig. Beobachten Sie den Atem, nehmen Sie die Entspannung beim Ausatmen wahr und lassen Sie Ruhe einkehren. Lassen Sie alles Belastende los und alles Schwere fallen. Fühlen Sie sich willkommen, geborgen, geschützt, sicher und gemocht. Seien Sie so, wie Sie sind. Fühlen Sie sich wertgeschätzt. Vertrauen Sie sich der Begleitung in dieser Therapie an. Lassen Sie sich begleiten und unterstützen. Und fühlen Sie sich wiederum willkommen. Und was brauchen Sie noch? Was gelingt schon? Was kann sich noch nicht einstellen? Was können wir tun, damit noch mehr Sicherheit und Vertrauen entstehen kann?

Modul 2

Inneres Arbeitsmodell

Von der dysfunktionalen Überlebensregel zur neuen Erlaubnis gebenden Lebensregel

Übungen dieses Moduls

Übung 2.1: Das innere Arbeitsmodell, das dem eigenen Bindungstyp entspricht, finden
Übung 2.2: Wie dysfunktional ist die Überlebensregel heute?
Übung 2.3: Die neue Erlaubnis gebende Lebensregel
Übung 2.4: Vertrag: Entgegen der Überlebensregel handeln
Übung 2.5: Welchen Einfluss hat die Überlebensregel?
Übung 2.6: Um welche Erlaubnis geht es?
Übung 2.7: Der Erlaubnis gebende Begleiter
Übung 2.8: Der neue Umgang mit dysfunktionalen Persönlichkeitszügen
Übung 2.9: Der neue funktionale Umgang mit Zugehörigkeitsbedürfnissen
Übung 2.10: Der neue funktionale Umgang mit Autonomiebedürfnissen
Übung 2.11: Der neue funktionale Umgang mit Homöostasebedürfnissen
Übung 2.12: Der neue Umgang mit zentraler Angst
Übung 2.13: Der neue Umgang mit zentraler Wut
Übung 2.14: Entspannungstraining (PMR)
Übung 2.15: Kognitiv die Situation als bewältigbar einschätzen
Übung 2.16: Die eigenen Fähigkeiten bewusst machen
Übung 2.17: Lernen mit dem Symptom umzugehen
Übung 2.18: Die Reaktionskette zum Symptom entdecken
Übung 2.19: Behandlung der Konsequenzen des Symptoms, die dieses aufrechterhalten

Überlebensregel/inneres Arbeitsmodell

Das psychische System des Säuglings hat die das Überleben sichernde Aufgabe, eine möglichst sichere Bindung zu seinen Eltern herzustellen. Es bekommt schon einiges als genetische Ausstattung mit. So hilft ihm zum Beispiel sein Gesicht, das bei Erwachsenen ein »Kindchen-Schema« auslöst und bei der Bindungsperson zur Ausschüttung des Bindungshormons Oxytocin führt, wodurch liebevolle, behutsame und fürsorgliche Betreuung entstehen kann. Auch sein Attunement-Verhalten bindet die Aufmerksamkeit der Mutter in großem Ausmaß. Sein durchdringendes Schreien tut sein Übriges. Die Mutter kann unaufgeregt das tun, was das Baby beruhigt. Da aber viele Mütter Belastungen ausgesetzt waren und sind, können sie nicht ununterbrochen das Sicherheitsbedürfnis des Kindes auf die notwendige Weise befriedigen. Das führt dazu, dass die Psyche des Kindes sich auf diese Mutter einstellt und Eigenschaften entstehen, die der Mutter helfen, ausreichend befriedigend zu sein. Das ist erst mal gut. Damit dieses erfolgreiche Verhalten beibehalten wird, wird einem inneren Arbeitsmodell (Bowlby, 1975, 1976) gefolgt, das vorgibt, in welcher Situation was zu tun ist und was auf keinen Fall getan werden darf. Weil dieses das emotionale Überleben des Kindes sichert, hat Sulz das innere Arbeitsmodell »Überlebensregel« genannt (1994).

Erlaubnis gebende Lebensregel

Damit der Mensch die durch die Überlebensregel verursachte Entwicklungsstagnation überwinden und wieder Zugang zu seinem angeborenen Potenzial an Kompetenzen finden kann, muss die im Erwachsenenalter dysfunktional gewordene Überlebensregel modifiziert werden. Die neue Erlaubnis gebende Lebensregel wird der Realität des Erwachsenenlebens gerecht: Es geht nicht mehr ums Überleben, sondern um eine Optimierung im Abgleich von Selbst- und Beziehungsanliegen. Ohne Verbote und Gebote. Ohne übermäßige Anpassungen an eine Umwelt, die das überhaupt nicht in so großem Ausmaß fordert, und ohne alten inneren Gesetzen zu folgen, deren Einhaltung bisher durch Schuldgefühle, Scham und Angst erzwungen wurde.

Symptombildung durch die Überlebensregel

So lange keine Erlaubnis gegeben wurde, so sein zu dürfen, wie man ist, verbietet die Überlebensregel, sich in einer sehr wichtigen Situation so zu verhalten, dass für alle Beteiligten ein annehmbares Ergebnis zustande kommt. Der Konflikt wird so stark, dass nur die Flucht in die Symptombildung dabei hilft, aus der unerträglichen Konfliktzone (Sulz, 2017d) herauszukommen. Das Ergebnis ist, dass so vermieden wurde, entgegen der Überlebensregel zu handeln – und das ist das Wichtigste. Der Preis, der dafür gezahlt wird, ist das Leiden unter der Symptomatik. Wenn erkannt wird, wie die Überlebensregel die Symptombildung steuert, kann therapeutisch eingegriffen werden.

Übung 2.1: Das innere Arbeitsmodell, das dem eigenen Bindungstyp entspricht, finden

Wir können nun für jeden der vier Bindungstypen das innere Arbeitsmodell erschließen (Tab. 3).

Tab. 3: Innere Arbeitsmodelle (Überlebensregeln) der vier Bindungstypen

	Nur wenn ich immer	**und wenn ich niemals**	**bewahre ich**	**und verhindere**
anklammernder Typ	ängstlich und abhängig bin	mich sicher fühle und unabhängig verhalte	Schutz und Geborgenheit	Trennung und Alleinsein
distanzierter Typ	ängstlich und unabhängig bin	mich sicher fühle und abhängig verhalte	meine Selbstständigkeit	Trennung und Alleinsein
autonomer Typ – Sicherheit durch Selbstständigkeit	sicher und unabhängig bin	ängstlich bin und mich abhängig verhalte	meine Selbstständigkeit	Trennung und Alleinsein
versorgter Typ – Sicherheit durch Beziehung	sicher und abhängig bin	ängstlich bin und mich unabhängig verhalte	Schutz und Geborgenheit	Trennung und Alleinsein

Für den Beispielfall (distanzierter Typ) liest sich die Überlebensregel (vgl. Sulz, 1994) so: »Nur wenn ich immer ängstlich bin und mich unabhängig verhalte, und wenn ich mich niemals mich abhängig verhalte und sicher fühle, bewahre ich mir meine Selbstständigkeit und verhindere Trennung und Alleinsein.«

Ich lade Sie jetzt zu einer Übung ein, mit der Sie Ihr inneres Arbeitsmodell zur Herstellung von Bindungssicherheit erkennen können. Formulieren Sie zum Vergleich Ihr eigenes Arbeitsmodell.

> Übungsblatt: Mein inneres Arbeitsmodell
>
> Ich bin Typ ....
> Nur wenn ich immer ....
> und wenn ich niemals ....
> bewahre ich ....
> und verhindere ....

Übung 2.2: Wie dysfunktional ist die Überlebensregel heute?

Wir besprechen Ihr Ergebnis und Ihren Typ, indem wir die folgenden Fragen beantworten:

- Stimmt das Ergebnis mit meinem Selbstbild überein?
- Wenn nicht, kann trotzdem was dran sein?
- Wie geht es mir damit?
- Was sagt es mir über meine Beziehungen?

Sie können sich außerdem fragen:

- Ist meine Überlebensregel Ausdruck meines immer noch zu aktiven Bindungssystems?
- Muss ich mich noch permanent bemühen, Bindung zu bewahren?
- Schaffe ich es so, Trennungsangst nicht spüren zu müssen?
- Welche Gefühle entstehen, wenn ich meine Lebensregel lese?
- Was ist genau das Gegenteil meines Typs?
- Wie bin ich dann? Wie bin ich dann nicht?

Übung 2.3: Die neue Erlaubnis gebende Lebensregel

Die Verbote und Gebote des inneren Arbeitsmodells werden aufgehoben, sodass aus dieser dysfunktionalen Überlebensregel eine neue Erlaubnis gebende Lebensregel wird. Es muss künftig weniger das getan werden, was bisher immer sein musste. Es darf künftig öfter so gehandelt werden, wie es bisher nie geschehen durfte. Und trotzdem wird die Befriedigung des zentralen Bedürfnisses bewahrt. Und es muss nicht gefürchtet werden, dass die zentrale Angst groß wird. Erst wenn es gelingt, die Erlaubnis gebende Lebensregel zu etablieren, verschwindet der Hauptwiderstand gegen therapeutische Änderungen. In Tabelle 4 wird verdeutlicht, wie die inneren Arbeitsmodelle den Bindungstyp bestimmen.

Tab. 4: Bindungstyp – vom inneren Arbeitsmodell zur Erlaubnis gebenden Lebensregel

	Auch wenn ich seltener	**und wenn ich öfter**	**bewahre ich trotzdem**	**und muss nicht fürchten:**
anklammernder Typ	ängstlich und abhängig bin	mich sicher fühle und unabhängig verhalte	Schutz und Geborgenheit	Trennung und Alleinsein
distanzierter Typ	ängstlich und unabhängig bin	mich sicher fühle und abhängig verhalte	meine Selbstständigkeit	Trennung und Alleinsein
autonomer Typ – Sicherheit durch Selbstständigkeit	sicher und unabhängig bin	ängstlich bin und mich abhängig verhalte	meine Selbstständigkeit	Trennung und Alleinsein
versorgter Typ – Sicherheit durch Beziehung	sicher und abhängig bin	ängstlich bin und mich unabhängig verhalte	Schutz und Geborgenheit	Trennung und Alleinsein

Bei dem Beispielfall (distanzierter Typ) ergibt sich als das genaue Gegenteil seiner dysfunktionalen Überlebensregel folgende Erlaubnis gebende Lebensregel: »Auch wenn ich seltener ängstlich bin und mich unabhängig verhalte, und wenn ich mich öfter abhängig verhalte und sicher fühle, bewahre ich mir trotzdem meine Selbstständigkeit und muss Trennung und Alleinsein nicht fürchten.«

Sie können wiederum Ihre alte Überlebensregel ins Gegenteil verkehren und sich so die Erlaubnis geben, frei von äußeren Verboten und Geboten ihre eigenen Entscheidungen zu treffen:

Übungsblatt: Meine neue Erlaubnis gebende Lebensregel

Auch wenn ich seltener ....
und wenn ich öfter ....
bewahre ich mir trotzdem ....
und muss nicht fürchten: ....

Wie geht es Ihnen mit Ihrer Erlaubnis gebenden Lebensregel? Wie gehen Sie mit der Angst um, die dabei entsteht? Wie gehen Sie mit dem Schuldgefühl um, das dabei entsteht?

Falls Sie sich mit keinem Bindungstyp identifizieren können und noch keine eigene Überlebensregel gefunden haben, in der Sie sich wiedererkennen, müssen wir weiter auf die Suche gehen. Statt einem Bindungstyp können Sie sich vielleicht einem der folgenden Persönlichkeitsstile zuordnen:

1. Ich bin zurückhaltend.......................................0...1...2...3...4...5...6...7
2. Ich bin sehr angepasst ....0...1...2...3...4...5...6...7
3. Ich bin sehr genau..0...1...2...3...4...5...6...7
4. Ich bin passiv-aggressiv....................................0...1...2...3...4...5...6...7
5. Ich bin Beachtung holend..................................0...1...2...3...4...5...6...7
6. Ich meide Beziehungen/Gefühle ....0...1...2...3...4...5...6...7
7. Ich bin selbstbezogen...0...1...2...3...4...5...6...7
8. Ich bin emotional instabil...................................0...1...2...3...4...5...6...7
9. Ich bin misstrauisch..0...1...2...3...4...5...6...7
10. Ich bin stark-selbstständig.................................0...1...2...3...4...5...6...7
11. Ich bin vorausschauend ....0...1...2...3...4...5...6...7

Lesen Sie nachfolgende Überlebensregeln durch und beurteilen Sie, wie sehr die jeweilige Überlebensregel auf Sie zutrifft.

( ) 1. Selbstunsichere Überlebensregel (SU)

Nur wenn ich *immer* darauf achte, nichts Falsches zu sagen, lieber gar nichts zu sagen, *niemals* eigene Wünsche äußere, Forderungen anderer niemals ablehne und niemals den Unmut anderer provoziere, *bewahre* ich mir die Chance auf Zugehörigkeit und Akzeptanz und *verhindere* Ablehnung und Zurückweisung

( ) 2. Dependente (sozial und emotional abhängige) Überlebensregel (DE)

Nur wenn ich *immer* gemäß den Wünschen meiner Bezugspersonen denke, fühle und handle und *niemals* eigene Bedürfnisse zulasse, die

Übung 2.4: Vertrag: Entgegen der Überlebensregel handeln

Durch die gemeinsame Nachbesprechung hält der Patient die befürchteten Folgen für so unwahrscheinlich, dass er entgegen seiner Überlebensregel handeln möchte. Der Therapeut schließt mit ihm einen Vertrag, durch den er sich unterstützt fühlt. Die Vertragssituation sollte eine in der nächsten Woche auftretende Situation mit einer benannten Bezugsperson sein. Die Situation sollte nur so schwierig sein, dass es sicher ist, dass der Patient sie meistert. Patient und Therapeut sollten zuversichtlich sein, dass die gemeinsam formulierte Erwartung auch eintritt. Ein Handschlag besiegelt den Vertrag.

> Übungsblatt: Vertrag
>
> Die Vertragssituation ist: ....
> Das Handeln entgegen meiner Überlebensregel ist: ....
> Meine Überlebensregel sagt voraus, dass Folgendes passieren wird:
> ....
> Viel wahrscheinlicher ist folgendes Ergebnis: ....
>
> Ich verpflichte mich deshalb zu meinem neuen Verhalten!
>
> Datum: Unterschrift:

Übung 2.5: Welchen Einfluss hat die Überlebensregel?

Zwar ist die dysfunktionale Überlebensregel nun bekannt, es ist aber noch ungewiss, wie groß ihr Einfluss heute noch auf den Patienten ist. Das kann mithilfe des VDS35c-Fragebogens zur Bedeutung der Überlebensregel mit dem Patienten erarbeitet werden.

Übungsblatt: Der Einfluss der Überlebensregel

0 = nicht 1 = etwas 2 = mittel 3 = sehr

1	Wie wahr ist Ihre bisherige Überlebensregel für Sie? Wie sehr glauben Sie an ihre Richtigkeit?	0 1 2 3
2	Wie sehr bestimmt Ihre Überlebensregel Ihr Erleben und Verhalten?	0 1 2 3
3	Wie sehr fürchten Sie negative Konsequenzen bei einem Verstoß gegen Ihre Überlebensregel?	0 1 2 3
4	Wie häufig handeln Sie entgegen Ihrer Überlebensregel?	0 1 2 3
5	Wie stark sind die negativen Gefühle, bei einem Verstoß gegen die Überlebensregel?	0 1 2 3
6	Wie gut gelingt es Ihnen, gegen Ihre Überlebensregel zu handeln?	0 1 2 3

Der bisherige Einfluss der Überlebensregel ist die reale empirische Ausgangsbasis für den Einsatz der neuen Erlaubnis gebenden Lebensregel. Nachdem der Patient einige Male gegen seine Überlebensregel verstoßen und so erfahren hat, dass sein emotionales Überleben nicht auf dem Spiel stand, kann er eine neue Lebensregel formulieren. *Kein Gebot* mehr, *kein Verbot* mehr, sondern *Erlaubnis.* Mit der realistischen Erwartung, dass seine Bedürfnisse trotzdem befriedigt werden und dass die vorhergesagten Bedrohungen sehr unwahrscheinlich sind, sodass er angstfrei handeln kann.

Übung 2.6: Um welche Erlaubnis geht es?

Es geht um die Erlaubnis für den Patienten, er selbst zu bleiben, sich nicht für andere verbiegen zu müssen, für sich einstehen zu dürfen, sich anderen zuzumuten, seinen eigenen Weg gehen zu dürfen, nicht für andere da sein zu müssen, schwach sein zu dürfen, stark sein zu dürfen, allein sein zu dürfen etc.

Wer gibt dem Patienten diese Erlaubnis, damit er sie sich dann selbst geben kann? Das hätten von Lebensbeginn an seine Eltern tun müssen. Das hätten Eltern, die er gebraucht hätte, getan. Heute kann das ein Mensch tun, der für den Patienten Autorität widerspiegelt, der auf seiner Seite ist, ihn gut kennt und mag, zuverlässig da ist, wenn er ihn braucht. Und dem der Patient nichts zurückgeben muss. Ihm zuliebe sich nicht so verhalten muss, wie dieser es braucht. Ziel ist, dass der Patient sagt: »Ich kann mir vorstellen, dass es diesen Menschen gibt. Ich kann ihn zu mir sprechen lassen. Ich kann ihn hören. Ich kann seine Erlaubnis annehmen.«

Was für ein Mensch müsste das sein, dem Sie glauben, vertrauen und die Autorität verleihen, eine so weitreichende Erlaubnis zu erteilen?

Übung 2.7: Der Erlaubnis gebende Begleiter

Ich führe Sie nun Schritt für Schritt durch ein Rollenspiel, um Ihren Erlaubnis gebenden Begleiter zu finden.

1. *Beschreiben Sie zuerst, wie der Mensch sein muss, dessen Erlaubnis für Sie Gültigkeit hat.*
2. *Formulieren Sie seine Erlaubnis-Aussage.*
3. *Sie tragen Ihre Überlebensformel vor.*
4. *Ihr Begleiter trägt seine Erlaubnis vor (zwei- bis dreimal).*
5. *Können Sie es annehmen und wie fühlt sich das an?*
6. *Falls nicht, was brauchen Sie noch, um es annehmen zu können?*
7. *Wiederholen Sie das Rollenspiel unter diesen neuen Bedingungen.*

Nach Etablierung der neuen Erlaubnis gebenden Lebensregel kann auf neue Weise mit dem zentralen Bedürfnis, der zentralen Angst, der zentralen Wut und den dysfunktionalen Persönlichkeitszügen umgegangen werden.

Übung 2.8: Der neue Umgang mit dysfunktionalen Persönlichkeitszügen

Ihre neue Erlaubnis gebende Lebensregel ermöglicht Ihnen, ihre dysfunktionalen Persönlichkeitszüge Schritt für Schritt hinter sich zu lassen. Da Sie sich vermutlich nicht in allen Situationen so verhalten haben, ist es wichtig, diejenigen Situationen zu erkennen, die Auslöser dafür sind. Sie erkennen dann: Immer wenn Situation A eintritt, reagiere ich bisher auf die Weise Z. In dieser Situation werde ich ab jetzt auf die Weise Y reagieren. Wenn Sie den VDS30-Fragebogen ausgefüllt haben, können Sie für ihren wichtigsten Persönlichkeitszug diejenigen Aussagen herausschreiben, bei denen sie zwei oder drei angekreuzt haben. In die Spalte rechts daneben schreiben Sie das neue Verhalten, das jetzt erlaubt ist.

Übungsblatt: Mein neuer Umgang mit dysfunktionalen Persönlichkeitszügen

Meine wichtigster Persönlichkeitszug ist: ....
Dadurch habe ich bisher Folgendes getan: ....
Meine Bezugsperson reagierte bisher so darauf: ....
Die unangenehme Auswirkung war: ....

Es wäre besser gewesen (Zutreffendes ankreuzen):
( ) das erste Gefühl zuzulassen, das zum gegenteiligen Verhalten führt
( ) zu prüfen, ob dieses Verhalten nicht doch angemessen gewesen wäre
( ) dem Partner zu sagen, welches Gefühl ich habe
( ) dem Partner zu sagen, was ich aus diesem Gefühl heraus machen möchte
( ) klar und deutlich zu sagen, was ich brauche und will

Übung 2.9: Der neue funktionale Umgang mit Zugehörigkeitsbedürfnissen

Beginnen wir mit Ihrem wichtigsten Zugehörigkeitsbedürfnis. Berichten Sie ein bisschen davon, welche Erlebnisse Sie damit verbinden. Können Sie sich an Situationen erinnern, in denen dieses Bedürfnis sehr groß war? Erzählen Sie davon und versuchen Sie sich das, was Sie erzählen, bildlich vorzustellen. Stellen Sie sich selbst in der erinnerten Situation vor. Wann war das? In welchem Alter – als Erwachsener, Jugendlicher oder Kind? Was wünschten Sie sich in dieser Situation? Was hätten Sie gebraucht? Von welchem Menschen? Wenn die Situation nicht frustrierend war, woher kam dann dieses Bedürfnis? Gab es Kindheitssituationen, in denen dieses Bedürfnis da war? Erzählen Sie! Versuchen Sie wieder, sich selbst in der Situation vorzustellen und das Gefühl von damals aus der Erinnerung ins Bewusstsein kommen zu lassen. Sie fühlten sich .... und spüren das Gefühl jetzt auch.

Bedürfnisbefriedung in der Fantasie erleben: *Wenn Sie sich so bedürftig fühlen, dann brauchen Sie jemanden, der dafür sorgt, dass Ihr Bedürfnis befriedigt wird. Entweder hilft er dabei, die Befriedigung zu bekommen, oder er selbst befriedigt es. Was für ein Mensch wäre dazu in der Lage und bereit gewesen? Oder es hätte ihm gar Freude bereitet, Ihnen zu geben, was Sie brauchen? Gab es so jemanden? Wenn nicht, können wir ihn erfinden. Was für ein Mensch hätte das sein müssen? Wir können jetzt kurz fantasieren, wie sich das angefühlt hätte, wenn Sie diese Befriedigung erlebt hätten. Dazu können Sie wieder die Augen schließen und sich in dieser oder einer anderen Situation erleben. Nun kommt dieser Mensch und ist ganz für Sie da und Sie erhalten, was Sie ersehnt haben. Spüren Sie diese Befriedigung und erzählen mir, was gerade da ist – die Situation, Ihr Körper, Ihr Gefühl. Nachdem Sie noch etwas nachgespürt haben und wenn Sie so weit sind, können Sie die Augen öffnen und wir können darüber sprechen.*

Übungsblatt: Mein neuer Umgang mit Zugehörigkeitsbedürfnissen

Mein wichtigstes Zugehörigkeitsbedürfnis ist (Zutreffendes ankreuzen):
( ) Willkommensein
( ) Geborgenheit
( ) Schutz
( ) Liebe
( ) Beachtung
( ) Verständnis
( ) Wertschätzung

Um es zu befriedigen, habe ich bisher Folgendes getan: ....
Meine Bezugsperson reagierte bisher so darauf: ....
Die unangenehme Auswirkung war: ....

Es wäre besser gewesen (Zutreffendes ankreuzen):
( ) auszuhalten
( ) zu bitten
( ) zu verhandeln
( ) es mir woanders zu holen
( ) es mir selbst zu geben

Übung 2.10: Der neue funktionale Umgang mit Autonomiebedürfnissen

Beginnen wir mit Ihrem wichtigsten Autonomiebedürfnis. Berichten Sie ein bisschen davon, welche Erlebnisse Sie damit verbinden. Was wollten Sie, was brauchten Sie? Welche Bezugsperson wäre dafür zuständig gewesen? Wer hätte es Ihnen geben sollen? Können Sie sich an Situationen erinnern, in denen dieses Bedürfnis sehr groß war? Erzählen Sie davon und versuchen Sie sich das, was Sie erzählen, bildlich vorzustellen. Stellen Sie sich selbst in der erinnerten Situation vor. Wann war das? In welchem Alter – als Erwachsener, Jugendlicher oder Kind? Was wünschten Sie sich in dieser Situation? Was hätten Sie gebraucht? Wenn die Situation nicht frustrierend war, woher kam dann dieses Bedürfnis so stark? Gabe es Kindheitssituationen, in denen dieses Bedürfnis da war? Erzählen Sie! Versuchen Sie wieder, sich selbst in der Situation vorzustellen und das Gefühl von damals aus der Erinnerung ins Bewusstsein kommen zu lassen. Sie fühlten sich .... und spüren das Gefühl jetzt auch.

Bedürfnisbefriedung in der Fantasie erleben: *Wenn Sie sich so bedürftig fühlen, dann brauchen Sie jemanden, der dafür sorgt, dass Ihr Bedürfnis befriedigt wird. Entweder hilft er dabei, die Befriedigung zu bekommen, oder er selbst befriedigt es. Was für ein Mensch wäre dazu in der Lage und bereit gewesen? Oder es hätte ihm gar Freude bereitet, Ihnen zu geben, was Sie brauchen? Gab es so jemanden? Wenn nicht, können wir ihn erfinden. Was für ein Mensch hätte das sein müssen? Wir können jetzt kurz fantasieren, wie sich das angefühlt hätte, wenn Sie diese Befriedigung erlebt hätten. Dazu können Sie wieder die Augen schließen und sich in dieser oder einer anderen Situation erleben. Nun kommt dieser Mensch und ist ganz für Sie da und Sie erhalten, was Sie ersehnt haben. Spüren Sie diese Befriedigung und erzählen mir, was gerade da ist – die Situation, Ihr Körper, Ihr Gefühl. Nachdem Sie noch etwas nachgespürt haben und wenn Sie so weit sind, können Sie die Augen öffnen und wir können darüber sprechen.*

> Übungsblatt: Mein neuer Umgang mit Autonomiebedürfnissen
>
> Mein wichtigstes Autonomiebedürfnis ist (Zutreffendes ankreuzen):
> ( ) selbst machen/können
> ( ) Selbstbestimmung
> ( ) Grenzen

( ) gefordert und gefördert werden
( ) ein Vorbild
( ) Intimität/Erotik
( ) ein Gegenüber

Um es zu befriedigen, habe ich bisher Folgendes getan: ....
Meine Bezugsperson reagierte bisher so darauf: ....
Die unangenehme Auswirkung war: ....

Es wäre besser gewesen (Zutreffendes ankreuzen):
( ) auszuhalten
( ) zu bitten
( ) zu verhandeln
( ) es mir woanders zu holen
( ) es mir selbst zu geben

Übung 2.11: Der neue funktionale Umgang mit Homöostasebedürfnissen

Beginnen wir mit Ihrem wichtigsten Homöostasebedürfnis. Berichten Sie ein bisschen davon, welche Erlebnisse Sie damit verbinden. Können Sie sich an Situationen erinnern, in denen die Frustration dieses Bedürfnisses sehr groß war? Erzählen Sie davon und versuchen Sie sich das, was Sie erzählen, bildlich vorzustellen. Stellen Sie sich selbst in der erinnerten Situation vor. Wann war das? In welchem Alter – als Erwachsener, Jugendlicher oder Kind? Was wünschten Sie sich in dieser Situation? Was hätten Sie gebraucht? Von welchem Menschen? Wenn die Situation nicht extrem frustrierend war, woher kam es, dass Sie so empfindlich reagierten? Gab es Kindheitssituationen, in denen diese Bedürfnisfrustration da war? Erzählen Sie! Versuchen Sie wieder, sich selbst in der Situation vorzustellen und das Gefühl von damals aus der Erinnerung ins Bewusstsein kommen zu lassen. Sie fühlten sich .... und spüren das Gefühl jetzt auch.

Bedürfnisbefriedung in der Fantasie erleben: *Wenn Sie sich so bedürftig fühlen, dann brauchen Sie jemanden, der dafür sorgt, dass Ihr Bedürfnis befriedigt wird. Entweder hilft er dabei, die Befriedigung zu bekommen, oder er selbst befriedigt es. Was für ein Mensch wäre dazu in der Lage und bereit gewesen? Oder es hätte ihm gar Freude bereitet, Ihnen zu geben, was Sie brau-*

chen? Gab es so jemanden? Wenn nicht, können wir ihn erfinden. Was für ein Mensch hätte das sein müssen? Wir können jetzt kurz fantasieren, wie sich das angefühlt hätte, wenn Sie diese Befriedigung erlebt hätten. Dazu können Sie wieder die Augen schließen und sich in dieser oder einer anderen Situation erleben. Nun kommt dieser Mensch und ist ganz für Sie da und Sie erhalten, was Sie ersehnt haben. Spüren Sie diese Befriedigung und erzählen mir, was gerade da ist – die Situation, Ihr Körper, Ihr Gefühl. Nachdem Sie noch etwas nachgespürt haben und wenn Sie so weit sind, können Sie die Augen öffnen und wir können darüber sprechen.

Übungsblatt: Mein neuer Umgang mit Homöostasebedürfnissen

Mein wichtigstes Homöostasebedürfnis ist (Zutreffendes ankreuzen):
( ) ein nicht ängstlicher Partner
( ) ein nicht bedrohlicher Partner
( ) eine nicht bedrohliche Außenwelt
( ) ein Partner, der mich nicht aggressiv macht
( ) gleich starke Eltern
( ) Schuldfreiheit
( ) Missbrauchsfreiheit

Um es zu befriedigen, habe ich bisher Folgendes getan: ....
Meine Bezugsperson reagierte bisher so darauf: ....
Die unangenehme Auswirkung war: ....

Es wäre besser gewesen (Zutreffendes ankreuzen):
( ) auszuhalten
( ) zu bitten
( ) zu verhandeln
( ) es mir woanders zu holen
( ) es mir selbst zu geben

Übung 2.12: Der neue Umgang mit zentraler Angst

Beginnen wir mit Ihrer wichtigsten Angst. Berichten Sie ein bisschen davon, wie Sie die Situation und Ihre Angst erlebt haben. Können Sie sich an Situa-

tionen erinnern, in denen diese Angst sehr groß war? Erzählen Sie davon und versuchen Sie sich das, was Sie erzählen, bildlich vorzustellen. Stellen Sie sich selbst in der erinnerten Situation vor. Wann war das? In welchem Alter – als Erwachsener, Jugendlicher oder Kind? Was war das Bedrohliche in dieser Situation? Was machte Angst? Wenn die Situation gar nicht so bedrohlich war, woher kam dann diese große Angst? Gab es Kindheitssituationen, in denen diese Angst da war? Erzählen Sie! Versuchen Sie wieder, sich selbst in der Situation vorzustellen und das Gefühl von damals jetzt aus der Erinnerung ins Bewusstsein kommen zu lassen. Sie fühlten sich .... und spüren das Gefühl jetzt auch.

Das Gegenteil dieser Angst erleben: *Wenn Sie sich so ausgeliefert und schutzlos fühlen, dann brauchen Sie jemanden, der Sie schützt, jemanden, der verhindert, dass das geschieht, wovor Sie so große Angst haben. Was für ein Mensch wäre in der Lage gewesen, Sie wirksam zu schützen? Gab es so jemanden? Wenn nicht, können wir ihn erfinden. Was für ein Mensch hätte das sein müssen? Wir können jetzt kurz fantasieren, wie sich das angefühlt hätte, wenn Sie wirksamen Schutz erlebt hätten. Dazu können Sie wieder die Augen schließen und sich in der bedrohlichen Situation erleben. Nun kommt dieser Mensch und schützt Sie so kraftvoll und wirksam, dass keine Angst mehr da ist. Spüren Sie diesen Schutz und erzählen mir, was gerade da ist – die Situation, Ihr Körper, Ihr Gefühl. Nachdem Sie noch etwas nachgespürt haben und wenn Sie so weit sind, können Sie die Augen öffnen und wir können darüber sprechen.*

Übungsblatt: Mein neuer Umgang mit zentraler Angst

Meine wichtigste Angst ist (Zutreffendes ankreuzen):
( ) Vernichtung
( ) Trennung
( ) Kontrolle über mich zu verlieren
( ) Kontrolle über den Partner zu verlieren
( ) Liebesverlust
( ) Gegenaggression
( ) Hingabe

Um sie zu vermeiden, habe ich bisher Folgendes getan: ....
Meine Bezugsperson reagierte bisher so darauf: ....
Die unangenehme Auswirkung war: ....

Es wäre besser gewesen (Zutreffendes ankreuzen):
( ) auszuhalten
( ) zu sagen, welche Angst ich habe
( ) zu tun, was Angst macht
( ) Flucht/Vermeidung zu unterlassen

Übung 2.13: Der neue Umgang mit zentraler Wut

Beginnen wir mit Ihrer wichtigsten Wut. Berichten Sie ein bisschen davon, wie Sie Wut erlebt haben. Können Sie sich an Situationen erinnern, in denen diese Wut sehr groß war? Erzählen Sie davon und versuchen Sie sich das, was Sie erzählen, bildlich vorzustellen. Stellen Sie sich selbst in der erinnerten Situation vor. Wann war das? In welchem Alter – als Erwachsener, Jugendlicher oder Kind? Was war das Empörende in dieser Situation? Was machte wütend? Wenn die Situation gar nicht so empörend war, woher kam dann diese große Wut? Gab es Kindheitssituationen, in denen diese Wut da war? Erzählen Sie! Versuchen Sie wieder, sich selbst in der Situation vorzustellen und das Gefühl von damals aus der Erinnerung ins Bewusstsein kommen zu lassen. Sie fühlten sich .... und spüren das Gefühl jetzt auch.

Das Gegenteil dieser Wut erleben: *Wenn Sie sich so gemein und rücksichtslos behandelt fühlen, dann brauchen Sie jemanden, der Sie versteht und an Ihrer Seite steht und dafür sorgt, dass andere nie wieder so mit Ihnen umgehen. Was für ein Mensch wäre in der Lage gewesen, dafür zu sorgen? Gab es so jemanden? Wenn nicht, können wir ihn erfinden. Was für ein Mensch hätte das sein müssen? Entweder er selbst oder andere hätten Ihnen in dieser Situation genau das zukommen lassen, was Sie gebraucht und gewünscht hätten, worauf Sie ein Recht gehabt hätten. Was hätte Ihnen – wenn es keinen Grund mehr zur Wut gegeben hätte – ein sehr schönes Gefühl bereitet, sodass Sie sich richtig wohl hätten fühlen können? Wir können jetzt kurz fantasieren, wie sich das angefühlt hätte. Dazu können Sie wieder die Augen schließen und sich in dieser frustrierenden Situation erleben. Nun kommt dieser Mensch und sorgt dafür, dass Sie erhalten, was Sie sich wünschen, sodass keine Wut mehr da ist. Spüren Sie diese Befriedigung und Wunscherfüllung und erzählen mir, was gerade da ist – die Situation, Ihr Körper, Ihr Gefühl. Nachdem Sie noch etwas nachgespürt haben und wenn Sie so weit sind, können Sie die Augen öffnen und wir können darüber sprechen.*

Übungsblatt: Mein neuer Umgang mit zentraler Wut

Meine wichtigste Wut ist (Zutreffendes ankreuzen):
( ) Vernichtung
( ) Trennung
( ) Kontrollverlust
( ) Kontrolle über den Partner zu gewinnen
( ) Liebesentzug
( ) Gegenaggression
( ) Hörig machen

Aus Wut habe ich bisher Folgendes getan: ....
Meine Bezugsperson reagierte bisher so darauf: ....
Die unangenehme Auswirkung war: ....

Es wäre besser gewesen (Zutreffendes ankreuzen):
( ) zu prüfen, ob die Wut angemessen ist
( ) die Wut auszuhalten
( ) zu sagen, welche Wut ich habe
( ) aus Wut zu handeln
( ) die wütende Handlung zu unterlassen

Es ist nicht leicht, aber versuchen Sie folgendes: Machen Sie sich vor schwierigen oder wichtigen Situationen die Erlaubnis gebende Lebensregel bewusst und erklären Sie sie für richtig. Machen Sie sich außerdem Ihr eigenes Bedürfnis in der Situation bewusst und sorgen Sie dafür, dass der andere es befriedigt. Machen Sie sich die eigene Angst in der Situation bewusst und entlarven Sie sie als Fehlalarm, sodass nicht getan wird, was diese Angst will, sondern das Gegenteil. Zuletzt machen Sie sich den eigenen Ärger in der Situation bewusst und sprechen Sie ihn aus als Beginn eines kurzen klärenden Gesprächs, nachdem der andere sich entschuldigt und sich nicht mehr so verhält, oder klar wird, dass das Verhalten des anderen berechtigt war und es keinen Grund für den Ihren Ärger gab. Dann folgt die Entschuldigung.

Wie die Überlebensregel zur Symptombildung führt und wie Symptomtherapie erfolgen kann

Das innere Arbeitsmodell bzw. die Überlebensregel hilft, normale Situationen ganz gut durchzustehen. Im Notfall lässt es aber keine Meisterung der Situation mit den erlauben Mitteln zu. Eine dependente Frau, die hintergangen und schließlich verlassen wird, hätte Grund genug, sich voll Wut zu wehren. Ihre Überlebensregel verbietet es ihr, wütend zu sein. Die Wut aber ist so groß, dass die Überlebensregel sie nicht im Zaum halten kann. Die Wut wird sich durchsetzen, wenn nicht etwas geschieht, das alle Energien umleitet. Eine kreative Lösung ist gefragt, die wie eine Notbremse wirkt. Die wirksamste Notbremse ist in diesem Fall die Symptombildung: eine Depression. Sie verschluckt jegliche Energie, die zu wirksamem Handeln nötig wäre. Und sie lenkt Wut und Hass gegen sich selbst. Dazu kommt außerdem große Angst.

Wir können nun diese Reaktionskette, die zum Symptom führt, Glied für Glied entfalten:

1. die problematische *Situation* (die z. B. extrem frustrierend ist und das Symptom auslöst wie das Verlassenwerden vom Ehemann)
2. die primäre *Emotion* als Antwort auf diese Situation (z. B. Wut)
3. der primäre Handlungs*impuls*, der aus dieser Emotion resultiert (z. B. Angriff)
4. der *Gedanke*: Bedenken der Folgen des eigenen Handelns (z. B. »Dann werde ich immer allein bleiben«) – Vorhersage der Überlebensregel
5. ein gegensteuerndes *sekundäres Gefühl* (z. B. Schuldgefühl, Ohnmacht, Angst)
6. im *Körper* die psychovegetative Begleitreaktion dieses Gefühls (z. B. Schwächegefühl)
7. das beobachtbare *Verhalten* (z. B. Aufgeben)
8. *Symptom*bildung (z. B. Niedergeschlagenheit: depressives Syndrom)

Aus dieser Betrachtung der Reaktionskette zum Symptom ergibt sich, an welchen Stellen die Therapie angreifen kann (Abb. 12).

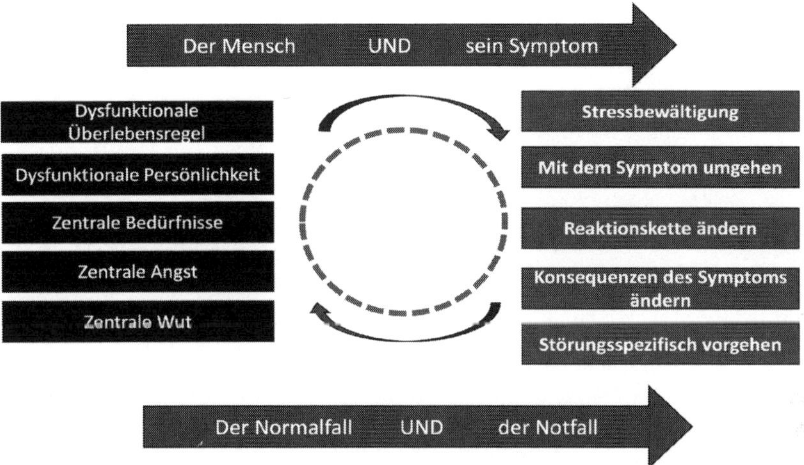

Abb. 12: Symptombildung: Vom Normalfall zum Notfall

Da die symptomauslösende Situation maximalen Stress bedeutet, ist Stressreduktion eine unmittelbar wirkende Therapiemaßnahme.

Übung 2.14: Entspannungstraining (PMR)

Progressive Muskelrelaxation (PMR) wurde vielfach empirisch evaluiert. Sie ist als Teilintervention wirksam bei Angst, Depression, Zwang, Schmerz und Somatisierung. Sie hat sich zum Beispiel in der Depressionstherapie in einigen Studien als wirksamer erwiesen als Aktivitätenaufbau, was gut nachvollziehbar ist, wenn man bedenkt, dass Depression das Stresssystem des Gehirns extrem intensiviert.

Bitte führen Sie mithilfe einer mp3-Instruktion täglich zwei- bis dreimal die Entspannungsübung durch (25 Minuten)[8] *und protokollieren Sie danach, wie der Spannungszustand vorher und nachher war (0 = völlig entspannt, 20 = entspannt, 50 = neutral, 70 = angespannt, 100 = maximal gestresst und angespannt).*

8 Unter https://eupehs.org/wp-content/uploads/Entspannungsanleitung-sulz.mp3 kann auf die Instruktion zugegriffen werden.

Übung 2.15: Kognitiv die Situation als bewältigbar einschätzen

Um die Situation als bewältigbar einschätzen zu können, beantworten Sie bei dieser Übung folgende Punkte:

- Um was geht es in dieser Situation?
- Wer sind meine Kontrahenten?
- Wie kann es schlimmstenfalls ausgehen?
- Wie wahrscheinlich ist das?
- Wie kann es bestenfalls ausgehen?
- Wie ging es bisher meistens aus?
- Ich konzentriere mich auf das wahrscheinlichste Ergebnis .... und ich bin bereit, es notfalls anzunehmen!

Übung 2.16: Die eigenen Fähigkeiten bewusst machen

Wie gut eine Aufgabe bewältigt wird, hängt sowohl von deren Schwierigkeit als auch von der eigenen Befähigung ab. Stress entsteht, wenn man sich der Situation nicht gewachsen fühlt. Oft empfinden wir Stress und meistern die Situation dann doch recht gut. Unsere Fähigkeiten reichten aus, obwohl wir nicht daran geglaubt haben. Unsere Selbstzweifel erzeugten den Stress. Durch Bewusstmachen unserer Fähigkeiten wandeln wir den Selbstzweifel in Selbstvertrauen um. Dies führt zur Stressreduktion.

Um sich Ihre eigenen Fähigkeiten bewusst zu machen, beantworten Sie folgende Punkte:

- Um welche Situation handelt es sich?
- Worin besteht die Schwierigkeit dieser Situation?
- Was muss ich können, um diese zu bewältigen?
- Wie meistern andere Menschen diese Situation?
- Wie habe ich ähnliche Situationen gemeistert?
- Wie gehe ich am besten vor?
- Worauf achte ich?
- Ich entscheide mich das zu tun und sage mir, dass ich es schaffen werde.

Übung 2.17: Lernen mit dem Symptom umzugehen

Parallel zur Stressbewältigung wird gelernt, mit dem Symptom umzugehen – nach dem AACES-Prinzip:

A Ich achte auf frühe Symptomsignale (Achtsamkeit).
A Ich akzeptiere mein Symptom (Akzeptanz).
C Ich entscheide mich, auf meinem Weg zum Ziel zu bleiben (Commitment).
E In der Symptomsituation spüre ich deutlich mein Symptom (Exposition).
S Nachher verstärke ich mich für meinen richtigen Umgang mit dem Symptom (Selbstverstärkung).

Nachfolgend die Erläuterungen zu den einzelnen Teilen des AACES-Prinzips:

Achtsamkeit: Wenn wir davon ausgehen, dass das Symptom fluktuiert, mal da ist, mal nicht, mal intensiver da ist, mal nur leicht ausgeprägt, dann können wir uns vornehmen, den frühesten Wahrnehmungszeitpunkt vom Auftretens des Symptoms achtsam herauszugreifen. Das ist der erfolgversprechendste Zeitpunkt.

Akzeptanz: Da der Patient inzwischen weiß, welche Funktion des Schutzes und der versuchten Problemlösung sein Symptom hat, kann er sich darauf besinnen und respektieren, welche gute Absicht das Symptom verfolgt.

Commitment – Bereitschaft: Auf das affektive Akzeptieren folgt die willentliche Entscheidung, diesen Weg des Umgangs mit dem Symptom beizubehalten. Durch den Einsatz des Willens wird eine Aktivität aus der Symptombewältigung.

Exposition: Der Patient begibt sich in eine Haltung des zulassenden Begegnens, der bewussten Wahrnehmung, der gewollten Bejahung mit der Zuversicht, dass das Symptom nicht mehr die Lawine ist, die ihn mitreißt, sondern dass es sich um einen Vorgang handelt, auf den er Einfluss nehmen kann.

Selbstverstärkung – Wertschätzung: Der letzte Schritt dieses neuen Umgangs mit dem Symptom ist die positive Beurteilung der Begegnung mit dem Symptom.

Übungsblatt: Mit dem Symptom umgehen – AACES-Prinzip

Achtsamkeit: Ich nehme wahr, dass mein Symptom wieder da ist. Das merke ich daran, dass ....
Akzeptanz: Ich akzeptiere, dass ich das Symptom habe. Ich nehme es an. Ich sträube mich nicht dagegen. Ich ....
Commitment – Bereitschaft: Ich bin bereit und entscheide, mich meinem Symptom zu stellen. Ich bleibe mit meiner Aufmerksamkeit dabei. Ich ....
Exposition: Ich spüre mein Symptom jetzt ganz deutlich (beschreiben Sie es ganz konkret): ....
Selbstverstärkung – Wertschätzung: Ich bin froh, dass ich die Gelegenheit zum Üben genutzt habe. Das ist ein ganz guter Anfang. Ich werde immer besser damit umgehen können. Ich ....

Übung 2.18: Die Reaktionskette zum Symptom entdecken

Nun kann mit der Analyse der Reaktionskette begonnen werden. Dazu füllt der Patient zunächst das nachfolgende Übungsblatt aus.

Übungsblatt: Störungsmodell:
So kam es bei mir zur Symptombildung

Frustrierende Situation: ....
Erste Emotion: ....
Erster Handlungsimpuls: ....
Gedanke (befürchtete Folgen): ....
Resultierendes zweites Gefühl: ....
Körperliche Reaktion: ....
Vermeidendes Verhalten: ....
Symptom: ....

Entscheiden, wo Therapie am effektivsten ansetzt

Die Reaktionskette zum Symptom kann an jeder Stelle therapeutisch unterbrochen werden. Generell gilt: Je früher, desto wirksamer. Es sei denn, die ersten Reaktionen sind noch nicht gestört. Wenn zum Beispiel Wut und Wutimpuls noch völlig adäquat sind und erst die *Erwar-*

tung schlimmer Folgen dysfunktional ist, dann wird therapeutisch mit der Reattribution dieser *Kognition* begonnen. Dies ist dann leicht, wenn zuvor die Erlaubnis gebende Lebensregel aufgestellt wurde und die dysfunktionale Überlebensregel nur noch geringen Einfluss hat. Meist sind mehrere Reaktionsglieder dysfunktional und bedürfen der Änderung.

Die primäre Emotion wahrnehmen lernen

Der vielleicht schwierigste Schritt der Symptomtherapie ist das Herausschälen der primären Emotion. Sobald aber die individuelle Bedeutung der Situation verstanden wird, kann der Therapeut extrapolieren. Welches Gefühl hätte er anstelle des Patienten gehabt? Der Patient kann gefragt werden, wie eine vertraute Person, die mit dieser Situation keine Schwierigkeiten hat, reagieren würde, und welches Gefühl diese Person vermutlich dabei hätte. Auch wenn zunächst andere Gefühle genannt werden, sollte geprüft werden, ob Ärger und Wut gut passen würden. Enttäuschung und Traurigkeit oder Beleidigtsein sind vielleicht schon Abschwächungen, die von der eigentlichen Bedeutung der Situation wegführen.

Den primären Handlungsimpuls bewusst verantwortlich steuern lernen

Der primäre Impuls kann situationsadäquates Coping sein oder ein unzivilisierter Impuls, der tatsächlich so nicht ausgeübt werden sollte. Große Wut kann zu dem Impuls führen, dem anderen eine Ohrfeige geben zu wollen oder ihn wegzustoßen oder gar umzubringen. Es ist unbedingt notwendig, diese unzivilisierten Impulse ins Bewusstsein gelangen zu lassen, da sie ohnehin da sind und auf das psychische Geschehen des Patienten sehr stark einwirken. Nur wenn ich sie mir bewusst mache, kann ich bewusst damit umgehen lernen. Für den Patienten ist es wichtig, dass nicht nur er solche Impulse hat, sondern nahezu alle Menschen. Dann ist für ihn der Satz: »Am liebsten würde ich ihn an die Wand klatschen!« befreiend. In der Therapiesitzung sollte das Vertrauen entstehen, dass das Zulassen des Impulses nicht automatisch zu seiner Ausführung führt. Der Patient macht die Erfahrung, dass er eine steuernde Instanz ist, die frei und verantwortlich entscheiden kann, welchem Impuls sie folgt und welchem nicht.

Die Folgen der intendierten Handlung realistisch einschätzen lernen

Ist der primäre Impuls situationsadäquat und wird er nur durch irrationale Befürchtungen gebremst, so muss der Weg für die entsprechende Handlung freigemacht werden. Durch sokratisches Fragen können die unrealistischen Antizipationen korrigiert werden, sodass in der neuen Einschätzung des Patienten die positiven Auswirkungen seiner Handlung die negativen überwiegen. Er sollte sich auch bewusst machen können, dass ihm die positiven Folgen seines Handelns so wichtig sind, dass er bereit ist, die entstehenden Nachteile in Kauf zu nehmen. Da es jedoch nicht ausreicht, diese Antizipation nur ein einziges Mal ad absurdum zu führen, sollte der Patient regelmäßig seine primäre Handlung und den insgesamt vorteilhaften, befriedigenden Ausgang der Situation imaginieren – im Sinne eines mentalen Trainings.

Das sekundäre gegensteuernde Gefühl ignorieren lernen

Das sekundäre gegensteuernde Gefühl will verhindern, dass die primäre Handlung (z. B. wehrhaftes Durchsetzen eines zentralen Anliegens) ausgeführt wird. Selbst wenn diese Handlung schon praktiziert wird, tritt das sekundäre Gefühl trotzdem auf, zum Beispiel Schuldgefühl oder Scham. Die Gefahr, dass der Patient sein wehrhaftes Verhalten daraufhin wieder aufgibt, ist groß. Deshalb sollte der Umgang mit diesem sekundären Gefühl gesondert geübt werden. Das Motto könnte – begrenzt auf die vereinbarte Situation – heißen: »Tu, was Dir Schuldgefühle macht, bis es Dir keine Schuldgefühle mehr macht!« Dazu gehört, ein Verhalten zu unterlassen, zu dem dieses sekundäre Gefühl einen bewegen möchte, zum Beispiel nachgeben, sich entschuldigen, sich verstecken, wiedergutmachen etc. Das Gefühl (z. B. Schuldgefühl) ist »erfolgreich«, wenn das Verhalten (z. B. kleinlautes Nachgeben), zu dem es den Menschen bewegt, ausgeführt wird. Ein aversives Gefühl wird langfristig (negativ) verstärkt durch das aus ihm resultierende und es kurzfristig beendende Verhalten. Nur wenn dieses (sekundäre) Verhalten unterlassen wird, wird das sekundäre Gefühl auf Dauer gelöscht.

Den Körper nutzen für ein gutes Selbstgefühl

Starke anhaltende Gefühle durchdringen den Körper – als Resonanzkörper unserer Gefühle. Zunächst fühlen wir so und so, schließlich sind wir so und so – mit Körper und Seele, mit Haut und Haar. Wir nehmen den Körper wiederum wahr, er bestimmt unser Selbstgefühl – klein und schwach, müde und kraftlos, ohnmächtig und angespannt, erfolglos und niedergeschlagen etc. Umgekehrt können wir den Körper nutzen, um die psychische Befindlichkeit zu verbessern:

a) durch Entspannungstraining: Die Spannungen lassen nach, Angst und Stressempfinden nehmen ab.
b) durch Imagination und mentales Training: In der Fantasie, es geschafft zu haben, die »zielverbundene« Körperhaltung einnehmen (nach Storch & Krause, 2002) und spüren, wie das gute Körpergefühl zu einem guten Selbstgefühl wird.

Meisterndes Verhalten aufbauen

War der primäre Handlungsimpuls situationsadäquat, so ist bereits bekannt, was das meisternde Verhalten in dieser Situation ist. Ein Rollenspiel kann zu dessen Ausformung beitragen und die Wahrscheinlichkeit erhöhen, dass es beim nächsten Mal erfolgt.

War der primäre Handlungsimpuls dagegen inadäquat, so muss jetzt erst ein adäquates Bewältigungsverhalten gesucht und aufgebaut werden. Bei der Auswahl eines möglichst vom Patienten gefundenen Verhaltens achtet der Therapeut darauf, dass das Verhalten nicht doch noch halb der Vermeidung dient. Zwar könnte ein Copingverhalten der Situation am meisten gerecht werden, aber der Patient ist nicht der Mensch, der es auf Dauer schafft, sich so zu verhalten.

Neben der Möglichkeit, durch ein Fertigkeitentraining die situative Kompetenz des Patienten aufzubauen, sollte daran gedacht werden, vorerst ein Verhalten aus dem gegenwärtigen Repertoire des Patienten auszuwählen, damit ab sofort eine Möglichkeit besteht, die symptomauslösende Situation zu meistern. Später wird die Meisterung optimiert.

Jetzt können Sie versuchen, das in Ihren Alltag zu integrieren. Machen Sie sich die vollständige Reaktionskette von einer symptomauslösenden Situation bis zum Auftreten des Symptoms bewusst. Machen Sie sich außerdem Ihre primäre Emotion bewusst und prüfen Sie, ob diese angemessen ist. Wenn ja, dann sprechen Sie sie aus. Üben Sie für jedes Glied der Reaktionskette die vereinbarte gegenteilige Reaktion und den Umgang mit dem Symptom durch AACES.

Übung 2.19: Behandlung der Konsequenzen des Symptoms, die dieses aufrechterhalten

Es muss ein neues meisterndes Verhalten gefunden werden, das ebenso wirksam ist wie das Symptom – in seiner Intention, Verstärkung zu erhalten. Um das herauszufinden, wird hinten, bei der Verstärkung bzw. bei dem Ziel, begonnen und das Verhalten, das Verstärkung mit sich bringt und dadurch zum Ziel führt, gesucht. Meist vermeidet das Symptom etwas, das heißt, es wird durch negative Verstärkung aufrechterhalten. Zum Beispiel Vermeidung von wütender Wehrhaftigkeit oder von Selbstständigkeit. Was ist das schlimme an Wehrhaftigkeit? Dass man Gefahr läuft, nicht mehr geliebt zu werden. Unselbstständigkeit? Dass man dann allein ist und niemanden mehr hat. Was will die Psyche letztendlich erreichen? Die Sicherheit, Liebe nicht zu verlieren und nicht alleingelassen zu werden. Diese Sicherheit ist die Verstärkung.

Im Verhaltensexperiment kann gezeigt werden, dass Wehrhaftigkeit die Beziehung stabiler macht und mehr Sicherheit entsteht. Wichtig ist einfach, dass die Konsequenzen, die das Symptom erreichen will, nicht außer Acht gelassen werden, weil sonst großer Widerstand gegen neue Verhaltensweisen aufkommt.

Übungsblatt: Die Konsequenzen des Symptoms behandeln

Die unbewusst erstrebte Konsequenz des Symptoms ist, durch Vermeidung von Selbstfürsorge und Selbstbehauptung Beziehungen zu bewahren, die zentrale Bedürfnisse befriedigen: Ich brauche .... und .... von .... und .... Ich suche ein Verhalten, das die gleiche Konsequenz hat wie das Symptom (meine zentrale Bedürfnisbefriedigung bewahren). Meine neue Erlaubnis gebende Lebensregel ermöglicht dieses Verhalten ab jetzt. Ich werde meiner Bezugsperson sagen, was ich von ihr brauche, welches Verhalten ich mir wünsche und dass es mir dann gut gehen wird mit unserer Beziehung: »Ich brauche von dir .... und .... Ich wünsche mir, dass du dich so verhältst: .... Dann geht es mir gut mit dir und unserer Beziehung.«

Modul 3

Achtsamkeit und Akzeptanz als wirkungsvolle Stressbewältigung

Übungen dieses Moduls
Übung 3.1: Body-Scan 1 – der eigene Körper
Übung 3.2: Body-Scan 2 – Körperregionen
Übung 3.3: Achtsamkeit Kurzform Körperregionen
Übung 3.4: Body-Scan 3 – der gesamte Körper
Übung 3.5: WAS-Fertigkeit 1: Wahrnehmen
Übung 3.6: WAS-Fertigkeit 2: Beschreiben
Übung 3.7: WAS-Fertigkeit 3: Teilnehmen
Übung 3.8: WIE-Fertigkeit 1: Nichtwertend
Übung 3.9: WIE-Fertigkeit 2: Konzentriert
Übung 3.10: WIE-Fertigkeit 3: Wirkungsvoll

Durch Achtsamkeit zu Affektregulierung und Akzeptanz: Das Arbeitsmodul »Achtsamkeit und Akzeptanz« ist eigentlich nach der Diagnostik und dem Beziehungsaufbau die erste Maßnahme in der Therapie, da alle nachfolgenden Interventionen unter dem Vorzeichen von Achtsamkeit effektiver ablaufen können (Abb. 13). Stresserleben und Stressbewältigung ist eine der ersten Erfahrung im Leben des Säuglings. Seinen Stress zu regulieren, ist allerdings Aufgabe seiner Mutter und weiterer zentraler Bezugspersonen.

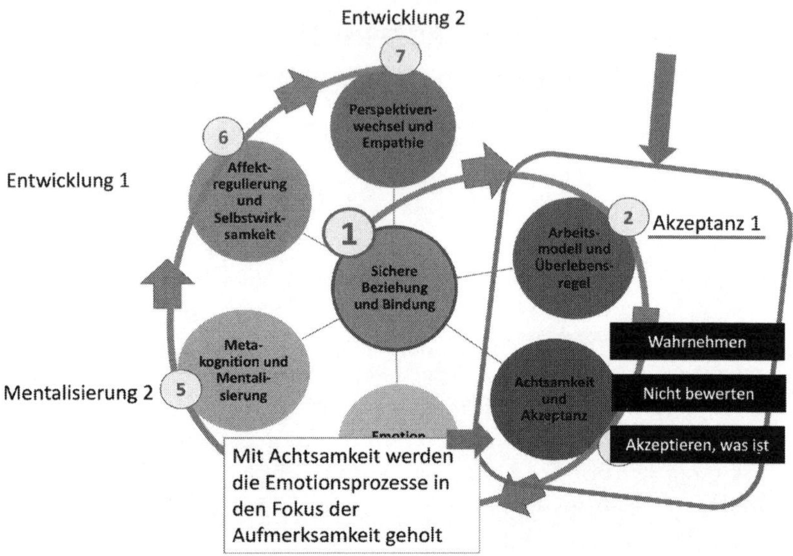

Abb. 13: Das dritte Modul der MVT

Tägliche Body-Scan-Übungen

Therapeuten kommen nicht umhin, selbst Achtsamkeit zu praktizieren, wenn sie diese den Patientinnen und Patienten lehren möchten. Therapeuten sollten also ebenfalls mit täglichen 20-minütigen Achtsamkeitsübungen beginnen – morgens vor dem Frühstück oder abends, wenn die Freizeit beginnt, oder in der Mittagspause.

Anleitung für den Therapeuten

Wählen Sie die Vorgehensweise aus, mit der Sie sich am wohlsten fühlen. Sie können damit beginnen, im Sitzen Ihren Körper, Ihre Atmung, Ihre Bewusstseinsprozesse zu beobachten, so sein zu lassen, wie sie sind, und geschehen zu lassen, was geschieht. Oder Sie können als Body-Scan Ihren Körper aufmerksam wahrnehmend durchgehen, sodass er in Ihr Bewusstsein rückt. Jedes achtsame Innehalten in Ihrem Alltag wird sich positiv auf Ihr Wohlbefinden und Ihre Erfahrungen mit Ihrer Umwelt auswirken – sei es beim Zähneputzen, Essen oder Spazierengehen. Die nachfolgenden

Achtsamkeitsübungen können Sie zunächst selbst einige Wochen lang üben und anschließend mit Ihrem Patienten anwenden. Später können Sie weitere von Jon Kabat-Zinn (2013) vorgeschlagene Übungen praktizieren, die er in seinem Buch beschreibt.

Übung 3.1: Body-Scan 1 – der eigene Körper

Übersicht Body-Scan:

- Kopf: Stirn – Augen – Nase – Ohren – Mund – Kiefer
- Oberkörper: Nacken – Schultern – Brustkorb – Rücken – Lendenwirbelsäule (LWS)
- Arme: Oberarme – Ellbogen – Unterarme – Hände – Finger
- Unterkörper: Bauch – Becken – Hüften
- Beine: Oberschenkel – Knie – Unterschenkel – Fuß – Zehen

Ich lade Sie jetzt zu einer Übung ein, in der Sie lernen können, mit allen Sinnen ganz im Hier und Jetzt zu sein, alle Bewusstseinsprozesse nicht bewertend wahrzunehmen, zu benennen und zu akzeptieren. Ich lade Sie dazu ein, Ihre Augen zu schließen, sich bequem zu setzen, Spannungen loszulassen, Ihren Atem wahrzunehmen, das Entspannen beim Ausatmen zu genießen, mit jedem Ausatmen etwas mehr Ruhe im Körper entstehen lassen und nun Ihre Aufmerksamkeit auf die verschiedenen Körperregionen zu lenken (und Spannungen dort zu lösen): Kopf und Gesicht, Nacken, Schulter, Arme, Hände, Finger, Brustkorb, Bauch, Unterkörper, Rücken, Hüften, Oberschenkel, Knie, Unterschenkel, Füße. Und nun alle Körperregionen zusammen und den ganzen Körper wahrnehmen. Zum Schluss wieder den Atem beobachten, besonders das Ausatmen. Abschließend können Sie durch die Nase dreimal tief einatmen und Frische und Wachheit in Ihren Körper holen. Vielleicht wollen Sie sich etwas bewegen, strecken, dehnen, um dann mit Ihrer Aufmerksamkeit wieder ganz hier bei uns in der Gesprächsrunde zu sein.

Übung 3.2: Body-Scan 2 – Körperregionen

Es werden jeweils zwei gegensätzliche Merkmale genannt. Zwischen diesen gibt es natürlich viele Nuancen. Zum Beispiel fühlt sich Ihr Kopf weder ganz beweglich noch ganz unbeweglich an. Ihre Antwort wird also irgendwo zwi-

schen diesen beiden Gegensätzen liegen. Eher so oder eher so? Ich lade Sie ein, die folgenden Körperregionen achtsam wahrzunehmen:

- Kopf: Wie beweglich fühlt er sich an?
- Stirn: Ist sie kraftvoll nach vorn gerichtet oder zurückgenommen?
- Augen: Blicken sie aktiv in die Welt hinaus oder nehmen sie auf, was hereinkommt?
- Nase: Ist sie einfach da oder beschnuppert sie das Weltgeschehen?
- Ohren: Fangen sie möglichst viele Informationen auf oder eben nur das, was so daher kommt?
- Mund: Ist er leicht geöffnet mit weichen Lippen oder gespannt geschlossen?
- Kiefer: Ist er locker oder spannungsvoll, evtl. bereit zum Beißen?
- Nacken: Ist er spürbar angespannt oder locker?
- Schultern: Sind sie nach vorne gebeugt oder nach hinten gestreckt?
- Brustkorb: Ist er durch die Schultern beengt oder entfaltet er frei sein Volumen?
- oberer Rücken: Ist er rund gebeugt oder gestreckt?
- unterer Rücken/LWS: Ist sie frei beweglich oder angespannt festgehalten?
- Po: Ist er angespannt oder weich?

Sie können jetzt schriftlich festhalten, was Sie wo wie wahrgenommen haben. Unterstreichen Sie das Zutreffende:

- Kopf: beweglich – haltend
- Stirn: nach vorn – zurückgenommen
- Augen: blicken aktiv hinaus – nehmen auf
- Nase: einfach da – schnuppernd
- Ohren: wachsam – pausierend
- Mund: leicht geöffnet – gespannt geschlossen
- Kiefer: locker – spannungsvoll
- Nacken: angespannt – locker
- Schultern: nach vorne gebeugt – nach hinten gestreckt
- Brustkorb: beengt – frei
- oberer Rücken: gebeugt – gestreckt
- unterer Rücken: frei beweglich – angespannt
- Po: angespannt – weich

Sie können auch in einer Körperskizze (vgl. Abb. 14) die Regionen ankreuzen, die noch unangenehme Sensationen erzeugen, sodass Sie Ihnen noch mehr und besonders gewährende Zuwendung geben können.

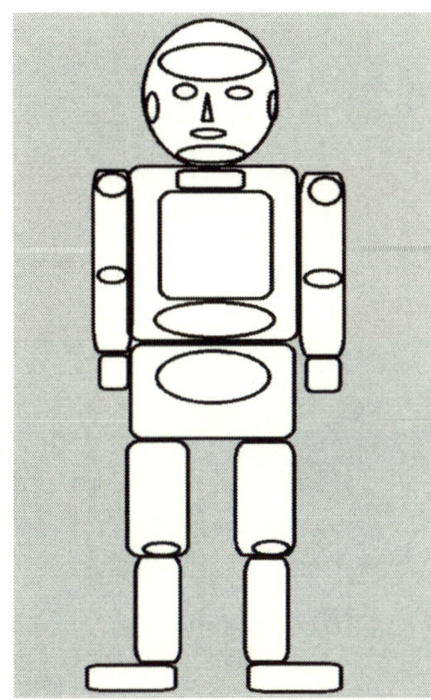

Abb. 14: Körperskizze

Übung 3.3: Achtsamkeit Kurzform Körperregionen

Ich lade Sie ein, weitere Körperregionen zu scannen und die Problemzonen wieder schriftlich festzuhalten (das Zutreffende unterstreichen):

- Oberarm: fest – gelöst
- Ellbogen: an den Körper gedrückt – weit weg vom Körper
- Unterarm: aktionsbereit – in Pause
- Hand: ruhig – bewegt
- Finger: ruhend – aktiv
- Bauch: angespannt – weich
- Becken: nach vorn gestreckt – eingezogen
- Oberschenkel: gespannt – gelöst
- Knie: festgezurrt – frei
- Unterschenkel: weich – kompakt

- Fuß: stabil auf dem Boden – leichtfüßig, wenig Bodenkontakt
- Zehen: ausstreckend – einkrallend
- der gesamte Körper: ausladend – eingepackt

Übung 3.4: Body-Scan 3 – der gesamte Körper

Nun möchte ich Sie dazu einladen, Ihren Körper insgesamt wahrzunehmen. Ihr Körper ist:

- entspannt – angespannt? – Wo?
- ruhig – unruhig? – Wo?
- offen – verschlossen? – Wo?
- bereit – zurückhaltend? – Wo?
- stark – schwach? – Wo?
- weich – hart? – Wo?

Beantworten Sie außerdem folgende Fragen:

- Was will/wird Ihr Körper tun?
- Wie will Ihr Körper in Interaktion gehen?
- Wem gegenüber?

Achtsamkeit im Alltag

DBT-Skills (begründet von Marsha Linehan, 1996, 2016a, b) helfen, Achtsamkeit im Alltag zu üben. Aus der Fülle von Linehans Achtsamkeitsübungen (2016a, b) können nur einige herausgenommen und nachfolgend vorgestellt werden. In ihren beiden Büchern finden sich insgesamt etwa 120 Seiten nur zum Thema Achtsamkeit. Es kann hier also wirklich nur ein sehr kleiner thematischer Aspekt aufgegriffen werden.

Achtsamkeit möchte vom rationalen und vom emotionalen Geist zum intuitiven Geist gelangen, der beide zusammenbringt. Mit diesem so entstehenden intuitiven Wissen (wise mind) wird also ein mittlerer Weg beschritten. Achtsamkeit besteht aus sechs Kernfähigkeiten:

a) den drei WAS-Fertigkeiten: Wahrnehmen, Beschreiben und Teilnehmen
b) den drei WIE-Fertigkeiten: Nichtwertend, Konzentriert und Wirkungsvoll

Übung 3.5: WAS-Fertigkeit 1: Wahrnehmen[9]

Nehmen Sie mit Ihren Augen wahr:

1. *Legen Sie sich auf den Boden und beobachten Sie die Wolken am Himmel.*
2. *Gehen Sie langsam und halten Sie an einer schönen Stelle an, registrieren Sie die Blumen, Bäume und die Natur selbst.*
3. *Setzen Sie sich draußen hin. Beobachten Sie, wer und was an Ihnen vorbeigeht, ohne ihnen mit dem Kopf oder mit den Augen zu folgen.*
4. *Registrieren Sie den Gesichtsausdruck und die Bewegungen eines anderen Menschen. Versuchen Sie nicht, die Gefühle, Gedanken oder Interessen dieses Menschen zu benennen.*
5. *Bemerken Sie nur die Augen, Lippen oder Hände des anderen Menschen (oder nur ein Merkmal eines Tieres).*
6. *Heben Sie ein Blatt, eine Blume oder einen Stein auf. Schauen Sie sich den Gegenstand genau an und versuchen Sie, jedes Detail Detail zu sehen.*
7. *Finden Sie etwas Schönes, das Sie anschauen können, und verbringen Sie einige Minuten damit, es zu betrachten.*

Nehmen Sie Geräusche wahr:

8. *Bleiben Sie für einen Moment stehen und hören Sie nur. Hören Sie auf die Beschaffenheit der Geräusche um Sie herum. Hören Sie auf die stillen Augenblicke zwischen den Geräuschen.*
9. *Wenn jemand spricht, hören Sie auf die Tonlage der Stimme, auf die Weichheit oder Rauheit der Geräusche, auf die Klarheit oder das Murmeln von Sprechen, auf die Pausen zwischen den Worten.*
10. *Hören Sie Musik, nehmen Sie jede Note wahr, wenn sie kommt, und die Zwischenräume zwischen den Noten. Versuchen Sie, die Geräusche in Ihren Körper einzuatmen und sie mit Ihrem Ausatmen wieder hinausfließen zu lassen.*

9 Die Inhalte der Übungen 3.5 bis 3.10 wurden leicht verändert übernommen aus Linehan (2016a, S. 76ff.).

Übung 3.6: WAS-Fertigkeit 2: Beschreiben

Üben Sie zu beschreiben, was Sie um sich herum wahrnehmen:

1. *Legen Sie sich auf den Boden und beobachten Sie die Wolken am Himmel. Finden und beschreiben Sie Wolkenmuster, die Sie sehen.*
2. *Setzen Sie sich an einer befahrenen Straße oder in einem Park auf eine Bank. Beschreiben Sie eine Sache über jede Person, die an Ihnen vorbeigeht.*
3. *Finden Sie Gegenstände in der Natur – ein Blatt, einen Wassertropfen, ein Tier. Beschreiben Sie jeden Gegenstand so detailliert Sie können.*
4. *Beschreiben Sie so genau Sie können, was eine Person gerade zu Ihnen gesagt hat. Prüfen Sie, ob Sie es korrekt gemacht haben.*
5. *Beschreiben Sie das Gesicht einer Person, wenn sie gerade wütend, ängstlich oder traurig ist. Registrieren und beschreiben Sie Form, Bewegung und Haltung der Stirn, der Augenbrauen und der Augen, Lippen und Mund, Wangen usw.*
6. *Beschreiben Sie, was eine Person gerade gemacht hat oder was sie jetzt tut. Seien Sie dabei sehr genau. Vermeiden Sie, Absichten oder mögliche Resultate des Verhaltens zu beschreiben, die Sie nicht direkt beobachten können. Vermeiden Sie eine wertende Sprache.*

Übung 3.7: WAS-Fertigkeit 3: Teilnehmen

Nehmen Sie teil und seien Sie sich der Verbundenheit mit dem Universum bewusst:

1. *Lenken Sie Ihre Aufmerksamkeit auf die Stellen, an denen Ihr Körper einen Gegenstand berührt (Boden, Luftmoleküle, Stuhl, Armlehne, Betttuch, Bettdecke, Kleidung etc.). Versuchen Sie jede Art und Weise zu erkennen, in der Sie mit dem Gegenstand verbunden sind und von ihm angenommen werden. Betrachten Sie die Funktion dieses Gegenstands in Bezug auf Sie. Das heißt, überlegen Sie sich, was der Gegenstand für Sie tut. Stellen Sie sich die Freundlichkeit vor, mit dem der Gegenstand dies tut. Nehmen Sie Ihre Empfindung wahr, wenn Sie den Gegenstand berühren, und lenken Sie Ihre ganze Aufmerksamkeit auf diese Freundlichkeit, bis ein Gefühl von Verbundenheit oder Geliebt- oder Geschätztwerden in Ihrem Herzen auftaucht.*
2. *Tanzen Sie zu Musik.*

3. *Singen Sie zu der Musik, die Sie hören.*
4. *Singen Sie unter der Dusche.*
5. *Singen und tanzen Sie, während Sie Fernsehen.*
6. *Springen Sie aus dem Bett und tanzen Sie, oder singen Sie, bevor Sie sich anziehen.*
7. *Gehen Sie in eine Kirche, in der gesungen wird, und machen Sie mit.*
8. *Singen Sie mit Freunden Karaoke oder gehen Sie in einen Karaoke-Club oder in eine Bar.*
9. *Stürzen Sie sich in das, was eine andere Person sagt.*
10. *Gehen Sie Joggen und konzentrieren Sie sich ausschließlich auf das Joggen.*
11. *Machen Sie eine Ballsportart und stürzen Sie sich ins Spielen.*

Übung 3.8: WIE-Fertigkeit 1: Nichtwertend

Lassen Sie Vergleiche, Beurteilungen und Annahmen weg:

1. *Üben Sie, bewertende Gedanken und Aussagen zu beobachten, und sagen Sie sich: »Ein bewertender Gedanke kam mir in den Sinn.«*
2. *Zählen Sie bewertende Gedanken und Aussagen (indem Sie kleine Gegenstände oder Papierstückchen von einer Hosentasche in die andere verlagern, Sie einen Clicker verwenden oder eine Strichliste führen).*
3. *Ersetzen Sie bewertende Gedanken und Aussagen durch nichtbewertende Gedanken und Aussagen.*

Übung 3.9: WIE-Fertigkeit 2: Konzentriert

Seien Sie achtsam:

1. *beim Tee- oder Kaffeekochen*
2. *beim Geschirrspülen*
3. *bei der Handwäsche von Kleidungsstücken*
4. *beim Hausputz*
5. *beim ausgiebigen Baden*

Übung 3.10: WIE-Fertigkeit 3: Wirkungsvoll

1. *Nehmen Sie wahr, wenn Sie beginnen, ärgerlich zu werden oder auf jemanden feindselig zu reagieren. Stellen Sie sich die Frage: »Ist das wirkungsvoll?«*
2. *Nehmen Sie wahr, wenn Sie anfangen, »Recht« haben zu wollen, anstatt wirkungsvoll zu sein. Hören Sie auf, »Recht zu haben« und versuchen Sie stattdessen wirkungsvoll zu sein.*
3. *Bemerken Sie, wenn Eigensinn in Ihnen aufsteigt. Stellen Sie sich die Frage: »Ist das wirkungsvoll?«*
4. *Lassen Sie den Eigensinn fallen und üben Sie stattdessen, wirkungsvoll zu handeln. Bemerken Sie den Unterschied.*
5. *Wenn Sie sich verärgert oder feindselig fühlen oder merken, dass Sie drauf und dran sind, etwas Ineffektives zu tun, dann üben Sie »Offene Hände«: Sie sitzen auf einem Stuhl und legen ihre Hände auf dem Oberschenkel so ab, dass die Handflächen nach oben schauen. Sie signalisieren so Offenheit der Welt und der Zukunft gegenüber. Spüren Sie diese Offenheit.*

Tägliches Achtsamkeitstraining – im Alltag und mit Übungen im Ruheraum

Achtsamkeit ist eigentlich ein lebenslanges Lernen. In der Therapie wird damit begonnen. Die Schwierigkeit dabei ist eine doppelte: einerseits die nicht bewertende Aufmerksamkeit im Hier und Jetzt, ohne dauerhaft abzuschweifen, andererseits die Disziplin des täglichen Übens. Wer beides schafft, verfügt bereits über viel Selbststeuerungsfähigkeit, sodass die Therapie insgesamt eine gute Prognose hat.

In diesem Buch werden nur wenige Inhalte eines Achtsamkeitstrainings dargestellt. Das Hauptsächliche sollte in einem Kurs bei einem Meditationslehrer stattfinden.

Der Patient sollte ab jetzt täglich 30 Minuten eine Auswahl der zuvor vorgestellten Achtsamkeitsübungen durchführen, wodurch er Stress und Anspannung reduzieren und durch mehr Bewusstheit besser mit seinen Gefühlen umgehen kann. Jeden Tag sollte eine Übung stattfinden. Wenn es geplant werden kann, sollte am Tag zuvor schon festgelegt werden, in welcher Situation Achtsamkeit geübt wurde. Wurde dies gemacht, so wird es in das Protokoll eingetragen.

Übungsblatt: Protokoll

	Welche Übung?	**Beobachtungen?**	**Anmerkungen**
Montag			
Dienstag			
Mittwoch			
Donnerstag			
Freitag			
Samstag			
Sonntag			

Modul 4

Emotion Tracking

Den Gefühlen auf der Spur

Übungen dieses Moduls

Übung 4.1: Fallbeispiel Frau N. – ein Beispielgespräch für Emotion Tracking
Übung 4.2: Gefühle erkennen
Übung 4.3: Eigenes emotionales Thema: Unglück
Übung 4.4: Eigenes emotionales Thema: Glück
Übung 4.5: Die wichtigsten Gefühle
Übung 4.6: Emotionswahrnehmung im Zweiergespräch
Übung 4.7: Antidot und Empathie mit Beispielfällen: Zugehörigkeitsbedürfnisse
Übung 4.8: Antidot und Empathie mit Beispielfällen: Autonomiebedürfnisse
Übung 4.9: Antidot und Empathie mit Beispielfällen: Homöostasebedürfnisse
Übung 4.10: Antidot – Empathisch spiegeln, was gebraucht worden wäre
Übung 4.11: Entbehrungen und Verletzungen der Kindheit – VDS24
Übung 4.12: Das verletzte Kind – Imagination
Übung 4.13: Glück durch Fantasien – Imagination
Übung 4.14: Die Idealen Eltern
Übung 4.15: Fallbeispiel Herr C.
Übung 4.16: Holes in Roles
Übung 4.17: Abgrenzung zu anderen Gesprächsführungen

Der Weg zur tiefen emotionalen Erfahrung

Emotion Tracking ist mit der wichtigste neue Baustein der MVT – neben Bindungssicherheit der Therapiebeziehung und Mentalisierung – Metakognition (Abb. 15). Es erfüllt in geradezu idealer Weise die Forderung nach erlebter Präsenz des Affekts von Klaus Grawe (1998) für eine gelingende Problemaktualisierung, die ja auch im Mentalisierungsansatz von Fonagy und Mitarbeitern (2008) die Sine qua non ist: Therapie wird dadurch wirksam, dass das Gefühl, mit dem gearbeitet wird, im Hier und Jetzt der Therapiesitzung ins Bewusstsein rücken kann. Über Gefühle, die in der Sitzung nicht erlebbar sind, zu sprechen, ist keine effektive Therapie. Allerdings bleiben Fonagy und Mitarbeiter den Lesern schuldig, wie sie das bewerkstelligen sollen. Emotion Tracking ist hierfür der Königsweg. Es ist eine emotive Methode der Gesprächsführung, die erlernbar ist. Dies benötigt allerdings einiges Üben und auch Ausdauer. Da das Gesamtkonzept und der Hintergrund des Emotion Tracking bereits im Buch *Mentalisierungsfördernde Verhaltenstherapie* von Sulz (2021b) dargestellt wurde, kann nun direkt zu den Übungen übergangen werden.[10]

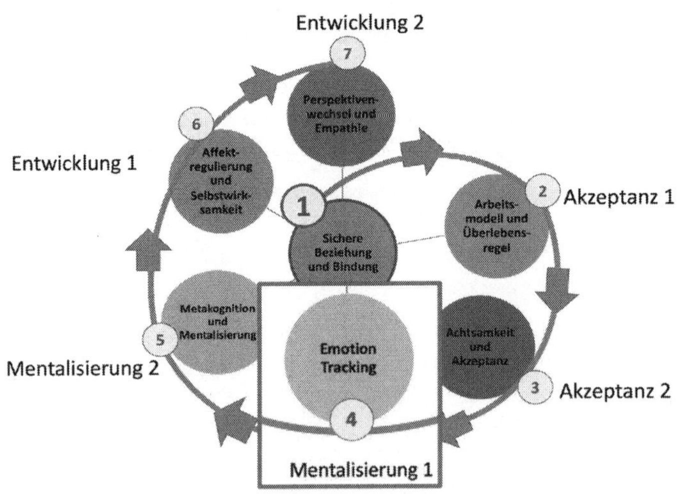

Abb. 15: Das vierte Modul der MVT

10 Eine gut verständliche Einführung bietet das YouTube-Video zum Emotion Tracking, zu finden unter: https://www.youtube.com/watch?v=cG7x6PG7c9E.

Die sechs Schritte des Emotion Tracking: Affekt und Motiv herausarbeiten

1. Aufbau einer sicheren Bindung
2. Zuhören beim emotionalen Anliegen
3. Gefühle markiert spiegeln
4. Prüfen, bei welchem Gefühl die höchste Energie ist (Wut oder Trauer)
5. Bedürfnis empathisch spüren und aussprechen: »Sie hätten gebraucht ...«
6. Fantasie der Bedürfnisbefriedigung anleiten

Konzeptioneller Hintergrund: Gelingende Problemaktualisierung

Grawe (1998) hob hervor, dass nur wenig therapeutische Wirksamkeit erzielt werden kann, wenn das Gefühl, das das aktuelle Problem affektiv ausmacht, nicht innerhalb der Therapiesitzung bewusst wahrnehmbar ist, sodass ein rein kognitives Abhandeln nur zu wenig Veränderungen führt, da die Gefühle top-down nicht erreicht werden können. Sprechen über Gefühle, die jetzt nicht da sind, bringt nichts.

Emotion Tracking ist also eine Form des therapeutischen Dialogs,

- die aus neurobiologischen und emotionspsychologischen Ansätzen entstand (vgl. Sulz, 2004a),
- auf Emotionen fokussiert,
- Gefühle spürbar macht,
- Gefühlsauslöser identifiziert,
- ihr Zustandekommen verstehen lässt,
- Bedürfnisfrustrationen bewusst macht,
- glücklich machende Befriedigung erleben lässt und
- nebenbei eine exzellente Methode der kognitiven Umstrukturierung (geht aus dem Microtracking von Pesso und Perquin [2008] hervor).

Übung 4.1: Fallbeispiel Frau N. – ein Beispielgespräch für Emotion Tracking

Frau N. ist 35 Jahre alt. Sie ist beruflich erfolgreich als Inhaberin eines gut gehenden Kleidungsgeschäfts. Mit Männern hat sie bislang kein großes Glück. Sie ärgert sich, dass alle ihrem Vater ähnlich werden. Dieser wurde von ihrer Mutter abgelehnt, sodass die Patientin dem liebesbedürftigen Vater ihre Liebe gab. Erst spät merkte sie, dass sie nichts zurückbekam. Er holte sich von seiner Tochter die Liebe, die er von seiner Frau gebraucht hätte.

Das nachfolgende Gespräch enthält eigentlich zwei Gespräche:

a) der emotive Dialog (mit -E gekennzeichnet), bei dem auf die Gefühle fokussiert wird
b) der Körper-Dialog (mit -K gekennzeichnet), der von der Wahrnehmung der Körper-Signale ausgeht

Diese Übung richtet sich explizit an den Therapeuten, daher wird dieser hier direkt angesprochen.

Das nachfolgende Gespräch soll zweimal gelesen werden: Zuerst nur den emotiven Dialog ohne den Körper-Dialog. Dann ist der psychische Prozess besser verständlich. Und erst danach noch einmal mitsamt dem kursiv gedruckten Körper-Dialog.

Lesen Sie so langsam, dass Sie die Gefühle mitfühlen und die Körperempfindungen nachspüren können. Lassen Sie die Erzählung der Patientin auf sich wirken, als ob er es Ihnen erzählen würde. Gehen Sie mit Ihren Gefühlen ganz mit. Lassen Sie sich nicht von klugen Gedanken ablenken. Vielleicht entstehen innere Bilder vom berichteten Geschehen. Und von der Erzählerin.

Frau N.: Ich möchte heute gern über meinen Vater sprechen und darüber, dass ich mich von ihm missbraucht gefühlt habe.

Ther.-K: *Was ist mit Ihrem Körper, wenn Sie an dieses Thema herangehen?*

Frau N.-K: *Ich spüre so große Last auf meinen Schultern, dass ich mich gar nicht aufrichten kann. Meine Arme und Hände sind angespannt, nervös.*

Ther.-E: Ja, Sie sagten schon, dass das Ihr großes belastendes Thema ist. Beginnen Sie zu erzählen.

Frau N.-E: Vater macht mir Vorwürfe, dass ich ihn mir so vehement vom Leib halte. Er hat mich nicht sexuell missbraucht, sondern emotional.

Ich habe ihm Liebe und Zuwendung geben müssen, die er von meiner Mutter nicht bekam. Für mich selbst ist da nichts übriggeblieben, aber das merkte ich lange Zeit gar nicht.

Frau N.-E: (mit Tränen in den Augen): Ich fühlte mich gut, wenn es ihm gut ging. Da er sehr lieb zu mir war, liebte ich ihn sehr. Aber in Wirklichkeit ging es um ihn, um seine Bedürfnisse und es ging nicht um mich. Er brauchte was zum Liebhaben. Das hat er sich genommen. Und ich bekam nicht, was ich gebraucht hätte.

Ther.-E: (Ich nenne das Gefühl, das ich sehe, und füge den auslösenden Kontext noch einmal dazu): Sie sind sehr traurig und es tut sehr weh, dass Sie von ihm nicht bekommen haben, was Sie brauchten.

Frau N.-E: (weinend): Ja, es tut so weh, dass er mich und mein Bedürfnis nicht wahrnahm. Ich war doch das Kind, dem der Vater geben sollte, was es braucht. Das stimmte doch nicht!

Ther.-K: *Wie fühlt sich die Traurigkeit im Körper an?*

Frau N.-K: *Da ist alle Kraft raus, Arme und Beine sind schwach und müde.*

Ther.-E: (Ich entdecke Ärger im Gesicht der Patientin und höre ihren ärgerlichen Ton): Sie erkennen, dass das nicht richtig vom Vater war. Und Sie ärgern sich jetzt, dass er sich von seiner Tochter etwas holte, anstatt ihr was zu geben.

Frau N.-E: Ich habe so einen großen Zorn! Ich bin voll Wut!

Ther.-K: *Wo ist die Wut in Ihrem Körper?*

Frau N.-K: *Ich spüre die Wut in meinen Armen und Händen.*

Ther.-E: (Ich sehe ihre körperliche Wehrhaftigkeit): Sie haben so einen großen Zorn, dass Sie ihn auch körperlich spüren. Wut und Zorn wollen sich vielleicht Ausdruck verschaffen. Welche Bewegung will entstehen, was will die Wut tun?

Frau N.-E: Ich möchte ihn wegstoßen, nur weg! Er ekelt mich an.

Ther.-E: (Sie hat bereits eine stoßende Bewegung mit den Armen gemacht): Er ekelt Sie an. Und auch aus Wut über seinen Egoismus wollen Sie ihn zurückstoßen.

Frau N.-E: (Sie streckt die Arme aus, die Handflächen wie zum Stoppen gegen ihn gerichtet): Mit aller Kraft will ich ihn zurückstoßen.

Ther.-K: *Spüren Sie die Kraft und den Willen in Ihren Armen?*

Frau N.-K: *Ich spüre meine Kraft.*

Ther.-E: Dazu können Sie aufstehen und sich vorstellen, dass er vor Ihnen steht und sich wieder Ihr Liebhaben holen will. (Sie steht auf.) Sind Sie soweit?

Frau N.-E: Ja, ich sehe ihn vor mir – ekelig – und ich bin so wütend, dass ich ihn nur weghaben möchte.

Ther.-K: *Nehmen Sie den Zorn in Ihrem Körper wahr.*

Frau N.-K: *Der Impuls, ihn wegzustoßen, wird sehr stark.*

Ther.-E: (seitlich neben der Patientin stehend): Sie können das jetzt machen. Sie können Ihre Arme richtig strecken, und ihn mit aller Kraft zurückstoßen.

Ther.-K: *Spüren Sie Ihren festen Stand auf dem Boden. Spüren Sie Beine und Hüfte stabil und kraftvoll. Stellen Sie sich sein Gesicht vor und seinen Blick. Schauen Sie ihm in die Augen. Vergegenwärtigen Sie, dass er sich wieder von Ihnen etwas holen will und dass das nicht richtig ist. Und dass Sie ihn jetzt stoppen, mit der Energie, die in Ihrem Zorn steckt. Mit der Kraft, die Sie in Ihren Armen spüren. Und mit dem Willen, einen Schlussstrich zu setzen.*

Ther.-K: *Jetzt hat sich gerade Ihr Körper verändert. Wie fühlt er sich an?*

Frau N.-K: *Die Kraft verlässt meinen Körper. Meine Traurigkeit hat sie mir weggenommen.*

Frau N.-E: (voll Tränen): Du warst bedürftig, ich musste mich um Dich kümmern. Und ich hatte niemanden, der mich tröstet und wirklich für mich da ist.

Ther.-E: (Die Spannkraft schwindet, sie sackt in sich zusammen): Es macht Sie unendlich traurig, wenn Sie sich bewusst machen, dass Sie keinen Vater hatten, der für seine Tochter da ist, der spürt, was sie braucht, und ihr das gern gibt und so gut geben kann, dass sie sich gesehen, geborgen und beschützt fühlen kann.

Ther.-K: *Was will Ihr Körper aus der Traurigkeit heraus tun?*

Frau N.-K: *Die Vorderseite meines Körpers ist offen, meine Arme wollen sich ausbreiten.*

Frau N.-E: (Sie bleibt bei ihrer Traurigkeit): Ich hätte es gebraucht, dass Du siehst, wie allein gelassen ich mich von Dir und Mama fühlte, und dass Du mich in den Arm nimmst, um MICH zu trösten.

Ther.-E: (Ich konzentriere mich auf das Bedürfnis und spreche empathisch aus, was der Patienten fehlte): Sie hätten einen Vater gebraucht, der sieht, wie allein seine Tochter sich fühlt, und der zu ihr kommt und sie tröstet. Ein Vater, der die Tochter nicht zum Liebhaben braucht, der das mit seiner Frau austauscht und mit dieser glücklich ist.

Ther.-K: *Wie fühlt sich diese Sehnsucht körperlich an?*

Frau N.-K: *Mein Körper erwartet eine Umarmung.*

Ther.-E: Wenn Sie wollen, können wir in einer Imagination diesen Vater, den Sie gebraucht hätten, hierherholen.

Frau N.-E: (Zuerst zögerlich, dann bereit): Ja, ich merke, dass ich das jetzt gern spüren würde.

Ther.-E: Lassen Sie zuerst ein inneres Bild des Vaters entstehen, so wie Sie ihn gebraucht hätten. Was hätte anders sein müssen als bei Ihrem realen Vater? Wie sieht er aus, wie ist er als Mensch? Wie ist er zu Ihnen?

Frau N.-E: (langsam kommt sie in Schwung): Er ist stark, selbstbewusst, holt sich woanders, was er braucht, zum Beispiel mit meiner Mutter als Liebespaar. Wenn er zu mir liebevoll ist, dann merke ich, dass das nicht für ihn, sondern für mich als seinem Kind ist.

Frau N.-K: *Mein Körper fühlt sich frisch und lebendig an.*

Ther.-E: Wenn er hier im Raum wäre, wo sollte er stehen oder sitzen?

Frau N.-E: Ich möchte, dass er dicht hinter mir steht, seine Hände auf meinen Schultern.

Frau N.-K: *Ich spüre, dass mein Körper Nähe und Halt will.*

Ther.-K: *Vielleicht will Ihr Körper noch mehr abgeben?*

Ther.-E: Wollen Sie sich mal vorstellen, dass Sie Ihren Kopf zurücklehnen, sodass er ihn stützt?

Frau N.-E: Ja, das tut gut.

Frau N.-K: *Das fehlte noch, gar nichts mehr selbst halten müssen, ganz abgeben, ganz vertrauen.*

Ther.-E: Wie fühlt sich das an?

Frau N.-E: Ich fühle mich umsorgt, nicht allein, unterstützt und geschützt.

Ther.-K: *Kann Ihr Körper sich tragen lassen?*

Frau N.-K: *Mein Körper spürt das Getragenwerden.*

Ther.-K: *Kann Ihr Körper diesen Vater annehmen?*

Frau N.-K: *Körperlich und psychisch fühle ich mich so gut aufgehoben.*

Ther.-E: Was könnte der Vater, den Sie gebraucht hätten, sagen?

Frau N.-E: Er soll sagen, dass er für mich da ist. Dass es ihm gut geht mit Mutter und sie sich beide geben, was sie brauchen. Dass ich nicht für ihn da sein muss.

Ther.-E: Ich leihe ihm meine Stimme. Schauen Sie aber währenddessen nicht zu mir: »Ich bin für Dich da. Mir geht es gut mit Deiner Mutter. Wir geben uns gegenseitig, was wir brauchen. Ich brauche nichts von Dir. Du musst nicht für mich da sein.« (Ich spreche weiter für den Vater, den sie gebraucht hätte): »Ich sehe, wenn Du Dich allein fühlst. Und ich komme zu Dir und bin da. Du kannst Dich an mich lehnen und Dich gut aufgehoben fühlen bei mir.«

Ther.-K: *Spürt Ihr Körper, wie er beschenkt wird und nichts zurückgeben muss?*

Frau N.-K: *Mein Körper ist ganz ruhig geworden, keine Anspannung und Unruhe mehr.*

Frau N.-E: (entspannt und ruhig, ganz in der Szene drin): Da geht so viel Anspannung raus, endlich kann ich loslassen.

Ther.-E: (weiter dem Idealen Vater meine Stimme leihend): »Deine Mutter und ich sind für Dich da, nicht umgekehrt!«

Frau N.-E: (wieder kommen Tränen): Und Ihr versteht Euch auch gut?

Frau N.-K: *Mein Körper reagiert auf meine Traurigkeit und mein Bangen.*

Ther.-E: (wieder dem Idealen Vater die Stimme leihend): »Ja, wir haben eine schöne Mann-Frau-Beziehung. Ich liebe Deine Mutter als meine Frau und Dich als meine Tochter.«

Frau N.-E: Da geht es mir richtig gut mit Euch.

Ther.-K: *Wie fühlt der Körper das Geliebtwerden?*

Frau N.-K: *Das ist ein prickelndes Wohlgefühl.*

Ther.-E: (Ich spreche wieder für den Idealen Vater): »Ja, wir sind ein glückliches Paar und wir sind glücklich, Dich als unsere Tochter zu haben.«

Frau N.-E: (mit Tränen und Traurigkeit): Das hat mir so gefehlt.

Ther.-E: (nicht mehr für den Idealen Vater sprechend): Es macht Sie so traurig und es tut weh, dass es in Ihrem realen Leben nicht so war. Kehren Sie noch einmal zurück in die Imagination, in die Situation mit dem Vater, den Sie gebraucht hätten. Mit dem Erleben von Glück und Befriedigung.

Frau N.-E: Dass Ihr mich um meiner selbst willen liebt, so wie ich bin, ohne mich um Euch Eltern kümmern zu müssen.

Ther.-K: *Sie und Ihr Körper sind am Ziel angekommen. Drücken Sie dies durch Ihre Körperhaltung aus!*

Frau N.-K: *Ich breite meine Arme aus und nehme in Empfang, was Ihr mir gebt.*

Ther.-E: (Ich leihe dem Idealen Vater noch einmal meine Stimme): »Wir lieben Dich genau so wie Du bist. Du darfst auch anstrengend sein, widerwillig sein, Dinge anders machen als wir meinen. Auch dafür lieben wir Dich.«

Frau N.-E: Danke, das ist eine Erlösung.

Frau N.-K: *Ich stehe fest auf dem Boden, mein Körper ist kraftvoll und lebendig, ich breite meine Arme nach oben aus, ich habe empfangen, was ich brauche.*

Ther.-E: Sie können sich diesen Vater gut einprägen, mit der erlebten glücklichen Szene und Ihrem damit verbundenen Körper und sich immer wieder daran erinnern – so oft Sie wollen. Sich einfach vorstellen, Sie hätten diesen Vater gehabt und hätten ihn noch. Einen Vater, der für Sie da ist. Während Sie Ihre mit diesem Glück verbundene Körperhaltung wieder einnehmen.

Das war ein Beispielgespräch des Emotion Tracking. Da Sie die Erzählerin nicht sehen konnten, war es Ihnen möglich, sich ganz auf das Mitgefühl zu konzentrieren. Was hinderte Sie eventuell daran, mitfühlend zu sein?

Übung 4.2: Gefühle erkennen

Bei dieser Übung möchte ich mit Ihnen das Erkennen von Emotionen mithilfe von fünf Gefühlsfotos üben (Abb. 16). Halten Sie einen Handspiegel und machen Sie das Gesicht auf dem Foto nach. Sie werden sich dabei fragen: Wie fühlt sich das bei mir an? Die Liste mit den Gefühlen hilft Ihnen, dass passende Gefühl zu finden (alle 43 Gefühle sind in einer Tabelle in Übung 4.5 zu finden). War Ihre Antwort falsch, machen Sie die Mimik noch einmal nach und erspüren Sie, ob Ihre Antwort jetzt besser passt.

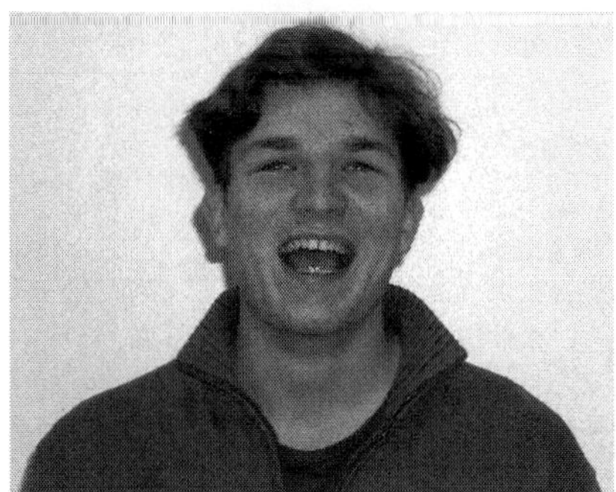

Abb. 16: Gefühle im Gesicht erkennen (aus Sulz & Sulz, 2005, S. 21)

Übung 4.3: Eigenes emotionales Thema: Unglück

Unglückliche Erlebnisse und Erfahrungen sind oft mit ganz bestimmten misslichen Gefühlen verbunden. Sie in der Erinnerung aufzuspüren, kann einer der ersten wichtigen Schritte in der Therapie sein. Dies kann mit einer Imaginationsübung versucht werden.

Ich lade Sie zu einer emotionalen Erinnerungsreise in die letzten Wochen, Monate oder auch Jahre ein. Es geht darum, Gefühle zu erinnern und die Situationen, in denen diese auftraten. Wir beginnen mit unangenehmen, schmerzlichen Gefühlen. Wenn Sie einverstanden sind, beginne ich jetzt: Wann fühlten Sie sich in den letzten Wochen und Monaten (oder auch länger zurück): unglücklich – traurig – enttäuscht – verbittert – gekränkt – verletzt – einsam – im Stich gelassen – schutzlos – ausgeliefert – völlig ungeborgen – ignoriert – unbeachtet – gedemütigt – beschämt – schuldig – benachteiligt – ungerecht behandelt – ohnmächtig – hilflos – resigniert – hoffnungslos – angstvoll – verzweifelt – hassend – ungeliebt – abgelehnt – ausgeschlossen – weggestoßen – unbedeutend – unbeachtet – unverstanden – wertlos – lebensmüde – sich selbst fremd – eingeengt – eingesperrt – abhängig – orientierungslos oder gelangweilt – leer – voll Überdruss – lustlos – öde – sinnlos – gestresst – angespannt – unter Druck – genervt – gereizt – ungeduldig – überfordert?

Sie können die Augen nun wieder öffnen und auf der Liste negativer Gefühle diejenigen ankreuzen, die auftraten. Kreuzen Sie nur an, wenn Sie in der Imagination das Gefühl auch spüren konnten und es in der Erinnerung nicht nur leicht, sondern stark ausgeprägt war.

Übungsblatt: Negative (unangenehme) Emotionen

			deutlich	sehr	extrem	Situation
( )	1	unglücklich				
( )	2	traurig				
( )	3	enttäuscht				
( )	4	verbittert				
( )	5	gekränkt				
( )	6	verletzt				

			deutlich	sehr	extrem	Situation
( )	7	einsam				
( )	8	im Stich gelassen				
( )	9	schutzlos				
( )	10	ausgeliefert				
( )	11	völlig ungeborgen				
( )	12	ignoriert				
( )	13	unbeachtet				
( )	14	gedemütigt				
( )	15	beschämt				
( )	16	schuldig				
( )	17	benachteiligt				
( )	18	ungerecht behandelt				
( )	19	ohnmächtig				
( )	20	hilflos				
( )	21	resigniert				
( )	22	hoffnungslos				
( )	23	angstvoll				
( )	24	verzweifelt				
( )	25	hassend				
( )	26	ungeliebt				
( )	27	abgelehnt				
( )	28	ausgeschlossen				
( )	29	weggestoßen				
( )	30	unbedeutend				
( )	31	unbeachtet				
( )	32	unverstanden				
( )	33	wertlos				
( )	34	lebensmüde				

			deutlich	sehr	extrem	Situation
( )	35	sich selbst fremd				
( )	36	eingeengt				
( )	37	eingesperrt				
( )	38	abhängig				
( )	39	orientierungslos				
( )	40	gelangweilt				
( )	41	leer				
( )	42	voll Überdruss				
( )	43	lustlos				
( )	44	öde				
( )	45	sinnlos				
( )	46	gestresst				
( )	47	angespannt				
( )	48	unter Druck				
( )	49	genervt				
( )	50	gereizt				
( )	51	ungeduldig				
( )	52	überfordert				

Erzählen Sie nun von den Situationen, in denen die drei intensivsten Gefühle auftraten:

1. Gefühl: ....
2. Gefühl: ....
3. Gefühl: ....

Beschreiben Sie die Situationen und beantworten Sie dabei diese Fragen: Um welche Situation geht es? Wo fand diese statt? Welcher Mensch, welche Menschen waren anwesend? Was genau geschah? Wer löste dieses Gefühl in Ihnen aus? Durch welches Verhalten? Was war das Schlimme daran?

Situation 1: ....
Situation 2: ....
Situation 3: ....

Übung 4.4: Eigenes emotionales Thema: Glück

Ich lade Sie zu einer weiteren emotionalen Erinnerungsreise in die letzten Wochen, Monate oder auch Jahre ein. Es geht wieder darum, Gefühle zu erinnern und die Situationen, in denen diese auftraten. Wir fahren mit angenehmen, frohen Gefühlen fort. Wenn Sie einverstanden sind, beginne ich jetzt: Wann fühlten Sie sich in den letzten Wochen und Monaten (oder auch länger zurück): begeistert – liebend – dankbar – vertrauend – voll Selbstvertrauen – zufrieden – gerührt – übermütig – froh – leidenschaftlich – überlegen – voll Lust – stolz – gelassen – glücklich?

Sie können die Augen nun wieder öffnen und auf der Liste positiver Gefühle diejenigen ankreuzen, die auftraten. Kreuzen Sie nur an, wenn Sie in der Imagination das Gefühl auch spüren konnten und es in der Erinnerung nicht nur leicht, sondern stark ausgeprägt war.

Übungsblatt: Positive (angenehme) Gefühle

			deutlich	**sehr**	**extrem**	**Situation**
( )	1	begeistert				
( )	2	liebend				
( )	3	dankbar				
( )	4	vertrauend				
( )	5	voll Selbstvertrauen				
( )	6	zufrieden				
( )	7	gerührt				
( )	8	übermütig				
( )	9	froh				
( )	10	leidenschaftlich				
( )	11	überlegen				
( )	12	voll Lust				
( )	13	stolz				
( )	14	gelassen				
( )	15	glücklich				

Erzählen Sie nun von den Situationen, in denen die zwei intensivsten Gefühle auftraten:

1. Gefühl: ....
2. Gefühl: ....

Beschreiben Sie die Situationen und beantworten Sie dabei diese Fragen: Um welche Situation geht es? Wo fand diese statt? Welcher Mensch, welche Menschen waren anwesend? Was genau geschah? Wer löste dieses Gefühl in Ihnen aus? Durch welches Verhalten? Was war das Schöne daran?

Situation 1: ....
Situation 2: ....

Übung 4.5: Die wichtigsten Gefühle

In dieser Übung geht es darum, dass Sie ihr aktives Gefühlsrepertoire vergegenwärtigen – in allen möglichen Situationen. Es geht darum, zu ermitteln, welche Gefühle bei Ihnen im Lauf der Tage, Wochen, Monate und Jahre in Ihrem Leben vorkommen und welche häufig sind oder, wenn sie auftauchen, sehr stark sind.

1. *Unterstreichen Sie alle Gefühle, die Sie öfter haben.*
2. *Streichen Sie alle durch, die Sie fast nie oder nie haben.*
3. *Wählen Sie je Gruppe die zwei wichtigsten aus und umkreisen Sie diese.*
4. *Welche drei sind die wichtigsten von diesen acht?*
5. *Was tun Sie, wenn Sie diese Gefühle haben?*
6. *Mit welchem Ergebnis? Wozu führen diese Gefühle?*

Übungsblatt: Die 43 wichtigsten Gefühle

Freude	**Trauer**	**Angst**	**Ärger/Wut**
Freude	Traurigkeit	Angst, Furcht	Ärger, Wut, Zorn
Begeisterung	Verzweiflung	Anspannung, Nervosität	Missmut
Glück	Sehnsucht	Verlegenheit	Ungeduld
Übermut	Einsamkeit	Selbstunsicherheit	Widerwille, Trotz
Leidenschaft	Leere, Langeweile	Unterlegenheit	Abneigung, Hass
Lust	Enttäuschung	Scham	Verachtung

Freude	Trauer	Angst	Ärger/Wut
Zufriedenheit	Beleidigtsein	Schuldgefühl	Misstrauen
Stolz	Mitgefühl	Reue	Neid
Selbstvertrauen		Sorge	Eifersucht
Gelassenheit		Ekel	
Überlegenheit		Schreck	
Dankbarkeit			
Vertrauen			
Liebe			
Rührung			

Betrachten Sie nun Ihre acht wichtigsten Gefühle (je zwei aus den Gefühlsgruppen Freude, Trauer, Angst und Ärger/Wut).

a) Welches ist das wichtigste, das zweit- und drittwichtigste Gefühl?
   1. ....
   2. ....
   3. ....

b) In welchen Situationen treten die Gefühle auf (ganz konkret)?
   1. ....
   2. ....
   3. ....

c) Wie handeln Sie aus dem jeweiligen Gefühl heraus?
   1. ....
   2. ....
   3. ....

d) Ist Ihre Handlung Bewegung oder Gegenbewegung?
   1. ....
   2. ....
   3. ....

Ergebnis: Welchen Gefühlen werden Sie nicht gerecht, indem Sie eine Gegenbewegung durchführen, statt dem Gefühl zu folgen?

1. ....
2. ....
3. ....

Wissens- und Kompetenzziele

Nun soll das erforderliche Therapeutenverhalten genauer betrachtet werden. Es besteht aus:

- Gefühl im Gesicht erkennen
- Gefühl richtig benennen
- Kontext (Auslöser) identifizieren und benennen
- Antidot formulieren: »Du hättest gebraucht …«
- Ideale-Eltern-Übung anleiten

Der Therapeut muss sich stets bewusst darüber sein, warum und wozu er als Therapeut etwas macht und es in dieser bestimmten Weise macht und nicht anders.

Ziel des Emotion Tracking

Das Ziel des Therapeuten beim Emotion Tracking ist, dass der Patient bewusst wahrnimmt, welche Gefühle wodurch ausgelöst werden und welche emotionale Bedeutung Ereignisse, Umstände und Beziehungen für ihn haben.

Vorgehen des Emotion Tracking

Der Patient (wir können ihn auch Protagonist nennen, weil er hervortritt und seine Geschichte offenbart) berichtet über ein problematisches Ereignis. Während des Gesprächs wird darauf geachtet, welche Gesprächsinhalte welche Gefühle auslösen, welche Körperreaktionen auf welche Handlungsimpulse hinweisen können und welche Erinnerungen damit assoziiert sind. Der Therapeut benennt den Kontext, der ein Gefühl auslöst, sodass der Patient sein Gefühl aus dem aktuellen Prozess heraus genau einem Situations- oder einem Beziehungsaspekt metakognitiv zuordnen kann. Der Dialog beim Emotion Tracking kann so ablaufen:

Der Patient erzählt etwas emotional Belastendes. Er beschreibt die Situation (wie lief sie ab? wer war beteiligt?) und welche emotionale Bedeutung das Geschehen hatte. Und was er fühlte und wie er reagierte. Seine szenische Erinnerung erzeugt bei ihm ein inneres Bild, das wiederum ein Gefühl in ihm erzeugt, das dann in seinem Gesicht erkennbar ist.

Der Therapeut hört, was der Patient erzählt (Informationsquelle 1 = Narrativ). Das erzeugt im Therapeuten ein inneres Bild (Informationsquelle 2 = szenische Vergegenwärtigung), das bei ihm wiederum Mitgefühl erzeugt (Informationsquelle 3 = empathisches Einfühlen). Dann sieht er im Gesicht des Patienten dessen Gefühl (Informationsquelle 4 = somatischer Marker). Er spricht das Gefühl aus und holt sich vom Patienten das Feedback dafür nonverbal (Informationsquelle 5 = bestätigender Gesichtsausdruck) oder sprachlich (Informationsquelle 6 = Patient sagt, dass er wirklich das genannte Gefühl spürt).

Der Therapeut lässt nun einen imaginierten Zeugen sprechen (in einer Therapiegruppe kann das ein Rollenspieler übernehmen). Dies hat den Vorteil, dass der Therapeut »Du« zum Patienten sagen kann. Der Zeuge spricht einfach nur das Gefühl und den auslösenden Kontext aus:

- »Ich sehe wie traurig Du Dich fühlst, ... (= das Gefühl).
- ... wenn Du Dich erinnerst, ... (= der gefühlsauslösende Bewusstseinsprozess im Patienten)
- ... wie allein du warst (= der erinnerte Kontext/Inhalt)«.

Mittels der Einführung des Zeugen wird deutlich, dass es keine Aussage des Therapeuten ist. Die Therapiebeziehung wird also nicht so sehr überladen mit einer Anhäufung bedürfnisbefriedigender Zuwendungen.

Der Patient reagiert auf die Zeugenaussage. Er hört gut zu und nickt: »Ja, das fühle ich.« Dann reflektiert er den Zusammenhang zwischen erinnertem Kontext und Gefühl: »Aha, wenn ich über mein damaliges Alleinsein erzähle, werde ich traurig. Der Zeuge hat mich mit meinem Gefühl gesehen.« Es folgt ein Gedanke oder das nächste Gefühl. Er erzählt weiter.

Beispiel

Der Protagonist sagt: »Und dann sagte sie kein Wort mehr und ging einfach raus.« Die Mimik zeigt Verzweiflung. Der Therapeut gibt Feedback: »Ich sehe, wie verzweifelt es Sie macht, wenn Sie sich daran erinnern, dass sie kein Wort mehr sagte und einfach raus ging.« Im Gesicht des Protagonisten ist sofort zu erkennen, ob das richtige Gefühl angesprochen wurde. Es zeigt sich ein mimisches »Ja«. Der Protagonist bleibt bei diesem Gefühl und spricht darüber.

Tab. 5: Syntax und Semantik des Feedbacks

Ich sehe,	Wahrnehmung
wie verzweifelt Sie sich fühlen,	Gefühl
wenn Sie sich erinnern,	Bewusstseinsprozess
dass sie kein Wort mehr sagte.	situativer Kontext

Rückgabe dysfunktionaler Gedanken an eine äußere Person (Stimme)

Da dysfunktionale Gedanken aus Kindheitserfahrungen mit Erwachsenen hervorgehen, können sie den Erwachsenen wieder in den Mund gelegt werden als von außen kommende Stimmen. Man hört und prüft diese und nimmt Stellung dazu. Rollenspieler können diese Sätze sprechen. In der Gruppe kann ein Gruppenmitglied als Rollenspieler die Stimme spielen und sprechen. Was gerade noch ein eigener Gedanke war, ist nun eine Interaktion in der Beziehung zu einem Menschen.

Nun führt der Therapeut eine äußere Stimme ein. Er wird den Patienten darauf vorbereiten, dass er zu selbstkritische Äußerungen oder solche, mit denen er sich selbst abwertet, beschuldigt oder entmutigt, nicht durchgehen lassen wird, sondern sie aufgreift und als von außen übernommene Stimmen früherer Bezugspersonen ausspricht: »Ich leihe dieser abwertenden Person meine Stimme, von der Sie sagten, dass sie von links hinten zu Ihnen spricht: ›Du wirst es nie schaffen, gut genug zu sein.‹ Was macht das mit Ihnen?«

> **Beispiel**
>
> Der Protagonist sagt: »*Ich mache alles kaputt.* Ich werde nie ein brauchbarer Mensch sein.« Der Therapeut schlägt vor, diese Worte von einer *äußeren Stimme* sagen zu lassen: »*Du machst alles kaputt.* Du wirst nie ein brauchbarer Mensch sein.« Der Therapeut oder ein Rollenspieler sagt diesen Satz. Von einem anderen Menschen kommend wirkt der Satz stärker emotional. Die Reaktion des Protagonisten kann sein: »Ich habe mir solche Sätze viel zu lang gefallen lassen.«

Im nächsten Schritt führt der Therapeut eine schützende Person ein. Wenn der Patient sich nicht selbst gegen die Stimme wehren kann, braucht er eine schützende Person. Diese stellt sich zwischen die Stimme (bzw. den sie spielenden Rollenspieler) und den Patienten. Sie wendet sich der Stimme zu und verbietet ihr so zu sprechen. Sie sagt, dass es ganz anders ist und spricht wertschätzende Worte über den Patienten.

Tab. 6: Syntax und Semantik von Stimme und Schutz

Ich mache alles kaputt und kann nichts.	Gedanke des Patienten
Du machst alles kaputt und kannst nichts	Stimme von außen
Hör sofort auf – er macht es gut!	schützende Person
Ja, ich mache es ganz gut.	neuer Gedanke des Patienten
Ich fühle mich besser und sicherer.	neues Gefühl des Patienten

Nun sollen die funktionalen Gedanken bestärkt werden. Der Therapeut kündigt an, dass er wichtige und wertvolle Gedanken aufgreifen wird, damit sie bewahrt werden können: »Das war jetzt ein sehr wichtiger und guter Gedanke, dass Sie ja heute nicht mehr so abhängig sind von ihr und sich in vielem helfen können.«

> Beispiel
> Im Protagonisten rührt sich Protest gegen die Stimme: »Ich habe mir solche Sätze viel zu lang gefallen lassen.« Der Therapeut validiert sofort jede funktionale Äußerung: »Ich wertschätze, dass Sie erkennen, dass Sie sich solche Sätze viel zu lange gefallen ließen.«

Tab. 7: Syntax und Semantik der Wertschätzung

Ich kann mich wehren.	Gedanke des Patienten
Sehr gut, dass Du das siehst!	Wertschätzende Person/Therapeut
Diese Rückmeldung gibt mir Kraft.	neues, gestärktes Gefühl des Patienten

Es kommt der Punkt im Gespräch, an dem der Patient sein Leid und seine Not so umfassend dargelegt hat, dass beim Therapeuten ein lebendiges inneres Bild der Umstände und Ereignisse entstanden ist. Nun kann er empathisch spiegeln, was der Patient stattdessen gebraucht hätte, welches »Gegengift« (Antidot im Sinne von Pesso, 2022a [2008]) benötigt worden wäre, um das Leiden zu beenden oder erst gar nicht auftreten zu lassen. Der Therapeut fragt nicht, was der Patient gebraucht hätte, sondern er sagt es: »Sie hätten jemanden gebraucht, der ganz auf Ihrer Seite ist und dafür sorgt, dass diese Person sofort aufhört, so mit Ihnen umzugehen.« Der sofort heraussprudelnde somatische Marker und kurz darauf die Worte »Ja, das stimmt!« bestätigen, wenn der Therapeut das wirkliche Antidot erspüren und spiegeln konnte. Kommt erst nach einem Zögern nur ein dünnes »Ja«, dann war es kein Treffer.

> Beispiel
> Der Therapeut erspürt empathisch, was der Protagonist in der erinnerten Szene statt des erfahrenen Leids gebraucht hätte. Er wartet noch etwas, bis er sich sicher ist, das »Antidot« gefunden zu haben. Er sagt: »Sie hätten gebraucht, dass jemand da ist, der ganz auf Ihrer Seite ist und verhindert, dass so mit Ihnen umgegangen wird.« Nur wenn sich das Gesicht des Protagonisten sofort aufklärt und Erleichterung oder Freude sichtbar ist, war das Antidot spezifisch genug.

Tab. 8: Syntax und Semantik der Antidot-Hypothese

Nie wurde ich gelobt.	Erinnerung des Patienten
Sie hätten jemanden gebraucht, der Ihnen sagt, wie gut Sie sind.	Antidot-Hypothese des Therapeuten
Ja, das hat mir so sehr gefehlt!	zentrale Befriedigung des Patienten

Zusammenfassung der Dialogschritte

1. Patient berichtet über emotional belastende Beziehung.
2. Therapeut hört empathisch zu und beobachtet das Gesicht.
3. Therapeut: »Ich sehe, wie schmerzlich es sich anfühlt, wenn Sie erinnern, wie er Sie behandelt hat.«
4. Patient stimmt zu oder korrigiert.
5. Patient erzählt von diesem Gefühl ausgehend weiter.
6. Therapeut spürt empathisch, was der Patient gebraucht hätte.
7. Therapeut: »Sie hätten gebraucht, dass Ihnen jemand beisteht.«
8. Patient bestätigt oder korrigiert.
9. Patient kann vor innerem Auge die Bedürfnisbefriedigung sehen.
10. Therapeut fragt, wo das ist, wer sich wie verhält und bittet um Beschreibung.

11. Therapeut fragt, was die befriedigende Person sagen könnte.
12. Therapeut wiederholt den Satz der befriedigenden Person und sieht, welches Gefühl entsteht.
13. Therapeut fragt, in welchen Situationen von welcher Bezugsperson diese Befriedigung wie zu bekommen ist.
14. Therapeut fragt, was der Patient tun müsste, um von einem anderen Menschen das zu bekommen, was er braucht.

Übung 4.6: Emotionswahrnehmung im Zweiergespräch

Der Therapeut muss sich das Gesicht des Patienten eine gewisse Zeit lang anschauen. Oft kommen zwei bis drei Gefühle infrage. Es gibt nicht nur eine genau richtige Antwort. Er hört, was der Patient erzählt, er sieht dessen Gesicht und Gefühl. Der Therapeut benennt das Gefühl und gibt an, welche Aussage dem Gefühl unmittelbar voranging (Kontext). Und zwar mit den Worten des Patienten (Übung 4.6a). Parallel reagiert der Körper des Patienten meist so deutlich, dass diese Information aufgegriffen werden sollte (Übung 4.6b).

Übung 4.6a: Emotionswahrnehmung im Zweiergespräch

Sie wählen eine Situation, bei der intensive negative Gefühle auftraten, und erzählen mir diese. Nach jedem Satz machen Sie eine Pause. Diese Pause nutze ich, um Ihr Gefühl zu spiegeln. Ich höre zu, sehe Ihr Gefühl und spreche es aus. Sie prüfen, ob Sie das fühlen, bestätigen oder korrigieren mich. Ich wiederhole das richtige Gefühl: »Sie fühlen …«

Übung. 4.6b: Körperwahrnehmung im Zweiergespräch

Wenn Sie jetzt weitererzählen, können wir auf Ihre Körperreaktionen achten. Nach jedem Satz machen Sie weiterhin eine Pause. Diese Pause nutzen wir, damit Sie ihren Körper spüren. Ich höre einerseits zu, sehe Ihren Körper und lade Sie ein, Ihren Körper zu erkunden. Sie sprechen aus, was Sie in Ihrem Körper spüren. Ich spiegle Ihnen, wie ich Ihren Körper sehe (z. B. »Ihr Nacken wirkt verspannt«). Ich verknüpfe Gefühl und Körper. »Sie fühlen Angst und Ihr Nacken verspannt sich.« Ich frage: »Was will Ihr Körper eventuell tun?« (z. B. flüchten, kämpfen).

Übung 4.6c: Zum Gefühl den Kontext hinzufügen

Sie erzählen wie bisher und machen nach jedem Satz eine Pause, bis ich Ihnen Ihr Gefühl gespiegelt habe. Sie erzählen – Pause. Ich benenne das Gefühl, das ich sehe. Sie nicken oder nennen das richtige Gefühl. Ich füge den Auslöser hinzu (nachdem Sie ... sagten). Sie hören von mir, was Ihr Gefühl ausgelöst hat. Sie verstehen den Zusammenhang und erzählen weiter. Sie können auch selbst ein Gefühl oder eine Körperempfindung aussprechen. Ich wiederhole auch dieses und verbinde es mit dem auslösenden Kontext.

Übung 4.6d: Reflexion nach der Erzählung

Nach Ihrer Erzählung, bei der Sie ja möglichst im emotionalen Erleben blieben, lade ich Sie nun ein, sich über das Erlebte Gedanken zu machen. Um welche Situation geht es? Wo fand diese statt? Welcher Mensch, welche Menschen waren anwesend? Was genau geschah? Wer löste dieses Gefühl in Ihnen aus? Durch welches Verhalten? Was war das Schlimme daran? Weshalb war es so schlimm/schmerzlich/verletzend? Woher kommt das?

- ➢ Mein unangenehmes Gefühl war: ....
- ➢ Mein Körper war dabei ....
- ➢ Es war, als ob mein Körper etwas tun wollte: ....

Übung 4.7: Antidot und Empathie mit Beispielfällen: Zugehörigkeitsbedürfnisse (inkl. Übung 4.8 und 4.9)

Diese Übung richtet sich explizit an den Therapeuten, daher wird dieser hier direkt angesprochen.

Es kann sein, dass Sie ein sehr empathischer Mensch sind, der für alle Patienten in allen Situationen spüren kann, was er braucht. Es kann aber auch sein, dass Sie dieses Training mit Gewinn absolvieren und Ihre Empathiefähigkeit schulen. Damit Sie die zentralen Bedürfnisse hinreichend gut kennen, ist die Lektüre folgender Bücher vorab empfehlenswert: *Therapiebuch II: Strategische Kurzzeittherapie. Wege zur effizienten Psychotherapie* (Sulz, 2011, S. 31–69) sowie *Als Sisyphus seinen Stein losließ. Oder: Verlieben ist verrückt* (Sulz, 2020, S. 33–77).

Wir gehen so vor: Sie lesen die Erzählung des Patienten und gehen empathisch mit. Sie lassen die Schilderung seines Unglücks emotional auf sich wirken, ein inneres Bild entstehen und versetzen sich in den Patienten hinein. Sie fühlen, was er stattdessen gebraucht hätte, und sprechen es aus: »Sie hätten gebraucht, dass zum Beispiel jemand da gewesen wäre, der zu Ihnen steht« (das gewünschte und vermisste Verhalten der anderen). Es entsteht dadurch beim Patienten ein inneres Bild der Bedürfnisbefriedigung. Es geht ihm sofort gut. Nachdem Sie das gesagt haben, können Sie hinzufügen, welches Bedürfnis dadurch befriedigt worden wäre, zum Beispiel: »Dann hätten Sie sich unterstützt und gestärkt fühlen können.« Dadurch geben Sie dem Antidot einen Namen (welches Bedürfnis befriedigt wird) und er kann diese Erfahrung mentalisieren (metakognisieren) und später in seine Theory of Mind/Theory des Mentalen einfügen.

Sie können immer wieder auf die Liste zentraler Bedürfnisse schauen und lesen, wie frustrierendes Elternverhalten sein kann (Tab. 9).

Tab. 9: Zugehörigkeitsbedürfnisse und frustrierendes Elternverhalten

Zugehörigkeitsbedürfnis	**Frustrierendes Elternverhalten**
1. Willkommensein, dazu gehören	Das Kind zwar wahrnehmen, aber keine positive Reaktion auf sein Kommen oder Dasein haben oder zeigen.
2. Geborgenheit, Wärme	Dem Kind fast nie warmherzige Nähe zum Auftanken von emotionaler Wärme anbieten.
3. Schutz, Sicherheit	Nicht da sein, wenn das Kind Schutz sucht; dem Kind nicht zutrauen, dass es sich allein außer Sichtweite sicher bewegen kann.
4. Liebe erhalten	Nicht das Gefühl der Liebe spüren und mit diesem Gefühl mit dem Kind in innigen Augen- und Körperkontakt treten.
5. Aufmerksamkeit, Beachtung	Sich in Gegenwart des Kindes überwiegend etwas wichtigerem zuwenden.
6. Empathie, Verständnis	Völlig aus Erwachsenenperspektive ohne Einfühlungsvermögen dem Kind Anpassung und Verzicht abverlangen.
7. Wertschätzung, Bewunderung	Kindliche Leistungen nicht lobend würdigen stattdessen Mängel rügen.

Es folgen nun Beispiele, die das zuvor Ausgeführte verdeutlichen sollen. Noch eine Anmerkung: Normalerweise wird der Patient mit »Sie« angesprochen. Es kann aber vereinbart werden, während der Übung das »Du« zu verwenden, wenn der Patient sich in seine Kindheit und sein Kindsein hineinversetzt.

Beispiel 1

Patient berichtet: »Unsere Familie saß versammelt am Tisch. Ich kam von der Schule mit einer guten Note heim, auf die ich stolz war. Niemand schaute auf, es war kein Stuhl für mich da und niemand freute sich darüber, mich zu sehen.« Als Therapeut fragen Sie sich:

- ➢ Was genau war in dieser Situation das Schlimmste, Schmerzlichste für ihn?
- ➢ Was hat ihm gefehlt?
- ➢ Von wem?
- ➢ Was hätte ihn glücklich gemacht?

Als Therapeut antworten Sie ihm: »Du hättest eine Familie gebraucht, die *nicht* .... (frustrierendes Verhalten), *sondern* eine Familie, die .... (befriedigendes Verhalten). Dann hättest Du Dich .... (befriedigtes zentrales Bedürfnis) fühlen können.« Versuchen Sie die Sprache des Patienten zu treffen, auch seine Worte aufzugreifen und so konkret zu sein, dass eine bildhafte Szene in seiner Fantasie entstehen kann.

Lösung: Empathisches Therapeutenverhalten

Als Therapeut antworten Sie ihm: »Du hättest eine Familie gebraucht, die Dich *nicht* ignoriert (frustrierendes Verhalten), *sondern* eine Familie, die aufschaut und sich freut, wenn Du kommst, und die sich interessiert (befriedigendes Verhalten). Dann hättest Du Dich *willkommen* (befriedigtes zentrales Bedürfnis) fühlen können.«

Beispiel 2

Patient berichtet: »Meine Mutter war immer damit beschäftigt, dass alles erledigt und in Ordnung ist. Sie berührte mich nur zum An- und Ausziehen. Sie nahm mich nie in den Arm, sie drückte mich nie an sich.«

Lösung: Empathisches Therapeutenverhalten

Als Therapeut antworten Sie ihm: »Du hättest eine Mutter gebraucht, die *nicht* Körperkontakt nur zum An- und Ausziehen herstellt (frustrierendes Verhalten), *sondern* eine Mutter, die Dich in den Arm nimmt und Dich an sich drückt (befriedigendes Verhalten). Dann hättest Du Dich *geborgen* (befriedigtes zentrales Bedürfnis) fühlen können.«

Beispiel 3

Patient erzählt: »Am ersten Schultag stand ich ganz allein auf dem Schulhof. Ich fühlte mich einsam und verloren. Alle anderen Kinder hatten ihre Eltern dabei. Die Eltern nahmen ihr Kind beruhigend an der Hand.«

Lösung: Empathisches Therapeutenverhalten

Als Therapeut antworten Sie ihm: »Du hättest Eltern gebraucht, die Dich *nicht* allein zur Schule gehen lassen (frustrierendes Verhalten), *sondern* Eltern, die mit Dir gehen und Dich an der Hand nehmen (befriedigendes Verhalten). Dann hättest Du Dich *sicher* und *geschützt* (befriedigtes zentrales Bedürfnis) fühlen können.«

Beispiel 4

Patient erzählt: »Wenn meine Mutter mich angeschaut hat, dann nur um meine Kleidung zu prüfen, ob ich mich so vor anderen zeigen kann. Nie habe ich in ihrer Mimik und in ihren Augen Liebe gesehen.«

Lösung: Empathisches Therapeutenverhalten

Als Therapeut antworten Sie ihm: »Du hättest eine Mutter gebraucht, die Dich *nicht* nur anschaut, um Deine Kleidung zu prüfen (frustrierendes Verhalten), *sondern* eine Mutter, die Dich liebevoll anblickt und deren Augen Liebe zeigen (befriedigendes Verhalten). Dann hättest Du Dich *geliebt* (befriedigtes zentrales Bedürfnis) fühlen können.«

Beispiel 5

Patient erzählt: »Wenn ich zu meiner Mutter kam und sie um etwas gebeten habe oder ihr etwas erzählen wollte, sagte sie, ohne mich anzuschauen: ›Ja gleich.‹ Nach einiger Zeit versuchte ich es noch einmal. Wieder: ›Ja gleich.‹ Mir war es wichtig, was ich ihr sagen wollte. Ihr nicht.«

Lösung: Empathisches Therapeutenverhalten

Als Therapeut antworten Sie ihm: »Du hättest eine Mutter gebraucht, die *nicht* mehrfach ›Ja gleich‹ sagt, wenn Du ihr etwas Wichtiges erzählen willst (frustrierendes Verhalten), *sondern* eine Mutter, die aufblickt, Dich anschaut und Dir zuhört, wenn Du ihr etwas Wichtiges erzählen willst (befriedigendes Verhalten). Dann hättest Du Dich *beachtet* (befriedigtes zentrales Bedürfnis) fühlen können.«

Beispiel 6

Patient erzählt: »Ich wollte die gleiche Kleidung tragen wie meine Freundinnen, nicht solche, die Erwachsene gut finden. Ich wollte mich unter ihnen wohlfühlen können, ohne mitleidige Bemerkungen, wie ich wieder daherkomme. Meine Mutter wischte meinen Wunsch einfach weg, sie fand meinen Wunsch abwegig.«

Lösung: Empathisches Therapeutenverhalten

Als Therapeut antworten Sie ihm: »Du hättest eine Mutter gebraucht, die Deinen Kleidungswunsch *nicht* abwegig findet und ihn einfach wegwischt, sodass Du mitleidige Bemerkungen von Freundinnen anhören musst, wenn Du anziehst, was sie will (frustrierendes Verhalten), *sondern* eine Mutter, die versteht, dass Du dich unter Deinen Freundinnen mit Deiner Kleidung wohlfühlen willst (befriedigendes Verhalten). Dann hättest Du Dich *verstanden* (befriedigtes zentrales Bedürfnis) fühlen können.«

Beispiel 7

Patient erzählt: »Ich war weder im Sport noch im Handwerklichen oder in den Naturwissenschaften gut. Dafür konnte ich sehr gut zeichnen, Klavier spielen und war in unserem Laientheater sehr gefragt. Mein Vater kritisierte nur, was ich nicht so gut konnte, wie er es sich wünschte. Und lobte nie meine wirklich herausragenden Leistungen im künstlerischen und musischen Bereich.«

Lösung: Empathisches Therapeutenverhalten

Als Therapeut antworten Sie ihm: »Du hättest einen Vater gebraucht, der *nicht* nur kritisierte, was Du nicht so gut konntest, wie er es sich wünschte (frustrierendes Verhalten), *sondern* einen Vater, der Deine herausragenden Leistungen im künstlerischen und musischen Bereich lobt (befriedigendes Verhalten). Dann hättest Du Dich *wertgeschätzt* (befriedigtes zentrales Bedürfnis) fühlen können.«

Wenn Sie sicher sind, dass Sie das richtige Antidot gefunden haben, der Patient aber nicht erfreut, erleichtert, gelöst oder einfach froh reagiert, können Sie ihn einladen, sich diese erfüllende Situation bildlich vorzustellen und sich selbst in dieser Situation, sodass er die Wunscherfüllung/Befriedigung in der Fantasie etwas deutlicher erleben kann. Und Sie wiederholen dazu den Satz: »Du hättest eine Mutter gebraucht, die …«

Das Therapeutentraining kann genauso auch für die Autonomie- und Homöostasebedürfnisse durchgeführt werden. Die Anleitungen zu *Übung 4.8: Antidot und Empathie mit Beispielfällen: Autonomiebedürfnisse* und *Übung 4.9: Antidot und Empathie mit Beispielfällen: Homöostasebedürfnisse* können kostenlos heruntergeladen werden unter https://eupehs.org.

Übung 4.10: Antidot – Empathisch spiegeln, was gebraucht worden wäre

Wir greifen Ihr Erinnern und Erleben der Zeitreise in Ihre Kindheit auf, in der Sie nachgespürt haben, welche Bedürfnisse nicht befriedigt wurden. Sie wählen eine Situation mit Vater oder Mutter, bei der deutliche negative Gefühle auftraten. Nach jedem Satz machen Sie eine Pause. Diese Pause nutze ich, um Ihr a) Gefühl zu spiegeln und b) den auslösenden Kontext (Gesprächsinhalt zuvor) zu benennen sowie c) mitfühlend zu spiegeln, was Sie gebraucht hätten. Sie bestätigen oder korrigieren. Dann erzählen Sie weiter.

Das bedeutet für Sie als Patient, dass Sie Ihre Aufmerksamkeit auf Folgendes richten: Ihr unangenehmes Gefühl war: .... Um welche Situation geht es? Wo fand diese statt? Welcher Mensch, welche Menschen waren anwesend? Was genau geschah? Wer löste dieses Gefühl in Ihnen aus? Durch welches Verhalten? Was war das Schlimme daran? Berichten Sie!

Der Patient hat nun schon einige Zeit von seiner belastenden Beziehung erzählt. Der Therapeut betrachtet sein Gesicht. Er hat Mitgefühl mit dem Patienten und vergegenwärtigt mit ihm, was so schlimm war. Der Therapeut sagt: »Du hättest gebraucht, dass er/sie .... reagiert, dass jemand zu Dir steht und Dir beisteht« etc. (Nur das »Du« verwenden, falls mit dem Patienten vereinbart wurde, dieses während der Übung, in der er sich als das Kind von damals fühlt, zu verwenden. Sonst beim »Sie« bleiben.) Die Lösung darf utopisch sein. Wichtig ist, dass sie jetzt in der Imagination vollkommene Befriedigung bringt.

Übung 4.11: Entbehrungen und Verletzungen in der Kindheit – VDS24

Ich möchte Sie zu einer Erinnerungsreise in Ihre Kindheit einladen, bei der Sie den schmerzlichsten Verletzungen nachspüren. Zuerst aber ein Beispiel zur Erläuterung.

Ein Patient bekommt oft zu hören, dass er ein Versager sei.
Patient: Ich habe mir solche Sätze viel zu lang gefallen lassen.
Therapeut: Gab es in der Kindheit jemanden, der so etwas sagte?
Patient: Ja, mein Vater! Er quälte mich mit solchen Sprüchen.
Therapeut: Erzählen Sie etwas darüber.
Jetzt eröffnet sich die emotionale Lerngeschichte.
Therapeut: Können Sie sich vorstellen, jetzt das Kind von damals zu sein (welches Alter?) und auch Ihr Vater ist jetzt hier (Rollenspieler oder Imagination). Was sagt und macht Ihr Vater?
Patient: Er hört nicht auf, mich zu quälen.
Therapeut: Ich sehe, wie viel Schmerz da ist, wenn Sie sich daran erinnern, dass Ihr Vater nicht aufhörte, Sie zu quälen. Da ist auch Ärger dabei!?
Patient: Ja, ich bin so wütend.

Wenn Sie meiner Einladung folgen wollen, können Sie jetzt die Augen schließen. Und wir folgen den soeben skizzierten Schritten in der Imagination. Wurden Sie in Ihrer Kindheit von Ihrem Vater oder Ihrer Mutter emotional sehr verletzt, sodass Sie die Verletzung noch heute spüren? Erzählen Sie etwas darüber. Können Sie sich vorstellen, jetzt das Kind von damals zu sein (welches Alter?) und dass Ihr Vater/Ihre Mutter hier ist? Was sagt und macht Ihr Vater/Ihre Mutter? Ich sehe, wie viel Schmerz da ist, wenn Sie sich daran erinnern, dass Ihr Vater/Ihre Mutter sich so verhalten hat. Da ist auch Ärger dabei!?

Tab. 10: Das Unglück der Kindheit bildhaft erinnern – vom verletzten zum wütenden Kind

Ich sehe meinen Vater, er quält mich sadistisch.	Erinnerungsbild des Patienten
Das schmerzt so sehr.	1. Gefühl des Patienten
Er hört nicht auf, mich zu quälen.	Patient erlebt den Vater bildhaft
Und ich werde wütend.	2. Gefühl des Patienten

Übung 4.12: Das verletzte Kind – Imagination

Jetzt kann eine Wutexposition folgen, in der der Protagonist seine Wut mit Worten und wenn möglich in der Imagination auch mit Taten ausdrückt – sodass sein Wutausdruck wirksam ist! Er darf nicht in Ohnmacht landen. Deshalb »akkommodiert« der Rollenspieler (der niemals angreifend berührt wird) oder der imaginierte Vater. Dieser zeigt, wie wuchtig die Wut bei ihm ankommt und ihn trifft.

Worum geht es bei der Wutexposition? Es ist nicht weit vom Schmerz der Erinnerung an die Frustrationen und Verletzungen der Kindheit bis zur Wut auf die, die das getan oder zugelassen haben. Der Therapeut strahlt die Erlaubnis des Wütendseins aus: Wütend sein im Schutz der Therapiestunde. Er unterstützt den Wutausdruck – so groß er auch sein mag –, denn er weiß, dass die Situation nicht entgleisen kann, und dass dies alles nur Fantasie ist. Etwas, das sich nur im Innenleben des Patienten abspielt und dort auch bleibt, ohne dass jemand in der realen Außenwelt behelligt würde.

Stellen Sie sich vor, der Mensch, auf den Sie so wütend sind, steht Ihnen gegenüber. Sie blicken ihm mit festem entschlossenem Blick in die Augen. Sie vergegenwärtigen sich, wie sehr er Sie verletzt hat und verletzt. Sie sagen: »Du hast ...« und zählen alles auf, was er getan oder gesagt hat. Und Sie sagen, wie wütend Sie sind. Spüren Sie Ihren Körper. Vielleicht will die Wut aus dem Bauch in den Brustkorb und die Schultern, weiter in Arme und Hände und will in einer wütenden Geste oder Bewegung ankommen. Lassen Sie diese Bewegung entstehen – wohl wissend, dass es nur etwas ist, was sich in Ihnen abspielt und dass Sie das nie in einer wirklichen Begegnung tun würden. Es gibt also keine Beschädigung einer realen Person und auch keine Schuld. Hören Sie erst auf, wenn die ganze Wut verraucht ist. Wie fühlen Sie sich danach? Ist etwas Kraft und Energie entstanden?

Tab. 11: Durch Wut Selbstwirksamkeit erfahren

Ich sehe meinen Vater, er quält mich sadistisch.	Erinnerungsbild des Patienten
Aus Wut will ich ihn packen und schütteln,	Patient spürt, was seine Wut will
wenn er mich kalt und gemein ansieht.	Patient erlebt den Vater bildhaft
Ich packe ihn jetzt und werfe ihn zu Boden, immer wieder, bis er liegen bleibt.	Patient imaginiert die wütende Handlung
Jetzt fühle ich mich frei und stark.	Patient erlebt Selbstwirksamkeit

Übung 4.13: Glück durch Fantasien – Imagination

In einer nicht zu bewältigenden Situation braucht ein Patient Hilfe, jemanden, der das Unglück beendet, indem er ihn schützt oder unterstützt. Dadurch wird das Leid beendet. Noch besser wäre es gewesen, wenn er ideale Lebensbedingungen gehabt hätte, am besten Eltern, wie er sie gebraucht hätte.

In diesem Beispiel gibt es also zwei Antidots:

- Antidot 1: Jemanden, der das Leid und die Not beendet (schützt, unterstützt)
- Antidot 2: Eltern, wie sie gebraucht worden wären

Ist die ganze Wut raus, kann das kindliche Bedürfnis wahrgenommen werden und es entsteht Sehnsucht. Der Therapeut fragt, was stattdessen vom Vater gebraucht worden wäre. »Dass er versteht, dass ich nicht so leicht lerne. Und mich tröstet.« Der Therapeut antwortet: »Der Vater, den Sie gebraucht hätten, als Sie ein Kind waren, hätte gesagt: ›Ich verstehe, dass es Dir nicht so leichtfällt‹ und er hätte Sie getröstet, z. B.: ›Du hast Zeit und ich helfe Dir.‹« Wenn der Patient diese Worte annehmen kann, kann der nächste Schritt folgen.

Übung 4.14: Die Idealen Eltern

Wenn deutlich ist, dass der Protagonist in seiner Vorstellung das Kind von damals ist und die Gefühle und Bedürfnisse spürt, schlägt der Therapeut einen Rollenspieler oder eine imaginierte Elternperson vor, der den

»Idealen Vater« darstellt, der kindliche Bedürfnisse befriedigt, genau so wie dieses es braucht. Der Ideale Vater sagt: »Wenn ich damals da gewesen wäre als der Vater, den Du gebraucht hättest, als Du ein sechsjähriges Kind warst, hätte ich gesagt: ›Ich verstehe, dass es Dir nicht so leichtfällt‹ und hätte Dich getröstet. Ich hätte gesagt: ›Du hast Zeit und ich helfe Dir.‹«

Tab. 12: Glück durch fantasierte Ideale Eltern

Ich wäre nie weggegangen.	Ideale Mutter sagt, was sie nie getan hätte.
Ich wäre zuverlässig bei Dir geblieben.	Ideale Mutter sagt, was sie getan hätte.
Ich hätte Dich nie geschlagen.	Idealer Vater sagt, was er nie getan hätte.
Ich wäre liebevoll und geduldig gewesen.	Idealer Vater sagt, was er getan hätte.
Das ist wunderschön.	Patient fühlt großes Glück.
Ich fühle mich geborgen und sicher.	Zentrales Bedürfnis des Patienten wird befriedigt.

Ausgehend vom negativen Aspekt der realen Mutter, die immer Schmerzliches getan hat und die nie gegeben hat, was gebraucht worden wäre, bekundet die Ideale Mutter, dass sie nie das Schmerzliche getan hätte, sondern immer das gegeben hätte, was gebraucht wurde. Ausgehend vom negativen Aspekt des Vaters wird analog vorgegangen.

Übungsblatt: Was Ideale Eltern nie und was sie immer tun würden

Mein Vater hatte folgende positive Eigenschaften:	**Ich hätte einen Vater gebraucht mit positiven Eigenschaften:**
Er war oft, sagte oft, machte oft	Er ist oft, sagt oft, macht oft
1	1
2	2
3	3
negative Eigenschaften:	**ohne negative Eigenschaften:**
Er war immer, sagte immer, machte immer	Er ist nie, sagt nie, macht nie
1	1
2	2
3	3

Leider war er nie, sagte nie, machte nie	stattdessen ist er immer, sagt immer, macht immer
1	1
2	2
3	3
Meine Mutter hatte folgende positive Eigenschaften:	**Ich hätte eine Mutter gebraucht mit positiven Eigenschaften:**
Sie war oft, sagte oft, machte oft	Sie ist oft, sagt oft, macht oft
1	1
2	2
3	3
negative Eigenschaften:	**ohne negative Eigenschaften:**
Sie war immer, sagte immer, machte immer	Sie ist nie, sagt nie, macht nie
1	1
2	2
3	3
Leider war sie nie, sagte nie, machte nie	stattdessen ist sie immer, sagt immer, macht immer
1	1
2	2
3	3

Und zum Schluss die Imagination (Abb. 17): Sie ist gerade hier bei mir in diesem Zimmer und ich erlebe sie:

- ➢ die Ideale Mutter
  - ➢ Sie hätte nie ....
  - ➢ Sie hätte immer ....
- ➢ der Ideale Vater
  - ➢ Er hätte nie ....
  - ➢ Er hätte immer ....

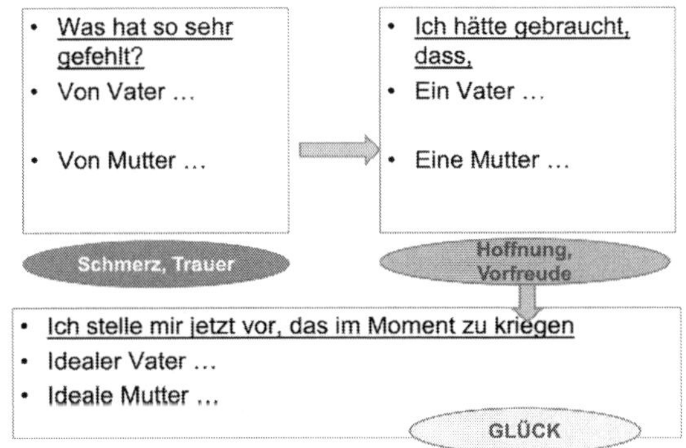

Abb. 17: Was in der Kindheit fehlte

Der Therapeut geht bei dieser Übung so vor, wie in der Instruktion in Tabelle 13 empfohlen.

Ich lade Sie ein, sich die Eltern vorzustellen, die Sie in Ihrer Kindheit gebraucht hätten, die nicht so gewesen wären, wie Ihre realen Eltern. Er/Sie wäre nicht ..../hätte nicht ...., sondern er/sie wäre ..../ hätte ....

Tab. 13: Vorgehen bei der Ideale-Eltern-Übung (Beispiel)

Vorgehen bei der Ideale-Eltern-Übung	**Beispielsätze**
Wenn der eventuell zunächst verdutzte Patient einwilligt, an der Übung teilzunehmen,	Wollen Sie sich ein inneres Bild einer Idealen Mutter machen?
fragt der Therapeut nach den gewünschten oder ersehnten Attributen der Idealen Mutter.	Wie hätte die Mutter sein müssen, die Sie als Kind gebraucht hätten?
Dann spricht der Patient seine Wünsche aus.	Patient: »Sie hätte immer Zeit haben müssen für mich!«
Der Therapeut wiederholt jede gewünschte Eigenschaft oder Handlungsweise.	Therapeut schlägt vor, dass die Ideale Mutter sagt: »Wenn ich damals da gewesen wäre als die Mutter, die du gebrauchst hättest, als du vier Jahre alt warst, hätte ich immer Zeit für dich gehabt!«
Ist durch die Schilderung ein lebendiges Bild z. B. der Idealen Mutter entstanden, so schlägt der Therapeut vor, eine Rollenspielerin (in der Gruppentherapie) oder ein Objekt (in der Einzeltherapie) auszuwählen, die bzw. das die Ideale Mutter repräsentiert.	Gruppentherapie: Sie können sich ein Gruppenmitglied als Rollenspielerin für Ihre Ideale Mutter auswählen. Einzeltherapie: Sie können sich vorstellen, sie wäre jetzt hier im Raum. Bzw.: Sie können eines der von mir vorbereiteten Objekte als Symbol nehmen.

Vorgehen bei der Ideale-Eltern-Übung	Beispielsätze
Die Rollenspielerin wird vom Patienten genau dort und genau so positioniert, dass sie die wunscherfüllende Vision in Szene setzt.	Patient: »Sie soll hier neben mir sitzen auf einem Stuhl und mich anschauen.«
Von jetzt an spricht die Rollenspielerin die wunscherfüllenden Sätze aus.	Therapeut schlägt vor, dass die Ideale Mutter sagt: »Ich hätte mich gefreut, wenn du vom Kindergarten heimkommst, und hätte Dich mit strahlenden Augen angeschaut.
Zögerlichen Patienten hilft der Therapeut behutsam, auch im körperlichen Zueinander Positionen auszuprobieren, die dem Wunsch des Kindes von damals (je nach Alter sehr verschieden) entsprechen, z. B. Hand halten, den Arm um die Schulter legen, den Kopf an ihren Brustkorb legen können usw.	Kann diese Mutter einen Arm über Ihre Schultern legen? Nur wenn der Patient das zulässt: Und darf sie Ihnen die andere Hand geben, sodass Sie sie festhalten können? Und wenn Sie jetzt noch Ihren Kopf an ihre Schultern lehnen? Geht das?
Am zunehmenden Wohlgefühl, das auch ohne mikroskopisches Emotion Tracking von Weitem wahrnehmbar ist, erkennt der Therapeut, dass eine Situation inszeniert wird, die immer mehr bedürfnisbefriedigend wird.	Ich sehe wie entspannt und geborgen Sie sich fühlen, wenn Sie die Mutter, die Sie gebraucht hätten, so bei sich spüren.
Irgendwann merkt der Patient, dass der Ideale Vater fehlt, und dieser wird hinzugenommen.	Patient: »Jetzt wäre es noch schön, wenn noch ein Idealer Vater dazukäme.«
Meist wird der Ideale Vater zur Idealen Mutter so positioniert, dass ein sich liebendes Paar dort steht oder sitzt, das, ohne sich als Paar vom Kind trennen zu lassen, dieses zu sich holen und ihm das geben, was es braucht.	Patient: »Er soll der Mutter den Arm über die Schultern legen und sie fast umarmen, sodass ich sehen kann, dass sie sich lieb haben. Die streiten nicht dauernd und trennen sich nicht.«
So entsteht eine Art Skulptur als Schlussbild mit in allen Belangen befriedigenden und dadurch beglückenden Aspekten.	Ich sehe wie gut Sie sich mit diesen beiden Eltern aufgehoben fühlen. Der Patient antwortet: »Ja, so darf es immer bleiben.«
Der Therapeut fordert den Patienten auf, sich dieses Bild gut einzuprägen mit allen Sinnen, szenisch, körperlich, emotional.	Prägen Sie sich diese Szene gut ein – mit allen Sinnen. Was Sie spüren, was Sie gehört und was Sie gesehen haben. Dann können Sie jeden Tag für einige Minuten dieses Glück wieder erleben.
Transfer auf das reale Leben: Der Patient kann sich vorstellen, diese Eltern, die ihm alles mitgaben, was er für sein Leben gebraucht hätte, gehabt zu haben.	Patient: »Ich stelle mir vor, sie waren immer da. Und sie machten mir Mut, sagten, dass ich richtig bin, so wie ich bin, und dass ich nichts tun muss für ihre Liebe. Ich nehme sie als innere Begleiter mit für schwierige Situationen.«

Diese Erfahrung ist so beglückend, dass diese Übung nicht nur Klärung ist, sondern bereits eine eindeutig ressourcenorientierte Methode, die ein neues Gedächtnis samt intensiven somatischen Markern schafft, das als dauerhafte Ressource verfügbar bleibt und künftiges Verhalten (konkurrierend zum biografischen Gedächtnis) mitbeeinflusst. Man kann sagen: Künstliches Glück ist entstanden.

Das glückliche Erleben in der Imagination erfüllt Psyche und Körper. Die Szene wird betont »foto- und videografiert« im Gedächtnis gespeichert mit allen Wahrnehmungen, Gefühlen und Empfindungen – als Ressource, die jederzeit wieder hergeholt werden kann. Und als Vision einer Wunscherfüllung, die hilft, Ziele zu verfolgen, die in diese Richtung gehen (auf erwachsene Weise).

Man meint, einmal Glück gegen 999-mal Unglück hilft nicht weiter. Man meint, ein schwarzer Kieselstein gegenüber 999 weißen Kieselsteinen sei nichts. Betrachten wir Abbildung 18, merken wir, dass wir immer mit bei dem einen schwarzen Stein landen. Seine Wirkung ist also nicht 1:999, sondern umgekehrt 999:1. Auch unsere Erwartungen ändern sich überproportional, wenn wir einmal Glück erlebten. Es entstehen Hoffnung und Zuversicht – neben der Trauer, dass es in der Realität nicht so war.

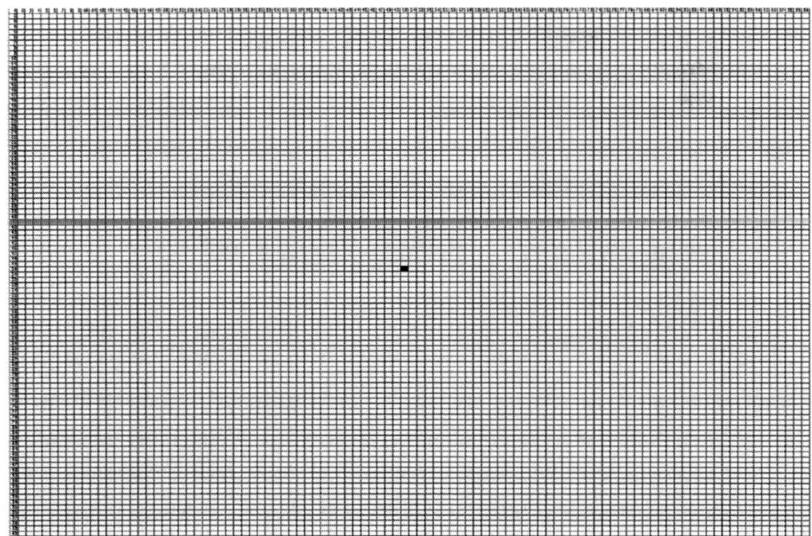

Abb. 18: Ein schwarzer und 999 weiße Kieselsteine: Hoffnung und Zuversicht

So wie wir nicht anders können, als auf den einen Kieselstein zu schauen, können wir die eine positive Ausnahme von unseren bisherigen negativen Erfahrungen nicht aus unseren Erwartungen streichen: Wir starten mit Hoffnung und Zuversicht und sind dadurch positivere Menschen mit einer positiven Ausstrahlung, die positiver auf andere wirken, sodass diese unserer positiven Einladung folgen und positive Begegnungen entstehen. Wir werden durch Zuversicht zu anderen Menschen.

Das korrigierende Prinzip des Antidots (Abb. 19) besteht darin, dass von gegenwärtigen schmerzlichen Beziehungserfahrungen ausgehend deren Vorläufer in der Kindheit gefunden werden und diesen eine erfüllende synthetische glückliche Kindheitserfahrung entgegengesetzt wird, die letztendlich im Gedächtnis als neue heilsame Erfahrung gespeichert wird: Zur schlechten hat sich eine gute Erfahrung dazugesellt. Der Transfer auf das reale Leben in Gegenwart und Zukunft besteht darin, dass künftigen Begegnungen mit neuen Erwartungen entgegengetreten und auf neue Weise mit Bezugspersonen in Beziehung getreten wird.

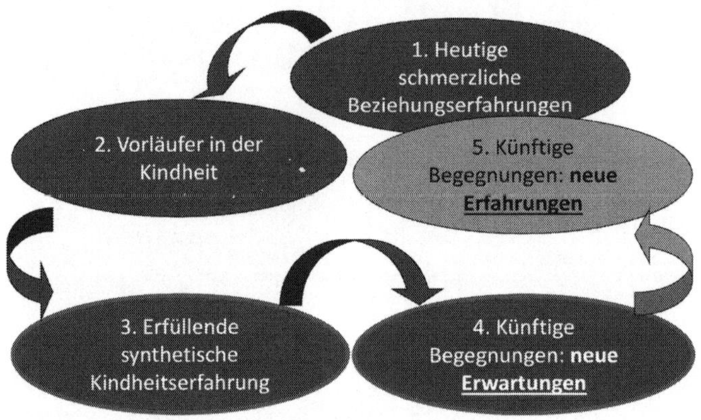

Abb. 19: Das Antidot als korrigierendes Prinzip

Beispiel: Ein ängstlich-selbstunsicherer Mensch berichtet:

1. Heutige schmerzliche Beziehungserfahrungen: »Ich fühle mich unterlegen. Ich zeige meine Wut nicht und wehre mich nicht, lasse mir viel gefallen oder komme zu kurz, bin sozial erfolglos.«
2. Vorläufer in der Kindheit: »Mein Vater reagierte auf meine Wut mit heftigem Zorn, der mir große Angst machte. Meine Mutter entzog mir ihre Liebe.«

3. Erfüllende synthetische Kindheitserfahrung (Ideale Eltern): »Ein Vater, der Wut erlaubt und der meinen Zorn annimmt und auf mich eingeht. Der auf meiner Seite ist.«
4. Künftige Begegnungen – neue Erwartungen: »Menschen, die mir sagen, Du darfst Dich wehren. Und wenn Du es allein nicht schaffst, dann bin ich sofort da und helfe Dir.«
5. Künftige Begegnungen – neue Erfahrungen: »Ich spreche meinen Ärger aus und bitte um anderen Umgang mit mir. Ich erfahre dabei ebenso viel Sympathie wie früher und werde zusätzlich mehr respektiert.«

Praktische Anwendung des Emotion Tracking – Wie tiefe Gefühle spürbar werden

Nachdem wir das Prinzip und das Konzept des Emotion Tracking kennengelernt haben, können wir uns nun zur praktischen Anwendung begeben. Wir beginnen mit der Vorbereitung (A), dann folgt das Vorgehen (B) und anschließend werden wichtige Vereinbarungen (C) hinzugefügt. Es lohnt sich allerdings, zuvor Kapitel 4 »Mentalisierung 1 – Emotion Tracking« (S. 293–325) im Buch *Mentalisierungsfördernde Verhaltenstherapie* zu lesen.

A Vorbereitung

Der Therapeut setzt sich so hin, dass er das Gesicht des Patienten und dessen mimische Veränderungen gut sehen kann. Mit dem Patienten wird vereinbart, über ein emotional sehr belastendes Thema zu sprechen, dessen Bewältigung ein sehr großes Anliegen des Patienten ist. Der Therapeut sagt, dass er sich auf die während des Gesprächs auftretenden Gefühle konzentrieren und diese aussprechen wird, zum Beispiel: »Ich sehe, wie traurig Sie werden.«

Er bittet den Patienten, jedes Mal gleich zu prüfen, ob er das von ihm benannte Gefühl wirklich gerade fühlt, und ihn unbedingt korrigieren soll, wenn es nicht so ist, damit der Therapeut das Gespräch nicht in eine falsche Richtung führt, zum Beispiel: »Nein, es ist nicht Trauer, es ist Verzweiflung.«

Der Therapeut wird außerdem dazu sagen, nach welchem Bewusstseinsprozess (Erinnerung, Vergegenwärtigung, Überlegung) dieses Gefühl aufgetreten ist, um dem Patienten die Gelegenheit zu geben, zu erkennen, was (welcher Kontext) bei ihm welches Gefühl auslöst. Und um es möglich zu machen, ein tieferes Verständnis für die emotionale Bedeutung des Geschehens zu finden, zum Beispiel: »Ich sehe, wie verzweifelt Sie sich fühlen, wenn Sie sich erinnern, dass Ihr Bemühen um seine Anerkennung immer ins Leere ging.«

B Vorgehen

Im Modul 4 unter dem Abschnitt »Wissens- und Kompetenzziele« wurde das Vorgehen teilweise bereits beschrieben. Diese Beschreibungen dürfen hier im Abschnitt »Praktische Anwendung« jedoch nicht fehlen. Einige Passagen sind deshalb Wiederholungen.

Da viele Patienten durchgehend ohne Punkt und Komma erzählen, kann der Therapeut keine Atempause abwarten, sondern muss unvermittelt sagen, welches Gefühl er wahrnimmt *(Unterbrechen)*.

Findet er nicht schnell genug die richtige Benennung, so bittet er einfach, das Sprechen zu stoppen, weil er spiegeln möchte, welches Gefühl gerade aufgetreten ist. Er sollte möglichst jedes Gefühl ansprechen und den Auslöser dazu benennen. Dadurch kommt es zur Verlangsamung des Gesprächsablaufs, die notwendig ist, um das Gefühl im Hier und Jetzt wahrnehmen zu können *(Stoppen)*.

Der Therapeut wird den Patienten darauf vorbereiten, dass er zu selbstkritische Äußerungen oder solche, mit denen er sich selbst abwertet, beschuldigt oder entmutigt, nicht durchgehen lassen wird, sondern sie aufgreift und als von außen übernommene Stimmen früherer Bezugspersonen ausspricht: »Ich leihe dieser abwertenden Person meine Stimme, von der Sie sagten, dass sie von links hinten zu Ihnen spricht: ›Du wirst es nie schaffen, gut genug zu sein.‹ Was macht das mit Ihnen?« *(Stimme einführen)*.

Nun kündigt der Therapeut an, dass er wichtige und wertvolle Gedanken aufgreifen wird, damit sie bewahrt werden können: »Das war jetzt ein sehr wichtiger und guter Gedanke, dass Sie ja heute nicht mehr so abhängig sind von ihr und sich in vielem helfen können« *(Bestärkung funktionaler Gedanken)*.

Es kommt der Punkt im Gespräch, an dem der Patient sein Leid und seine Not so umfassend dargelegt hat, dass beim Therapeuten ein lebendiges inneres Bild der Umstände und Ereignisse entstanden ist.

Nun kann er empathisch spiegeln, was der Patient stattdessen gebraucht hätte, welches »Gegengift« (Antidot im Sinne von Pesso, 2022a [2008]) benötigt worden wäre, um das Leiden zu beenden oder erst gar nicht auftreten zu lassen. Der Therapeut fragt nicht, was der Patient gebraucht hätte, sondern er sagt es: »Sie hätten jemanden gebraucht, der ganz auf Ihrer Seite ist und dafür sorgt, dass diese Person sofort aufhört, so mit Ihnen umzugehen« *(heilendes Antidot)*.

Der sofort heraussprudelnde somatische Marker und kurz darauf die Worte »Ja, das stimmt!« bestätigen, wenn der Therapeut das wirkliche Antidot erspüren und spiegeln konnte. Kommt erst nach einem Zögern nur ein dünnes »Ja«, dann war es kein Treffer *(Click of Closure)*.

Die Antidot-Hypothese sollte im Emotion Tracking nicht weggelassen werden. Sie ist der Zielpunkt dieser Emotionsanalyse, die sich in zwei Akten vollzieht. Der erste Akt umfasst das emotionale Problem der Gegenwart. Der zweite Akt das Unglück der Kindheit *(niemals das Antidot weglassen)*.

Im letzten Schritt bzw. dritten Akt des Dramas in der Therapie wird eine neue Bühne eröffnet, auf der eine hypothetische und synthetische Kindheit inszeniert wird mit idealen familiären (und gesellschaftlichen) Bedingungen, mit Idealen Eltern, sodass der Patient (nicht durch die Regie des Therapeuten) aus seinem Gefühl heraus entwickeln kann, was er wirklich gebraucht hätte, und wie es sich angefühlt hätte, das auch zu bekommen *(der dritte Akt)*.

Der Therapeut sagt also: »Ich möchte Sie zu einer Fantasie einladen, in der Sie genau den Menschen herholen können, den Sie damals gebraucht hätten. Sie können sich vorstellen, was er für ein Mensch gewesen wäre, was er sagt, wie er handelt – genau so, dass Sie die damals benötigte Befriedigung Ihrer wichtigsten Bedürfnisse erfahren können *(Glücksfantasie einleiten)*. → Das Gesicht des Patienten sagt dem Therapeuten alles.

Wie alt waren Sie damals? Stellen Sie sich vor, jetzt das Kind in diesem Alter zu sein. Und stellen Sie sich vor, genau den Menschen ganz für sich zu haben, der Ihnen das gibt (z. B. Willkommensein, Geborgenheit, Sicherheit, Liebe, Verständnis, Wertschätzung, Selbstbestimmung), so viel, wie Sie wollen und brauchen, so zuverlässig anhaltend – und ohne dass Sie etwas dafür tun oder geben müssen *(sich als Kind erleben)*.

Lassen Sie innerlich dieses Bild entstehen und beschreiben Sie es, damit ich es auch sehen kann« *(Bild berichten lassen)*.

Bald mischt sich beim Patienten das Glücksgefühl mit Traurigkeit, sodass Tränen das Glück begleiten können. »Da kommt auch Traurigkeit dazu, die Erinnerung und der Schmerz, dass es leider in Wirklichkeit nicht so war. Das ist ganz normal« *(Tränen kommen).* → Auch wenn Tränen kommen, hat der Therapeut nichts falsch gemacht!

»Lassen Sie die Traurigkeit zu und richten Sie Ihre Aufmerksamkeit wieder auf das erfüllende Erleben dieses bedürfnisbefriedigenden Menschen, der wie ein guter Vater oder eine gute Mutter ist bzw. der Vater oder die Mutter sein könnte, den/die Sie damals gebraucht hätten« *(Zurück zum Glück).* → Aber er soll zurück zu Freude und Glück!

Diese Antidot-Fantasie führt direkt zu der Ideale-Eltern-Übung (vgl. Übung 4.14) von Perquin und Howe (2008). Sie führt zuverlässig zu einer beglückenden Fantasie, die sehr beeindruckend ist *(vom Antidot zu Idealen Eltern).* → Das war bisher noch kein ideales Elternteil, sondern eine zum Beispiel beschützende Person in der Gegenwart oder in der Kindheit – mangels Verfügbarkeit Idealer Eltern.

Die Erinnerung an das imaginierte Erleben Idealer Eltern wird zur jederzeit utilisierbaren Ressource als mächtiger Motivator für Veränderung, vor allem, wenn in der Erinnerung dieses Erlebens auch der Körper in seinem zielverbundenen Zustand wahrgenommen und im Gedächtnis abgespeichert wird (vgl. Hauke, 2010; Sulz, 2004b, c; Storch & Krause, 2002) *(auch der Körper ist im Glück angekommen).*

C Vereinbarungen

Therapeut und Patient vereinbaren, dass sie sich auf das Gefühl konzentrieren wollen, zum Beispiel Wut. Beide können das entstandene Gefühl ansprechen, der Therapeut sagt zum Beispiel: »Ich sehe, wie wütend Sie sind.« Der Patient antwortet: »Ja, ich bin sehr wütend.« Daraufhin fügt der Therapeut den auslösenden Kontext hinzu und gibt dem Patienten Gelegenheit, zu erkennen, wodurch dieses Gefühl hervorgerufen wurde, zum Beispiel: »Sie wurden ärgerlich, als Sie sich daran erinnerten, dass Ihr Vater Sie schon wieder belehren wollte.«

Oft ist es aber so, dass die Aufmerksamkeit des Patienten ganz bei dem Inhalt der Erinnerung bleibt, den er als inneres Bild oder inneren Film sieht. Das durch das erinnerte Bild hervorgerufene Gefühl wird jedoch nicht so sehr beachtet wie die bildliche Szene.

Der Therapeut geht empathisch mit der Erzählung mit, sodass auch bei ihm ein inneres Bild dieser Situation entsteht. Er versetzt sich in den Patienten hinein und fühlt mit ihm zum Beispiel das Ärgerliche am Verhalten des Vaters und das Gefühl des Ärgers, das er empfindet.

Jedoch nicht so stark wie der Patient. Deshalb spiegelt der Therapeut ihm das Gefühl »markiert« im Sinne von Fonagy et al. (2008). Sich in ihn hineinversetzend fühlt er einerseits den Ärger wie er, andererseits äußerer Zuhörer bleibend ist es für ihn nicht so sehr ärgerlich wie für den Patienten. Deshalb ist der Gefühlsausdruck des Therapeuten weniger ärgerlich, mehr verstehend und bestätigend. Er erkennt an: »Da ist große Wut in Ihnen. Es ist gut, dass sie da und so groß ist.« Statt es auszusprechen, strahlt es der Therapeut aus: Ich bin bei Ihnen. Ich kann damit umgehen. In mir schlagen die Wellen nicht so hoch. Schauen wir zuerst, woher sie kommt. → Auf diese Weise wirkt der Therapeut beruhigend!

Anfangs unterlässt er sogar den Ausdruck von Ärger in seiner Stimme. Denn wenn dieser stärker ist als die bewusste Wahrnehmung von Ärger des Patienten, würde der Therapeut ihn von seinem eigenen Gefühl ablenken. Also bleibt er in einer behutsam zuhörenden Haltung und spricht nur aus, was er hört und sieht, mit einem Ausdruck feinfühliger Präsenz. → Der Therapeut sollte sich die Frage stellen: Neige ich dazu, eher zu wenig mitzufühlen oder zu viel?

Würde der Therapeut seine eigene Empörung nicht zurückhalten, könnte sein eigenes Gefühl das Geschehen dominieren. Therapeut und Patient wenden sich beide dem Gefühl zu, vielleicht überrascht und verwundert. Sie betrachten es beide und nehmen zugleich zur Kenntnis, welcher Aspekt der Erzählung zu diesem Gefühl geführt hat.

In diesem Moment geht der Patient vorübergehend und nur teilweise aus der emotionalen Haltung heraus. Während ein Teil von ihm den Ärger empfindet, reflektiert der andere Teil die neue Erkenntnis.

Mit diesem doppelten Prozess entsteht eine tiefe emotionale Erfahrung im Sinne von Leslie Greenberg (2000). Das Gefühl allein ist ein Erleben, aber noch keine Erfahrung. Erst das Hinzufügen des auslösenden Kontexts bringt die Erfahrung, die das Gefühl verstehen lässt. Es geht darum, das Narrativ und das dadurch ausgelöste Gefühl gedanklich in kausalen Zusammenhang zu bringen. Im Gehirn ist der Ort des Fühlens das limbische System und der Ort des Erkennens der PFC.

Die Erkenntnis entsteht aus dem Ursache-Wirkungs-Denken, aus dem Herstellen eines kausalen Zusammenhangs: Kontext hören und Zusammenhang erkennen. Der Kontext ist Ursache, das Gefühl ist die Wirkung. Die Theory of Mind führt zur Erkenntnis: So entsteht bei mir Wut. Eine wichtige Frage an den Therapeuten: Wissen Sie, dass Sie diese Fähigkeit erst aufbauen müssen, trotz guter Bildung des Patienten?

Durch Vermittlung des Hippocampus wird die neue Erkenntnis als

Erfahrung im Gedächtnis abgespeichert. Sehr viele solcher neuen Erfahrungen fügen sich im Lauf der Zeit zu einer Theory of Mind/Theorie des Mentalen zusammen, sodass immer besser Verhalten auf Intentionen und diese auf Bedürfnisse und Ängste zurückgeführt werden können – bei sich selbst und bei anderen: »Ich fühle und ich weiß, warum ich so fühle. Und Du fühlst und ich weiß, warum Du so fühlst.« → Auch wenn es pathetisch klingt: Theory of Mind ist der Schlüssel zu dauerhaft guten Beziehungen.

Immer und überall auftretende Übertragungsprozesse werden dafür sorgen, dass der Patient zwischendurch an der neuen Selbst- und Weltsicht zweifeln wird. Aber es gehört zum Wesen dieser emotiven Gesprächsführung, dass zumindest während der Therapiesitzung kaum Platz für die Übertragung negativer Beziehungsmuster aus der Kindheit ist. Die authentische, deutlich spürbare, behutsame und feinfühlige Präsenz des Therapeuten übertönt das Rauschen der Zweifel und des Misstrauens negativer Übertragungsprozesse.

Das darf nicht verwechselt werden mit dem etwas verkrampften Versuch eines Anfängers, auf keinen Fall so sein zu wollen wie die negativen Aspekte der Eltern des Patienten. Es ist auch kein Versuch, dem Patienten ein Re-Parenting als quasi ideale Eltern zukommen zu lassen. Therapeuten verlassen nicht ihre psychotherapeutische Profession, um elterliche Zuwendung zu geben. Sie befriedigen nicht Bedürfnisse, die Eltern nie befriedigt haben und deren Befriedigung so sehr ersehnt wird. Sie verstehen nur empathisch, wie groß das Bedürfnis und die Sehnsucht ist, wie sehr seine Frustration schmerzt. Sie befriedigen nicht das zentrale Bedürfnis nach Liebe etc., aber sie begleiten Patienten in ihrem Schmerz, zum Beispiel nicht geliebt zu werden.

Gibt es im Erleben des Patienten dann nicht doch etwas Ideales, etwas, was so guttut, wie kaum etwas im Leben davor? Der Patient hat zuvor kaum einen Menschen kennengelernt, der sich ihm durchgängig in so einer positiven Weise zugewandt hat. Das könnte doch Stoff für eine idealisierende Übertragung geben.

Dieser Gefahr begegnet der Therapeut dadurch, dass er dem Patienten in der Imagination oder in einer Gruppentherapie im Rollenspiel Ideale Eltern zukommen lässt. Mit diesen kann er Bedürfnisbefriedigung, Wunscherfüllung und Glück erleben. Und die intensive Erinnerung an sie nimmt er nach der Therapiestunde mit nach Hause. Dadurch ist der Therapeut nicht der Glücksbringer, sondern nur der Bote oder Vermittler.

Übung 4.15: Fallbeispiel Herr C.

Diese Übung richtet sich explizit an den Therapeuten, daher wird dieser hier direkt angesprochen. Die kursiven Sätze innerhalb des Beispielgesprächs sind Hinweise für den Therapeuten.

Vielleicht schaffen Sie es, innerlich das Gelesene hörbar werden zu lassen – wie bei der Lektüre eines spannenden Romans. »Hören« Sie gut zu. Lassen Sie die Erzählung des Patienten auf sich wirken, als ob er es Ihnen erzählen würde. Gehen Sie mit Ihren Gefühlen ganz mit. Vielleicht entstehen innere Bilder vom berichteten Geschehen. Merken Sie sich seine Worte gut, denn Sie müssen ihm diese markiert und wörtlich spiegeln. Sprechen Sie anschließend die Empfehlung für die Antwort laut aus. Aktives Lernen besteht nicht nur aus Lesen, sondern erfordert Ihre Aktion: das Sprechen.

Herr C. ist Bildungsberater bei einer gemeinnützigen Einrichtung – durchaus erfolgreich und sehr kompetent. Er hätte am liebsten Musik studiert, traute es sich aber nicht zu.

P: Ich möchte heute gern über meinen Vater sprechen und darüber, dass ich mich nie von ihm anerkannt gefühlt habe.

Hören Sie aufmerksam zu, was er sagt! Und merken Sie sich das in seinen Worten. Sie müssen es ihm direkt spiegeln (möglichst wörtlich). Sagen Sie ihm, dass es ein wichtiges Thema ist und Sie bereit sind, ihm zuzuhören.

T: Oh ja, das ist ein sehr wichtiges Thema für Sie. Beginnen Sie zu erzählen.

P: Er hat mich letzte Woche in Berlin besucht. Jetzt wo er berentet ist, ist ihm langweilig und er ruft mich öfter an. Das ist früher nie geschehen. (mit Tränen in den Augen) Immer gab es Wichtigeres als mich. Immer musste ich um etwas Zeit betteln und nie hat er dann wirklich zugehört. Das hat so weh getan! Ich wundere mich, dass es immer noch so weh tut.«

Sie wiederholen: Was war es, was ihm so weh getan hat? Und Sie spiegeln ihm auch, dass es ihn wundert (mit seinen eigenen Worten).

T: Es hat Ihnen so weh getan, dass es immer Wichtigeres als Sie gab. Dass Sie immer um Zeit betteln mussten und er dann nie wirklich zugehört hat. Sie wundern sich jetzt, dass es immer noch so weh tut.

Was war dabei wichtig? Damals hat es dem Patienten so weh getan, dass es für den Vater immer Wichtigeres gab, dass er um Zeit betteln musste und der Vater dann nie zugehört hat. Als Therapeut spiegeln Sie ihm nicht den Schmerz von damals. Der ist Kontext, den Sie erwähnen, so wie das Betteln-Müssen und das fehlende Zuhören des Vaters. Jetzt ist nur ein Gefühl von Verwunderung da. Dieses jetzige Gefühl (in der tatsächlichen Therapiestunde wäre es im Gesicht erkennbar) spiegeln Sie ihm.

P: Ja, ich staune darüber und schüttle den Kopf – auch weil ich es so unfassbar finde, dass ein Vater so mit seinem Sohn umgeht.

Sie spiegeln sein Erstaunen, entdecken auch Ärger im Gesicht und hören den ärgerlichen Ton.

T: Sie staunen darüber und finden es unfassbar, dass ein Vater so mit seinem Sohn umgeht und werden jetzt sehr ärgerlich.

Was war dabei wichtig? Sie greifen das gegenwärtige Gefühl (Ärger) auf und spiegeln das: »Sie ärgern sich sehr.« Sie fügen den Kontext hinzu: »Sie finden es unfassbar, dass ein Vater so mit seinem Sohn umgeht.« Dadurch fühlt sich der Patient gesehen, verstanden und akzeptiert mit seinem Ärger. Metakognitiv nimmt er die Erkenntnis mit, dass die Erinnerung an das Verhalten seines Vaters seinen Ärger verursacht hat.

P: Ich bin richtig wütend! Ich habe so eine große Wut!

Sie sehen die Wut im Gesicht und die geballten Fäuste als Beginn eines Bewegungsimpulses und fragen, welche Bewegung entstehen will.

T: Sie haben so eine große Wut, dass die Wut vielleicht am liebsten etwas machen möchte, auch wenn Sie es nie tun würden. Welche Bewegung will entstehen, was will die Wut tun?

Was war dabei wichtig? Sie spiegeln das gegenwärtige Gefühl (Wut): »Sie haben so eine große Wut«, dann fügen Sie den beginnenden Handlungsimpuls hinzu, »dass die Wut vielleicht am liebsten etwas machen möchte« und weisen darauf hin, dass der anstehende Wutimpuls zwar in ihm steckt, er es in einer realen Begegnung jedoch nie tun würde. Dann fragen Sie, welcher Bewegungsimpuls aus den geballten Fäusten entstehen möchte.

P: Ich möchte ihn packen und schütteln, damit er endlich kapiert, was er da macht.

Sie hören und sehen die Wut und welcher Bewegungsimpuls entstehen will und fragen ihn, ob er es mal ausprobieren möchte.

T: Ihre Wut möchte ihn packen und schütteln, damit er endlich kapiert, was er da macht. Wollen Sie das mal in der Fantasie ausprobieren?

P: Ja.

Jetzt laden Sie ihn dazu ein, die wütende Handlung halb imaginativ und halb szenisch auszuprobieren. Dazu muss er aufstehen.

T: Dazu können Sie aufstehen und sich vorstellen, dass er vor Ihnen steht, sich lieber Wichtigerem zuwenden möchte und Ihnen nicht richtig zuhört. Sind Sie soweit?

Was war dabei wichtig? Jetzt leiten Sie eine Wutexposition ein. Hier übernehmen Sie die Regie und leiten ihn an. Zuvor haben Sie ihm nonverbal die Erlaubnis vermittelt, dass er sehr wütend sein darf und dass er einen körperlichen Wutimpuls haben darf. Sie beginnen die Exposition damit, dass Sie ihn dazu einladen, sich vorzustellen, dass sein Vater hier im Raum vor ihm steht, sich Wichtigerem zuwenden möchte und ihm nicht zuhört.

P: Ja, ich sehe ihn vor mir und ich bin so wütend, dass ich ihn richtig durchschütteln möchte.

Ihr Patient ist in der Imagination und Szene angekommen. Er sieht seinen Vater, er spürt seine Wut und seinen Wutimpuls. Sie laden ihn ganz konkret ein, seinen wütenden Impuls körperlich auszudrücken, während Sie seitlich neben ihm stehen.

T: Sie können Ihre Arme strecken, ihn an den Schultern packen und anfangen zu schütteln.

Was war dabei wichtig? Wichtig ist, dass Sie nonverbal ausstrahlen, dass es erlaubt ist, sehr wütend zu sein und einen körperlichen Wutimpuls zu haben und dass er diesen jetzt in der Trockenübung ausprobieren darf. Sie setzen Ihre Regie der Exposition fort, indem Sie ihn einladen (nicht auffordern!), seine Arme zu strecken, den Vater an den Schultern zu packen und anzufangen, ihn zu schütteln.

P: (zögert, beginnt dann zu schütteln): Jetzt musst Du meine Wut spüren, kannst nicht mehr weghören oder weggehen.

Sie intensivieren das Erleben, indem Sie ihn dem Vater in die Augen schauen lassen, sodass dieser die Zornesfurchen auf seiner Stirn und seinen entschlossenen und zornigen Blick zu sehen bekommt.

T: Stellen Sie sich sein Gesicht und seine Augen vor. Schauen Sie ihm in die Augen. Stellen Sie sich vor, er schaut Sie an und sieht die Zornesfurche auf Ihrer Stirn und Ihren entschlossenen zornigen Blick.

Was war dabei wichtig? Jetzt geht es darum, das Erleben der Imagination und Szene zu intensivieren, indem Sie die Aufmerksamkeit des Patienten zuerst im inneren Bild des Vaters auf dessen Augen und Blick lenken (was ihn wütend macht) und danach auf sich selbst – seine Zornesfurche auf der Stirn und seinen zornigen Blick (wie wütend er ist). Wichtig ist, dass der Patient sowohl »körperlich« ist, als auch das Geschehen in Worte fasst. Er soll immer dazu sprechen. Dies hilft ihm, von der körperlichen zu einer kommunizierten Wut zu gelangen – was ja die Zukunft sein sollte.

P: Du hast mich nicht gesehen, nicht mitgekriegt, dass ich ein großes musikalisches Talent habe. Da war nie Bewunderung da, die ich so von Dir gebraucht hätte.

Sie hören, dass die Stimme brüchig wird und die Kraft aus Gesicht und Körper weicht und wie die Mimik Traurigkeit zeigt. Sie spiegeln sein jetzt neu entstandenes Gefühl der Traurigkeit.

T: Sie werden jetzt sehr traurig, wenn Sie vergegenwärtigen, wie sehr Sie seine Bewunderung dafür gebraucht hätten, wie talentiert Sie in der Musik sind.

Was war dabei wichtig? Er konnte nicht bei der Wut bleiben. Indem er es ausspricht, spürt er das Schmerzliche und wird traurig. Sie spiegeln ihm seine Traurigkeit; »Sie werden jetzt sehr traurig« und fügen hinzu, welcher aktuelle Bewusstseinsprozess diese ausgelöst hat: Das Vergegenwärtigen, »wie sehr Sie seine Bewunderung dafür gebraucht hätten, wie talentiert Sie in der Musik sind«.

P: (mit Tränen und sich schnäuzend): Warum hast Du mir nicht gegeben, was ein Vater seinem Sohn einfach geben muss? Das wäre doch so einfach gewesen.

Der Patient ist voll Tränen, sich schnäuzend. Sie konzentrieren sich auf das Bedürfnis und sprechen empathisch aus, was dem Patienten fehlte: das Antidot.

T: Sie hätten einen Vater gebraucht, der sich viel Zeit nimmt für seinen Sohn, der sehr gern mit Ihnen zusammen ist und Ihnen mit großem Interesse zuhört. Ein Vater, der Sie für Ihre Musik bewundert.

Was war dabei wichtig? Wir sind am großen finalen Moment des Emotion Tracking angekommen – der Antidot-Hypothese: Sie spüren voll Empathie treffsicher, was er entbehrt hat und was er gebraucht hätte: »Einen Vater, der …« Jetzt kommt es beim Patienten zu einem Click of Closure: »Ja, das wäre sehr schön gewesen!« In ihm macht es Klick und er ist befreit von seinem Schmerz, er fühlt sich plötzlich gut oder sogar glücklich. In seinem inneren Bild, das durch Ihre Worte angestoßen wurde, ist er bei seiner Wunscherfüllung angekommen. Das Buch der Entsagung ist geschlossen worden. Natürlich nur, solange er bei dem schönen inneren Bild bleiben kann.

Sie sehen im Gesicht den Click of Closure (Pesso, 2022a [2008]). Er ist angekommen, sein Bedürfnis ist befriedigt, er ist froh.

P: (sein Gesicht hellt sich auf): Ja, das wäre so schön gewesen.

Die verbale und nonverbale Antwort des Patienten zeigt, dass das Antidot bei ihm angekommen ist. Er freut sich nach innen hinein. Wir können versuchen, aus der stillen Freude ein strahlenderes Glück zu machen, indem wir ihn zu einer Imagination des Idealen Vaters einladen. Sprechen Sie diese Einladung aus!

T: Wenn Sie wollen, können wir in einer Imagination diesen Vater, den Sie gebraucht hätten, hierherholen.

Was war dabei wichtig? Wir sind dort angekommen, wo wir hinwollten: Dass wir nicht beim Bewusstsein des Mangels und der Not (des Gifts des bisherigen Lebens) bleiben, sondern ressourcenorientiert das Bedürfnis ermitteln, das es zu befriedigen gegolten hätte. Das Vergegenwärtigen dieses Antidots hat zum Click of Closure geführt – als nonverbale Bestätigung. Das gibt uns die Möglichkeit, dieses Glück imaginativ und szenisch erleben zu lassen, sodass ein intensiver Eindruck zurückbleibt – was gebraucht worden wäre und wie es sich anfühlt, es zu bekommen.

P: Ja, sehr gern.

Nachdem er eingewilligt hat, laden Sie ihn ein, zuerst ein inneres Bild des Vaters, den er gebraucht hätte, entstehen zu lassen – wie er aussieht, wie er ist, was er macht.

T: Dann können Sie damit anfangen, zuerst ein plastisches inneres Bild dieses Vaters zu zeichnen. Wie sieht er aus, was für ein Mensch ist er? Was macht er so alles?

P: (sprudelt heraus): Er ist nicht so wuchtig und grob wie mein wirklicher Vater. Er ist feinsinnig, liebt die Musik und kennt sich da auch sehr gut aus. Er bringt mir auch viel bei, musiziert mit mir. Er ist warmherzig und ich muss nicht dauernd fürchten, etwas falsch zu machen.

Das innere Bild des Vaters, der gebraucht worden wäre, ist plastisch und lebendig da. Nun können Sie ihn dazu einladen, daraus eine äußere Szene im Raum zu machen.

T: Können wir hier im Raum eine Szene erfinden, in der Sie beide zusammen sind?

Was war dabei wichtig? Der Schritt vom inneren Bild einer Fantasie zur äußeren Szene mit einem Idealen Vater im Therapiezimmer ist ein sehr wertvoller Übergang zu einer auch körperlichen Erweiterung des Erlebens. Nicht irgendwo, sondern im Zimmer, in dem Sie beide sitzen oder stehen, ist der (nicht sichtbare) Vater, wie er gebraucht worden wäre. Jetzt wird viel Regie an den Patienten abgegeben. Er macht aus seiner Fantasie seine ideale Szene – begibt sich körperlich in Interaktion mit dem Vater.

P: Ja, er kann sich auf diesem Stuhl zu mir setzen.

Sagen Sie dem Patienten, dass Sie seine Entscheidung gut finden. Fragen Sie, wie der Vater ihn anschaut.

T: Sehr gut. Sie sitzen jetzt also beide hier zusammen. Wie schaut er Sie an?

P: Freundlich, liebevoll.

Fragen Sie den Patienten, was der Ideale Vater sagen könnte.

T: Was könnte dieser Vater zu Ihnen sagen?

P: Er soll sagen, dass er sich auf unser Treffen gefreut hat.

Was war dabei wichtig? Sie fragen den Patienten, was er hören möchte. Er spürt in sich hinein, welche Worte er sich wünscht. So können Sie sicher sein, dass nun Wunscherfüllung und Bedürfnisbefriedigung geschehen können.

Nun kommt der nächste Schritt ins Erleben: Der Ideale Vater fängt an zu sprechen. Erläutern Sie dem Patienten, dass Sie ihm Ihre Stimme »leihen« und für den Vater dessen Worte aussprechen: »Ich habe mich sehr auf das Treffen mit Dir gefreut.«

T: Ich kann ihm jetzt meine Stimme leihen. Er könnte also sagen: ›Ich habe mich sehr auf das Treffen mit Dir gefreut‹?

P: Ja.

Geben Sie nun eine Regieanweisung, sagen Sie, dass Sie ihren Arm zu der Stelle ausstrecken werden, an der er sich den Idealen Vater vorstellen kann, damit es ihm leichter fällt, mit seiner Aufmerksamkeit bei diesem zu bleiben.

T: Wenn er das sagt mit meiner geliehenen Stimme, schauen Sie nicht zu mir her, sondern schauen Sie ihn an. Ich werde mit meinem ausgestreckten Arm auf ihn deuten, sodass es Ihnen leichter fällt, bei ihm zu bleiben.

Jetzt strecken Sie Ihren Arm zu dem imaginiert auf dem anderen Stuhl sitzenden Idealen Vater hin aus und sprechen den gewünschten Satz:

T: Ich habe mich sehr auf das Treffen mit Dir gefreut.

P: (gerührt und dankbar): Und darüber bin ich sehr froh. Es ist ungewohnt. Hast Du Dich wirklich gefreut? Und hast Du wirklich Zeit?

Sie bejahen die Frage des Patienten und sagen mit dem ausgestreckten Arm dem Idealen Vater Ihre Stimme leihend:

T: Ja, ich habe mich wirklich sehr gefreut und ich habe unendlich Zeit.

Was war dabei wichtig? Sie führen Regie und führen den Patienten in dieses Rollenspiel oder diese Aufstellung ein. Nach der reinen Imagination kann er den Idealen Vater im Zimmer platzieren. Sie lassen diesen sprechen. Damit er währenddessen nicht zu Ihnen schaut, zeigt Ihr ausgestreckter Arm zum Idealen Vater. Sie fragen, was er noch hören möchte. Sie zerstreuen seine Zweifel, indem Sie den Idealen Vater noch einmal sagen lassen, wie sehr er sich auf ihn freut.

P: (seine Augen werden feucht): Das ist schön. Das tut so gut. Wie findest Du denn meine Musik?

Wieder beantworten Sie seine Frage, dem Idealen Vater die Stimme leihend, und sagen ihm, dass Sie ihn sehr gut finden und ihn dafür bewundern:

T: Du bist ja so gut, super gut. Ich bewundere Dich dafür.

P: Wirklich?

Der Patient mag es gar nicht glauben, so schön ist es. Sie sprechen wieder für den Idealen Vater und lassen ihn bestätigen, dass er wirklich begeistert ist und ihn richtig gut findet:

T: Ja, ich bin ganz begeistert und finde Dich richtig gut!

P: (mit Tränen und Traurigkeit): Das habe ich nie, nie, nie von meinem Vater gehört. Und das tut so weh.

Sie spiegeln sein Gefühl der Traurigkeit und sagen, welche Erinnerung dieses Gefühl ausgelöst hat (dass er es nie von seinem Vater gehört hat).

T: Es macht Sie so traurig und es tut so weh, dass Sie nie von Ihrem realen Vater hören konnten, dass er begeistert ist und Sie richtig gut findet.

Da er nicht bei der traurigen Erinnerung bleiben soll, bitten Sie ihn wieder zu dem Vater zurückzukehren, den er gebraucht hätte. Und fragen Sie, was er noch gern hören würde.

T: Kehren Sie noch einmal zurück in die Imagination, zu der Begegnung mit dem Vater, den Sie gebraucht hätten. Gibt es noch andere Sätze, die Sie gern von ihm hören würden?

P: Ja, dass er mich liebt und ich immer willkommen bin.

Wieder leihen Sie dem Idealen Vater Ihre Stimme und sagen das, was der Patient noch gern aus dessen Mund hören möchte (dass er ihn liebt und er immer willkommen ist):

T: Du bist mein geliebter Sohn. Ich liebe Dich sehr und bin so froh, dass es Dich gibt. Du bist immer herzlich willkommen.

P: (voll Glück): Ich liebe Dich auch und freue mich auf unser nächstes Treffen.

Sie schließen das Emotion Tracking ab, indem Sie ihn einladen, sich das Erlebte mit allen Sinnen (akustisch, visuell, kinästhetisch) gut einzuprägen, sodass er jeden Tag diese beglückende Fantasie für einige Minuten wieder herholen kann.

T: Sie können sich diese Begegnung gut einprägen und sich immer wieder daran erinnern, so oft Sie wollen. Sich einfach vorstellen, Sie hätten diesen Vater gehabt und hätten ihn noch.

Was war dabei wichtig? Der Patient nimmt eine bildlich-szenische Erinnerung mit. Sie ist viel mehr mit Gefühlen behaftet als eine Sprachliche. Er kann sich das gute Gefühl so jederzeit herholen. Dies hilft ihm, daraus eine Vision entstehen zu lassen. Statt wie bisher nur Negatives zu erwarten, rechnet er künftig doch etwas mehr mit positiven Begegnungen. Dies ändert seine Ausstrahlung und verhindert die bisherige Selffulfilling Prophecy durch projektive Identifizierung.

Transgenerationale Betrachtungen – Holes in Roles

Wenn der Therapeut in emotionalen Kontakt mit dem positiven Aspekt des Vaters/der Mutter vom Patienten kommt (dem inneren Bild von ihm/ihr) und sich erinnert, wie schwer dieser/diese es im Leben hatte oder hat, wie es ihm/ihr nicht vergönnt war, ein Mensch zu werden, der einen großen inneren Reichtum an seine/ihre Kinder weitergeben konnte und wollte, bekommt er Mitgefühl mit diesem positiven Aspekt. Wenn der Therapeut an all das denkt, was dem Vater/der Mutter von Geburt an sehr geschadet hat, dann kann es sein, dass Mitgefühl entsteht, und dass er sich wünscht, dass er/sie ein anderes, besseres Leben gehabt hätte, in dem er/sie nicht zum Schaden seiner/ihrer Kinder ums eigene emotionale Leben hätte kämpfen müssen.

Es folgt nun skizzenhaft ein Holes-in-Roles-Gespräch. Der Therapeut sollte das Gespräch empathisch lesen und sein Mitgefühl entstehen lassen, zuerst mit der Patientin, dann mit ihrer Mutter. Dann sollte er für sich die Frage beantworten, bei welchem Gefühl er selbst ankommt.

P: Mein Vater weiß, was er will, verfolgt seine Ziele und erreicht sie auch. Er ist ganz zufrieden. Er hätte gern, dass meine Mutter weniger abhängig ist, mehr aus sich macht, weniger anderen dient, sodass er stolz auf sie sein kann. Er schaut auf sie herab und behandelt sie nicht gut.

Meine Mutter tut mir oft leid. Sie hat wegen ihm ihr Studium der Kunstgeschichte abgebrochen und wurde seine Arzthelferin. Sie war musikalisch sehr begabt, machte aber auch da nichts draus. Sie traute sich nichts zu.

Ihre Eltern förderten meine Mutter in keiner Weise. Macht sie das Abitur, ist es ok, macht sie es nicht, ist es auch ok. Dann heiratet sie eben einen Doktor. Ihrer Mutter konnte sie es nie recht machen, immer wurde sie von ihr kritisiert. Ihr Vater hat sie bald abgeschrieben – mit der lässt sich kein Staat machen. Er interessierte sich nicht für sie und schenkte ihr auch nie ein Ohr, wenn sie es mit ihrer Mutter so schwer hatte.

Da tut sie mir so leid. Es tut mir richtig weh, wenn ich mir vergegenwärtige, wie schlimm ihre Kindheit war. Wie gnadenlos ihre Mutter war und sie klein machte und wie sie für ihren Vater Luft war. Ich hätte ihr so sehr ein besseres Leben gewünscht!

T: In der Biografie Ihrer Mutter ist ein Loch der Bedürfnisbefriedigung. Das können wir in der Fantasie füllen und in einer künstlichen Biografie heilen, indem wir einen Möglichkeitsraum aufspannen. Ein Raum, in dem es möglich würde, Eltern zu haben, die sie gebraucht hätte. Ich lade Sie dazu ein, einen Film zu drehen, der Ihrer Mutter die Kindheit und die Eltern beschert, die sie gebraucht hätte. Wie wäre die Mutter, die sie gebraucht hätte – ihre Ideale Mutter –, gewesen?

P: Ihre Ideale Mutter wäre nicht streng gewesen und hätte sie nicht kritisiert. Sie hätte sie so geliebt wie sie ist. Und sie wäre glücklich gewesen, sie als Kind zu haben. Sie hätte ihre Begabungen gefördert und sie selbst entscheiden lassen, welchen Weg sie gehen will.

T: Wie wäre der Vater gewesen, den Ihre Mutter gebraucht hätte?

P: Ihr Idealer Vater hätte sie nicht ignoriert. Er hätte keine Überfliegerin als Tochter gebraucht. Er hätte sich für sie interessiert. Hätte wissen wollen, was sie denkt und fühlt. Und hätte ihr das Gefühl gegeben, ein wertvoller und fähiger Mensch zu sein.

T: Ich leihe den Idealen Eltern jetzt meine Stimme. Die Ideale Mutter Ihrer Mutter könnte sagen: »Du musst nicht meine perfekte Tochter sein, die alles genau so macht, wie ich es für richtig halte. Ich liebe Dich über alles. Genau so wie Du bist. Ich sehe, wie gern Du malst und wie Dir das Musizieren Freude macht. Da freue ich mich mit Dir. Wenn Du mal Hilfe brauchst, helfe ich Dir gern.«

Ich leihe den Idealen Eltern weiter meine Stimme. Der Ideale Vater Ihrer Mutter könnte sagen: »Ich freue mich immer, wenn ich Dich sehe. Ich bin so glücklich, Dich als meine Tochter zu haben. Erzähle mir, was Du gemacht hast, was Du erlebt hast. Du bist mir ganz wichtig.«

Ich leihe nochmals den Idealen Eltern meine Stimme. Beide sprechen nun zu Ihnen, der Betrachterin dieses Films: »Wir hätten Deiner Mutter alles gegeben, was sie braucht, um ihre Begabungen zu entfalten und glückliche Beziehungen haben. Es wäre nie *deine* Aufgabe gewesen, für sie zu sorgen!«

Ich sehe wie berührt Sie sind und wie erleichtert Sie sich fühlen.

P: Ja, das ist ein ganz warmes Gefühl. Ich bin dankbar dafür.

Übung 4.16: Holes in Roles

Wir führen nun einen Therapiedialog mit der Methode Holes in Roles durch. Ich möchte Sie dazu einladen, sich den positiven, geliebten Teil Ihrer Mutter/Ihres Vaters in der Fantasie vorzustellen, sich ihr/ihm liebevoll/fürsorglich zuzuwenden, sich zu erinnern, wie schwer sie/er es in ihrem/seinem Leben hatte, was ihr/ihm die Chance nahm, ein anderes Leben zu führen, ihr/ihm in der Fantasie Ideale Eltern, eine ideale Kindheit zu schenken.

Zuvor ist es jedoch notwendig, den negativen und positiven Aspekt der Eltern zu trennen. Der positive Aspekt von Ihrer Mutter/Ihrem Vater ist der Teil, der in der Kindheit Ihre zentralen Bedürfnisse befriedigte, der Sie liebte und den Sie heute noch lieben. Der negative Aspekt ist der Teil, der zentrale Bedürfnisse der Kindheit so sehr frustrierte, dass Sie nicht der Mensch werden konnten, der Sie wirklich sind, und der verhinderte, dass der positive Teil mehr mit Ihnen in einer guten liebevollen Beziehung sein konnte.

- *Was hätte Ihre Mutter/Ihr Vater von Kindheit an gebraucht?*
- *Wie wäre der Vater gewesen, den Ihre Mutter/Ihr Vater gebraucht hätte?*
- *Wie wäre die Mutter gewesen, den Ihre Mutter/Ihr Vater gebraucht hätte?*
- *Wie wäre szenisch das Zusammensein gewesen, das man fotografieren könnte?*
- *Welche Sätze ihrer Idealen Eltern hätten ihr/ihm gutgetan?*
- *Welche Sätze des Idealen Vaters hätten ihr/ihm gutgetan?*
- *Welche Sätze der Idealen Mutter hätten ihr/ihm gutgetan?*

Ich spreche diese Sätze, während Sie sich Ihre Mutter/Ihren Vater in dem betreffenden Alter als Kind vorstellen und alle vor Ihrem inneren Auge sehen und die hier in der Aufstellung durch Rollenspieler repräsentiert sind. Zum Schluss sagen diese gemeinsam zu Ihnen: »Wir hätten Deiner Mutter/Deinem Vater alles gegeben, was sie/er gebraucht hätte, wir hätten sie/ihn unterstützt, damit sie/er ein glückliches Leben haben kann. Es wäre nie Deine Aufgabe gewesen, sich um sie/ihn zu kümmern und Sorgen zu haben.«

Übung 4.17: Abgrenzung zu anderen Gesprächsführungen

Diese Übung richtet sich explizit an den Therapeuten, daher wird dieser hier direkt angesprochen.

Sie können die Checkliste emotiver Gesprächsführung (links rein kognitive Gesprächsführung und rechts Emotion Tracking = ET) zur Selbstkontrolle verwenden (nach jedem ET-Gespräch), sodass Sie sich merken können, worauf Sie beim nächsten Mal besonders achten wollen (Tab. 22).

Tab. 14: Checkliste Kriterien emotiver Gesprächsführung durch Emotion Tracking

		Das alternative Verhalten des Therapeuten		**Das tatsächliche Verhalten des Therapeuten (ET)?**
1	( )	Ein Thema vorschlagen.	( )	Der Patient bringt ein ihn belastendes Thema vor.
2	( )	Kritisch kühl distanziert bleiben.	( )	Warmherzig zugewandt sein.
3	( )	Absichtslos unengagiert sein.	( )	Interessiert und engagiert sein.
4	( )	Das Gespräch durch Fragen strukturieren und die Führung übernehmen.	( )	Dem Bewusstseinsprozess des Patienten folgen.
5	( )	Von der eigenen Empathie ausgehen, ohne auf somatische Marker zu achten.	( )	Sowohl Empathie als auch Sehen des somatischen Markers des Gefühls.
6	( )	Den Patienten fragen, welches Gefühl gerade da ist.	( )	Aussprechen, welches Gefühl er wahrnimmt.
7	( )	Ein Gefühl benennen, ohne den Kontext hinzuzufügen.	( )	Zum Gefühl immer den auslösenden Kontext hinzufügen und den emotionsauslösenden Aspekt der Situation benennen.
8	( )	In eigenen Worten wiederholen, was der Patient gesagt hat.	( )	Die Aussagen des Patienten so gut es geht in seinen Worten wiederholen.
9	( )	Den Gedanken des Patienten oder seiner weiteren Erzählung folgen und dadurch das gerade vorhandene Gefühl übergehen.	( )	Beim Gefühl bleiben, ohne in Überlegungen abzudriften oder dem zu raschen Weitereilen im Erzählen zu folgen.
10	( )	Ein starkes Gefühl unmarkiert spiegeln.	( )	Auch wenn die Erzählung des Patienten bei beiden ein intensives Gefühl auslöst, dieses nur markiert spiegeln.
11	( )	Körperreaktionen ansprechen, die dem Patienten nicht bewusst sind und die nicht dem Handlungsimpuls andeuten, auf den sich als nächstes konzentriert werden soll.	( )	Er sieht eine körperliche nervöse oder Stressreaktion, zum Beispiel intensive Röte im Halsbereich, spricht sie aber nicht an; der somatische Marker wird nicht benannt, sondern nur das Gefühl, das der Patient zeigt.
12	( )	Die Reflexion der Emotion so abrupt oder kühl analysierend einführen, dass der Patient sein Gefühl nicht mehr wahrnimmt.	( )	Mentalisierende Reflexion behutsam zum Gefühl hinzufügen, sodass das Gefühl da bleiben kann, während der Kontext gehört und verstanden wird.

		Das alternative Verhalten des Therapeuten		Das tatsächliche Verhalten des Therapeuten (ET)?
13	( )	Den Patienten fragen, was er in der berichteten schwierigen Situation gebraucht hätte.	( )	Sobald er relativ sicher mitfühlend spürt, welches Bedürfnis dringend hätte befriedigt werden müssen, damit der Patient aus seiner Not befreit wird, spricht er diese Vermutung aus; das Gesicht des Patienten hellt sich sofort auf, wenn es stimmt.
14	( )	Interventionsschritte ohne ausdrückliches Einverständnis des Patienten beginnen.	( )	Wenn der Patient verstanden hat, was wozu gemacht wird, fragen, ob er der Einladung folgten möchte.
15	( )	Zögern des Patienten übergehen.	( )	Zögern ansprechen und klären.
16	( )	Zweifel des Patienten übergehen.	( )	Zweifeln Raum geben.
17	( )	Sträuben des Patienten übergehen.	( )	Bei Sträuben innehalten.
18	( )	Laut denken.	( )	Die eigenen Gedanken für sich behalten.
19	( )	Den eigenen Irrtum unkorrigiert stehen lassen und überspielen.	( )	Einen Irrtum zurücknehmen.
20	( )	Bei der eigenen Gefühlswahrnehmung bleiben, ohne dass der Patient zugestimmt hat.	( )	Bestätigung des Patienten einholen, ob die Wahrnehmung zutrifft.
21	( )	Die eigenen psychodynamischen Interpretationen aussprechen.	( )	Am besten nicht nach psychodanymischen Interpretationen suchen; sie vermindern die Wahrnehmung im Hier und Jetzt.
22	( )	Eine tiefenpsychologische Deutung aussprechen.	( )	Nicht deuten.
23	( )	Eine Theorie vermitteln.	( )	Nur erklären, wozu das dient, was gerade abläuft.
24	( )	Die eigene Meinung zu einem vom Patienten angesprochenen Sachverhalt mitteilen.	( )	Keine eigenen Einstellungen, Meinungen äußern, keine entsprechenden Kommentare.
25	( )	Ein eigenes intensives Gefühl aussprechen.	( )	Wenn die Erzählung des Patienten ein intensives Gefühl auslöst, dieses nicht aussprechen.
26	( )	Die eigene Wertorientierung oder moralische Haltung als Richtlinie (evtl. auch nur subtil) vorgeben.	( )	Sich bewusst machen, wenn die eigenen Werte und die eigene Moral eine affektive Reaktion hervorrufen, nicht darüber zu sprechen.

		Das alternative Verhalten des Therapeuten		Das tatsächliche Verhalten des Therapeuten (ET)?
27	( )	Normen (Gebote und Verbote) der eigenen Weltanschauung zwischen den Zeilen vermitteln.	( )	Wenn die eigenen Normen ein Gebot oder Verbot in sein Bewusstsein bringen und nach deren Befolgen drängen, bleibt das sein privater Prozess, den er nicht auf die Therapie einwirken lässt.
28	( )	Die eigene noch dysfunktionale Überlebensregel als Verhaltensmaxime ins Gespräch bringen.	( )	Eine Erlaubnis gebende Haltung vermitteln, die die Begrenzungen der Überlebensregel überwinden hilft.
29	( )	Eine eigene, vielleicht ähnliche Thematik dem Patienten überstülpen.	( )	Zwischen dem eigenen Thema und dem des Patienten unterscheiden und die sich aufdrängende Projektion unterlassen.
30	( )	Dem Patienten gegenüber wie ein Idealer Vater sein.	( )	Ein sehr aufmerksamer, wohlwollender Zuhörer bleiben.
31	( )	Schlecht über die realen Eltern reden.	( )	Keine eigenen Urteile über die Eltern äußern.
32	( )	Früh Verständnis für die realen Eltern erwarten bzw. fordern.	( )	Keine mildernden Umstände für die Eltern nahelegen.
33	( )	Sich über den Patienten stellen.	( )	In der nicht-wissenden Haltung bescheiden bleiben und dem Patienten wertschätzend auf Augenhöhe begegnen.
34	( )	Das Selbstbewusstsein ausstrahlen, dass er ein sehr guter Therapeut ist.	( )	Derjenige bleiben, der gerade dabei ist, vom Patienten zu lernen und etwas zu verstehen.
35	( )	Sich als so wissend geben, dass alles, was der Patient erzählt, ihm längst vertraut ist.	( )	Auch wenn er vieles verstanden hat, bleibt er in der nicht-wissenden Haltung.

Vergleichender Ausblick auf das nächste Modul

Die MVT beinhaltet zwei grundlegende Formen der Gesprächsführung, denen jeweils ein Modul gewidmet ist. In diesem Kapitel wurde Modul 4 Emotion Tracking dargestellt und eine große Zahl von Übungen zur Verfügung gestellt. Diese sind teilweise als Therapeutentraining gedacht, überwiegend aber als therapeutische Interventionen mit Patienten. Manchmal wird auch angesprochen, wie die Interventionen im Gruppenkontext erfolgen könnten. Gerade für das Emotion Tracking ist eine Therapiegruppe das ideale Format, da alle Szenen mit Rollenspielern entfaltet werden können und das Erleben viel dichter und beeindruckender wird. Auch die Mentalisierungsförderung eignet sich sehr gut für das Gruppensetting. Darauf einzugehen, würde aber den Rahmen dieses Buchs überschreiten. Daher hier nur ein kurzer zusammenfassender Überblick. Mentalisierung im Gespräch:

A Affekt und Motiv herausarbeiten → Emotion Tracking
1. Aufbau einer sicheren Bindung
2. Zuhören beim emotionalen Anliegen
3. Gefühle markiert spiegeln
4. Prüfen, bei welchem Gefühl die höchste Energie ist (Wut oder Trauer)
5. Bedürfnis empathisch spüren und aussprechen: »Sie hätten gebraucht …«
6. Fantasie der Bedürfnisbefriedigung anleiten

B Gemeinsames Reflektieren der Affektivität → Mentalisieren
1. Welche Situation war frustrierend?
2. Welche Bedeutung hat die Person?
3. Was war das Frustrierende an ihrem Verhalten?
4. Welches Bedürfnis wurde frustriert? Was hätten Sie sich gewünscht?
5. Wie kam es, dass sie sich so verhalten hat?
6. Wodurch hätten Sie erreichen können, was sie wollten?
7. Wie fühlt sich die Vorstellung an, das nächste Mal so zu handeln?

Modul 5

Metakognitions- und Mentalisierungsförderung

Auf dem Weg zu Theory of Mind und Empathie

Übungen dieses Moduls

Übung 5.1: Vorbereitung auf das Prinzip der mentalisierungsfördernden Gesprächsführung
Übung 5.2: Beispielgespräch für die mentalisierungsfördernde Gesprächsführung
Übung 5.3: Die typische projektive Identifizierung
Übung 5.4: Mentale Analyse des Problems
Übung 5.5: Mentale Analyse der Situation
Übung 5.6: Mentale Analyse der Reaktion
Übung 5.7: Mentale Analyse der Konsequenz des Verhaltens
Übung 5.8: Mentale Analyse der metakognitiven Reflexion

Der Weg zu einer elaborierten Theory of Mind und zu Empathie

Die Auswertung von Therapievideos (unveröffentlicht) ergibt, dass in Psychotherapien 80 bis 90 % der Zeit damit verbracht wird, über einen Sachverhalt zu sprechen, der außerhalb des Therapieraums vorliegt oder geschehen ist. Fühlen, Denken, Körperreaktionen und Handlungsimpulse nehmen in der Therapiesitzung fast keinen Raum ein. Der Mentalisierungsansatz stellt das auf den Kopf: Hierbei wird betrachtet, was und wie der Patient fühlt, denkt und macht im Hier und Jetzt der Therapiestunde. Dieses Kapitel widmet sich daher der praktischen Anwendung und Umsetzung der Mentalisierungsförderung.

Mentalisieren ist eine besondere Art des Denkens, bei dem über Gedanken und Gefühle – also über psychische Prozesse – reflektiert wird. Mentalisierungsfördernde Gesprächsführung geht von den im Hier und Jetzt der

Therapiesitzung auftauchenden Gefühlen aus. Sie sind Gegenstand des gemeinsamen Reflektierens. Gefühle und Gedanken werden beim Patienten zu einer reflektierten Affektivität zusammengefügt. Das noch empfundene Gefühl wird reflektiert und seine Bedeutung verstanden. Dieser Vorgang entspricht der Problemaktualisierung Grawes (1998) und findet auch beim Emotion Tracking (siehe voriges Kapitel sowie Pesso, 2022a, b [2008]) statt.

Im ersten Schritt wird mit dem Emotion Tracking zum Gefühl hingeführt und im zweiten Schritt wird mit dem Mentalisieren/der Metakognition vom Affekt zur Reflexion gegangen. Das Ergebnis ist eine tiefe emotionale Erfahrung im Sinne von Greenberg (2000), die später zur Fähigkeit der Affektregulierung führt und zur Elaborierung der Theory of Mind/Theorie des Mentalen beiträgt.[11]

Die mentalisierungsfördernde Gesprächsführung (vgl. Abb. 20) besteht aus Fragen, die sich auf Gefühle beziehen und Gedanken über die Gefühle,

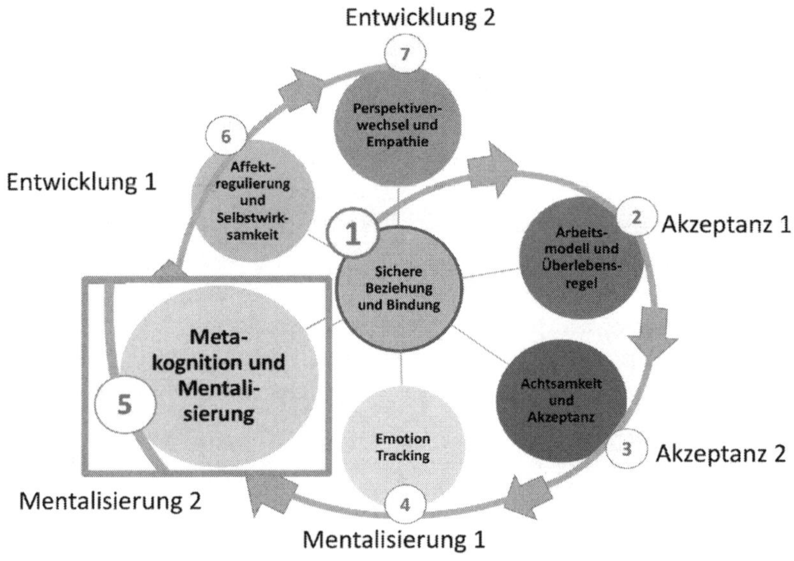

Abb. 20: Das fünfte Modul der MVT

11 Eine gut verständliche Einführung bietet das YouTube-Video zur Mentalisierung, zu finden unter dem Stichwort »Serge Sulz MVT«.

ihre Entstehung und ihre Bedeutung anregen (gemeinsames Reflektieren der Affektivität → Mentalisieren), die hier nochmals wiederholt werden:

1. Welche Situation war frustrierend?
2. Welche Bedeutung hat die Person?
3. Was war das Frustrierende an ihrem Verhalten?
4. Welches Bedürfnis wurde frustriert? Was hätten Sie sich gewünscht?
5. Wie kam es, dass sie sich so verhalten hat?
6. Wodurch hätten Sie erreichen können, was Sie wollten?
7. Wie fühlt sich die Vorstellung an, das nächste Mal so zu handeln?

Nachfolgend muss ein wenig auf Modul 6 »Entwicklung von der AFFEKT- auf die DENKEN-Stufe« vorgegriffen werden, um zu verdeutlichen, dass die Module 4 »Emotion Tracking« und 5 »Metakognitions- und Mentalisierungsförderung« eigentlich inhärenter Bestandteil einer Entwicklungstherapie sind. Weil sie aber ein Vorgehen beschreiben, das sehr ungewohnt ist, vor allem auch in der konsequenten und fortdauernden Anwendung ihrer Systematik, werden sie als Methoden-Kapitel vorangestellt. Sobald jedoch auf die weitergehende Bedeutung dieser beiden Vorgehensweisen eingegangen wird, muss die Heuristik der Entwicklung (das erwachsene Gehirn ist plastisch, weshalb sich Erwachsene noch entwickeln können) herangezogen werden.

Kinder und Erwachsene, die unter Höchststress stehen, wie bei anhaltendem Mobbing, extremer beruflicher Überforderung, chronischen Ehekriegen, vor allem bei Depression, Panikstörung, Hypochondrie und schwereren psychischen Erkrankungen, haben den PFC nicht zur Situationsmeisterung zur Verfügung. Bei Kindern ist diese Struktur noch nicht entwickelt, bei einigen Erwachsenen auch nicht. Bei anderen Erwachsenen wird sie durch Stresshormone ausgeschaltet. Kausales Denken ist nicht möglich, weder das Verständnis wie es zu einer Problemsituation kam, noch wie es möglich gewesen wäre, das Problem zu lösen. Die Betroffenen können sich aus eigener Kraft nicht helfen.

Statt ihr Problem zu lösen, wird ihnen geholfen, kausal zu denken. Dazu fragt der Therapeut nach Ursachen und Konsequenzen des eigenen und des Verhaltens anderer. Er fordert zu genauen Beobachtungen auf, sodass aus Mutmaßungen empirische Fakten werden. Er fragt danach, wie wahrscheinlich es ist, dass das Erwartete eintritt, und lässt Erwartungen mit tatsächlichen Ergebnissen vergleichen. Er lenkt die Aufmerksamkeit darauf, was genau einen Erfolg oder Misserfolg hervorgerufen hat. Und in welchem Ausmaß die anderen und man selbst dazu beigetragen hat. Dieses Vorgehen wird metakognitive Analyse genannt, die – viele Male angewandt – zur Entwicklung von der affektiven auf die kognitive Entwicklungsstufe (DENKEN-Stufe) führt.

Der Begriff »Metakognition«, der ursprünglich ein Synonym zur Theory of Mind war, wird verwendet, wenn es um Gedanken über Gedanken, Gefühle und Motive geht. Wenn ich also von einer höheren Warte aus auf einfache Kognitionen blicke und über sie nachdenke. Dabei können zwei Formen der Metakognition unterschieden werden:

a) einfache Metakognition: Der Blick von außen auf die psychischen Prozesse des Menschen. Zum Beispiel: Ich denke – so gut ich den anderen kenne –, dass er sich nicht wehren wird.
b) komplexe Metakognition: Ich nehme die Perspektive des anderen ein, versetze mich in ihn hinein, erfühle so wie er fühlt (spontan Ärger und gleich danach Angst vor Konfrontation), sodass ich erwarten kann, dass er sich zum Beispiel nicht wehren wird.

Die komplexe Metakognition ist auf der DENKEN-Stufe noch nicht möglich. Das gelingt erst, wenn die egozentrische Haltung der frühen Entwicklungsstufen verlassen werden kann und eine prosoziale Haltung möglich ist: auf der EMPATHIE-Stufe.

Soweit die Verortung dieses fünften Moduls mit dem Schwerpunkt Metakognition und Mentalisierung in der Entwicklungspsychologie und in der Entwicklungstherapie. Es wird deutlich, dass Therapeuten die absolute Vorherrschaft der Affekte relativieren wollen, indem der Patient lernt, sie zu modulieren und sie sich zunutze zu machen. Das Ziel ist Affektregulierung bzw. Emotionsregulation. Diese dient zum guten Teil einem höheren Ziel: dem Aufbau und der Erhaltung beidseitig befriedigender Beziehungen.

Mit der MVT stehen wir auf folgenden, sich ergänzenden theoretischen Säulen:

1. die kognitive Therapie von Beck (1979)
2. die Entwicklungstheorien von Piaget (1978, 1995) und Kegan (1986)
3. die Entwicklungspsychologie von Fonagy und Mitarbeitern (2008)
4. die Bindungstheorie von Bowlby (1975, 1976)
5. die affektiv-kognitive Entwicklungstheorie von Sulz (1994, 2012b, 2014a–d, 2017b)

Bei höchst konflikthaften und belastenden Themen weist der Patient meist ein sehr hohes Stresslevel auf, und sein limbisches System dominiert die psychischen Prozesse so, dass er überwiegend assoziativ denkt und nicht realistisch in Vergangenheit und Zukunft blicken kann. In diesem Zustand ist er eigentlich nicht therapiefähig. Der Therapeut muss zunächst in mühsamer Kleinarbeit dafür sorgen, dass die Blockade seiner kognitiven und metakognitiven Prozesse aufgehoben wird. Dafür gibt es die Methode der mentalisierungsfördernden Gesprächsführung. Hierbei stellt der Therapeut unablässig Fragen, die der Patient nur beantworten kann, wenn er seinen PFC benutzt (wann genau, wo, woher, wer, was genau, warum, wozu? etc.). Auch wenn der Patient nur kleine Fortschritte macht, muss der Therapeut konsequent weiterfragen.

Mentalisierungsfördernde Gesprächsführung

Daniel Barth (2016) nennt als Interventionsprinzip:

- einfache Sprache
- auf die momentanen Gefühle fokussiert
- auf die inneren Prozesse der Psyche (nicht auf Verhalten selbst, sondern was dieses auslöst) fokussiert
- auf das Hier und Jetzt konzentriert
- »Wenn Du jetzt erinnerst ...., kommt das Gefühl ....«
- unbewusste Inhalte bleiben im Hintergrund (keine Interpretationen, keine Deutungen)
- bewusste und bewusstseinsnahe Inhalte werden betrachtet

Fonagy et al. (2008) arbeiten mit mentalisierter Affektivität, damit der Patient während der Affektbearbeitung in dem Affekt bleibt, sodass eine lebendige affektive Erfahrung erfolgt. Dadurch kommt es zu einem komplexeren Verstehen des eigenen Affekterlebens. Der Affekt ändert sich oder bekommt eine neue Bedeutung. Positive Affekte werden gestärkt, negative lernt der Patient zu akzeptieren und zu bewältigen. Dabei wird vom Bedürfnis des Patienten ausgegangen, seine eigenen Affekte zu verstehen. Das Ergebnis des Gesprächs kann sein, dass der Patient

- seine Problemhaltung versteht, akzeptiert, es hergeben kann
- sein Symptom versteht, akzeptiert, es hergeben kann
- sein Gefühl besser bewusst wahrnehmen kann
- sein negatives Gefühl akzeptieren kann
- sein Gefühl verändern kann

- seine Selbstwahrnehmung verändern kann
- seine Bezugspersonen anders wahrnehmen kann
- der Beziehung zu seinen Bezugspersonen eine andere Bedeutung geben kann
- sich weniger abhängig in der Beziehung fühlt und definiert
- weniger Vermeidung im Umgang mit sich und den anderen aufrechterhalten muss
- seine Mentalisierungsfähigkeit (metakognitive Fähigkeit) geübt und verbessert hat

Folgende Fragen sollte der Therapeut im Gespräch mit seinem Patienten im Kopf behalten:

- Wie wird das Gespräch geführt?
- Worauf wird geachtet?
- Was ist wichtig, zu sagen?
- Was sollte nicht geschehen?

Fonagy et al. (2008) gehen davon aus, dass mentalisierungsfördernde Gesprächsführung folgende Aspekte enthalten sollte:

1. Sicherheit in der Beziehung herstellen
2. Dichte Führung der Bewusstseinsprozesse des Patienten
3. Fragen-Antwort-Dialog statt freiem Assoziieren
4. Columbo-Fragen: Nicht-Wissen
5. Nicht-Wissen statt metatheoretische Allwissenheit
6. Pseudo-Mentalisieren unterbrechen
7. Laut denken als unfertige Überlegung
8. Aktuelle Gefühle im Hier und Jetzt fokussieren
9. Mentalisierung wertschätzen, Nicht-Mentalisierung hinterfragen
10. Alternative Interpretationen zu nicht-mentalisierten Äußerungen anbieten
11. Empathisches Eingehen auf unausgesprochene Gefühle
12. Konfrontationstechnik »Stopp – nicht weiter!«
13. Umgang mit teleologischem Modus: markiert spiegeln
14. Erkennen, wenn Patient im Als-ob-Modus ist
15. Sagen, wenn ein Gedanke ein Irrtum war
16. Gemeinsam reflektieren
17. Metatheoretische Erklärungen des Geschehens vermeiden
18. Konkret nach Motiven für ein Verhalten fragen

19. Eigene Hypothesen nicht aufdrängen
20. Metaphern und Bilder nur sparsam anbieten
21. Strukturiert und supportiv vorgehen
22. Immer wieder deutliche bis intensive Gefühle entstehen lassen
23. Sich seine Gegenübertragungstendenzen bewusst machen
24. Dem Patienten an einem Beispiel die Übertragung verständlich machen

Übung 5.1: Vorbereitung auf das Prinzip der mentalisierungsfördernden Gesprächsführung

Diese Übung richtet sich wieder explizit an den Therapeuten, daher wird dieser hier direkt angesprochen.

Versuchen Sie, Beispiele zu finden für jedes Mentalisierungskriterium. Legen Sie sich die Art der Fragen zurecht und führen Sie dann das Gespräch entsprechend der Kriterien durch. Jedes Kriterium soll hier näher beschrieben werden.

1. Sicherheit in der Beziehung herstellen

   Der Patient muss sich sicher und geschützt fühlen, bevor er mentalisieren kann.

2. Dichte Führung der Bewusstseinsprozesse des Patienten

   Lassen Sie nur kurze Pausen im Gesprächsfluss entstehen, damit der Patient nicht seiner chaotischen nicht mentalisierten Gefühlswelt ausgeliefert wird.

3. Frage-Antwort-Dialog statt freiem Assoziieren

   Dazu gehört, dass kein freies Assoziieren angestoßen wird, sondern der Patient in einen Dialog fest eingebunden ist, indem er auf Fragen antwortet, also erfragte Erinnerungen und Beispiele berichtet. Zugleich gibt es kurze Gesprächspausen, in denen das auftretende Gefühl wahrgenommen werden kann und eigene Gedanken dazu ins Bewusstsein kommen können.

4. Columbo-Fragen: Nicht-Wissen

   Vermeiden Sie, expertenmäßig wissend Bestätigung für mitgebrachte oder spontane Hypothesen einzuholen, stattdessen fragen Sie aus einem bescheidenen Nicht-Wissen als Lernender, der immer noch etwas mehr verstehen möchte, was im Patienten abläuft.

5. Nicht-Wissen statt metatheoretische Allwissenheit

   Sie zeigen eine authentische Haltung von Nicht-Wissen (statt vorher oder sofort alles zu wissen). Sie können nicht wissen, was beim Patienten wie zusammenhängt. Das erfahren Sie erst von ihm. Denn wer sich (all-)wissend fühlt, befindet sich wohl selbst auf einer frühe (prä-mentalen) Entwicklungsstufe.

6. Pseudo-Mentalisieren unterbrechen

   Wenn der Patient über Gefühle und Gedanken spricht, ohne zu fühlen und zu verstehen, sondern einfach gelernte Denkschablonen abspult, stoppen Sie ihn und fragen so nach, dass er ins Fühlen und wirkliche Reflektieren über sich und seine Beziehungen kommt.

7. Laut denken als unfertige Überlegung

   Laut Gedanken aussprechen, die gerade entstehen – darüber, wie die Aussagen des Patienten mit seinen Gefühlen zusammenhängen bzw. seine Gedanken mit seinen Gefühlen. Durch diese Transparenz wird der Patient in die Reflexionen mitgenommen, an ihnen beteiligt und Schlussfolgerungen sind eher ein gemeinsames Ergebnis.

8. Aktuelle Gefühle im Hier und Jetzt fokussieren

   Der gegenwärtige innere Prozess des Patienten mit seinen Vergegenwärtigungen, Erinnerungen, Gefühlen und Gedanken ist Gegenstand des Gesprächs. Vergangenes ist lediglich das Material für seine aktuellen inneren Prozesse, der Kontext, der diese hervorruft.

9. Mentalisierung wertschätzen, Nicht-Mentalisierung hinterfragen

   Für mentalisierende Äußerungen des Patienten sofort Anerkennung aussprechen, Äußerung von nicht-mentalisierten Inhalten ebenfalls sofort als zu hinterfragen etikettieren.

10. Alternative Interpretationen zu nicht-mentalisierten Äußerungen anbieten

    Vermutungen des Patienten über böse Absichten der anderen Person infrage stellen und eine alternative Interpretation anbieten, die eine gute Absicht denkbar macht.

11. Empathisches Eingehen auf unausgesprochene Gefühle

    Wenn Sie beim Patienten ein Gefühl wahrnehmen, das er (noch) nicht ausgesprochen hat, spiegeln Sie ihm dieses und gehen empathisch darauf ein. Versprachlichen Sie das Gefühl, sodass es einen Namen bekommt.

12. Konfrontationstechnik »Stopp- nicht weiter!«

    Wenn plötzlich überraschend deutliche, affektive Reaktionen kommen, den Redefluss abrupt stoppen: »Stopp – nicht weiter!« Anschließend gemeinsam die Bewusstseinsinhalte erforschen, die Auslöser waren.

13. Umgang mit teleologischem Modus: markiert spiegeln
    Ein Patient befindet sich im teleologischen Modus, bei dem er Ihrem konkretem Verhalten übermäßige Bedeutung gibt, zum Beispiel während der Sitzung auf die Uhr schauen. Der Patient sagt daraufhin gereizt und gekränkt: »Ich langweile Sie wohl?« Sie antworten mit markierter Spiegelung: »Ich merke, dass es Ihnen gerade ganz wichtig ist, dass ich Ihnen sage, ob ich da eingreifen will.« Sie hinterfragen: »Es ist ärgerlich für Sie, wenn ich auf die Uhr schaue. Sie denken, dass ich das mache, weil ich mich langweile. Kann das auch einen anderen Grund haben?«
14. Erkennen, wenn Patient im Als-ob-Modus ist
    Wenn der Patient sich im Als-ob-Modus befindet, hat er keinen Zugang zur Realität. Deshalb kann das Gespräch keine therapeutische Wirkung haben. Es ist daher wichtig, den Patienten durch Fragen zur Realität aus diesem Als-ob-Modus in die Realität zurückzuführen.
15. Sagen, wenn ein Gedanke ein Irrtum war
    Im Sinne des Lautdenkens und der Transparenz wird dem Patienten mitgeteilt, wenn Ihre Überlegung nicht richtig war. Auch dies verhindert, dass Sie als allwissender Experte wahrgenommen werden. Ähnlich wie beim markierten Spiegeln werden dabei zwei Botschaften gesendet (nicht wirklich so aussprechen): a) Ich irre mich manchmal. b) Das hindert mich aber nicht daran, kompetent zu arbeiten, damit sich der Patient bei mir gut aufgehoben fühlen kann.
16. Gemeinsam reflektieren
    Das Lautdenken von Ihnen lädt den Patienten dazu ein, gemeinsam weiter zu reflektieren und so teilzuhaben an dem Ergebnis der Schlussfolgerungen bezüglich der Zusammenhänge.
17. Metatheoretische Erklärungen des Geschehens vermeiden
    Was in der Sitzung geschieht, sollten Sie nicht durch Metatheorie erklären oder etikettieren (Fachtermini wie Gegenübertragung, Wiederholungszwang, narzisstischer Modus etc. vermeiden).
18. Konkret nach Motiven für ein Verhalten fragen
    Statt offene Fragen zu stellen, fragen Sie direkt nach dem Motiv eines konkreten Verhaltens des anderen. Dadurch regen Sie zur Reflexion der Gefühle und Bedürfnisse des Patienten an.
19. Eigene Hypothesen nicht aufdrängen
    Auch wenn sie ganz offensichtlich erscheinen, drängen Sie Ihre eigenen Hypothesen über Motive des Patienten oder dessen Bezugs-

personen nicht auf. Sie sprechen diese nur aus als eine mögliche Interpretation. Der Patient muss diese nicht aufgreifen oder übernehmen, wenn er noch nicht so weit ist.

20. Metaphern und Bilder nur sparsam anbieten

    Mentalisierungsschwache Patienten sind durch Metaphern und Bilder leicht irritiert. Sie bieten diese daher nur wenig an. Und auch, wenn diese aus dem Erfahrungshorizont des Patienten stammen, kann der Wechsel der Mentalisierungsebenen zu schwierig sein.

21. Strukturiert und supportiv vorgehen

    Die Gesprächsführung ist strukturiert und supportiv und bezieht sich primär auf das Hier und Jetzt der Therapiesitzung.

22. Immer wieder deutliche bis intensive Gefühle entstehen lassen

    Mentalisieren von Gefühlen und Motiven benötigt im Hier und Jetzt wahrnehmbare Gefühle. Deshalb versuchen Sie immer wieder, die Bewusstseinsprozesse des Patienten so zu steuern, dass er angesichts eines Gesprächsthemas deutliche Gefühle spüren kann. Das geht am sichersten mit Emotion Tracking.

23. Sich seine Gegenübertragungstendenzen bewusst machen

    Je mehr die Übertragung des Patienten dazu führt, dass bei Ihnen starke Gegenübertragungsgefühle auftreten und Sie aus diesen heraus agieren oder agieren möchten, umso wichtiger ist es, sich diese mental zu vergegenwärtigen und deren Psychodynamik zu verstehen. Und zu erkennen, dass man selbst in einen prä-mentalen Zustand geraten ist

24. Dem Patienten an einem Beispiel die Übertragung verständlich machen

    An einem Beispiel, das für den Patienten nicht so zentral konflikthaft ist, wird ihm der Vorgang der Übertragung erklärt.

Zur Selbstkontrolle und für die Intervision und Supervision können Sie beim anschließenden Betrachten eines Therapievideos die Checkliste mit den Kriterien mentalisierungsfördernder Gesprächsführung (Tab. 15) zu Hilfe nehmen.

Tab. 15: Checkliste für ein mentalisierungsförderndes Gespräch

Bitte Zutreffendes ankreuzen und die Summe der Kreuze bilden.

(X)	**Mentalisierungsförderndes Gespräch**
	1. Sicherheit in der Beziehung herstellen
	2. Dichte Führung der Bewusstseinsprozesse des Patienten
	3. Fragen-Antwort-Dialog statt freiem Assoziieren
	4. Columbo-Fragen: Nicht-Wissen
	5. Nicht-Wissen statt metatheoretische Allwissenheit
	6. Pseudo-Mentalisieren unterbrechen
	7. Laut denken als unfertige Überlegung
	8. Aktuelle Gefühle im Hier und Jetzt fokussieren
	9. Mentalisierung wertschätzen, Nicht-Mentalisierung hinterfragen
	10. Alternative Interpretationen zu nicht-mentalisierten Äußerungen anbieten
	11. Empathisches Eingehen auf unausgesprochene Gefühle
	12. Konfrontationstechnik »Stopp – nicht weiter!«
	13. Umgang mit teleologischem Modus: markiert spiegeln
	14. Erkennen, wenn Patient Im Als-ob-Modus ist
	15. Sagen, wenn ein Gedanke ein Irrtum war
	16. Gemeinsam reflektieren
	17. Metatheoretische Erklärungen des Geschehens vermeiden
	18. Konkret nach Motiven für ein Verhalten fragen
	19. Eigene Hypothesen nicht aufdrängen
	20. Metaphern und Bilder nur sparsam anbieten
	21. Strukturiert und supportiv vorgehen
	22. Immer wieder deutliche bis intensive Gefühle entstehen lassen
	23. Sich seine Gegenübertragungstendenzen bewusst machen
	24. Dem Patienten an einem Beispiel die Übertragung verständlich machen
	Summe Mentalisierungsförderung

Sie können nun Ihr erstes explizit mentalisierungsförderndes Gespräch führen: Ausgangspunkt ist jeweils ein präsentes Gefühl des Patienten angesichts seines Berichts oder Vergegenwärtigens eines Problems. Sie stellen dazu Ihre Fragen nach Ursachen und Folgen, Motiven des anderen und eigenen Bedürfnissen/Ängsten – auch nach dem Wozu eines Handelns. Sie können die Checkliste für ein mentalisierungsförderndes Gespräch zur Hand nehmen. Vielleicht fällt Ihnen mittendrin der ein oder andere Satz ein, der diesen Kriterien entspricht, zum Beispiel:

- Warum haben Sie/hat er …?
- Wie hat er sich gefühlt, als Sie … sagten/machten?
- Wozu hat Ihr Verhalten geführt? Haben Sie bekommen, was Sie wollten?
- Was fühlen Sie jetzt im Moment?
- Ich kann das sehr gut verstehen.

Bei einem Bericht über eine belastende Situation mit einem wichtigen Menschen, können Ihre Fragen folgende Inhalte haben:

- Was hat er/sie getan, gesagt, nicht getan, nicht gesagt?
- Welches Gefühl wurde dadurch bei Ihnen ausgelöst?
- Warum hat er/sie sich so verhalten? Was war sein Beweggrund?
- Kann es auch eine andere Intention gewesen sein?
- Wie haben Sie sich daraufhin verhalten?
- Warum haben Sie das getan/gesagt?
- Wie reagierte er/sie darauf? Wozu führte also Ihr Verhalten?
- Warum hat er/sie so geantwortet/reagiert?
- Was ging da wohl in ihm/ihr vor?
- Was braucht er/sie?
- Was fürchtet er/sie?
- Was ärgert ihn/sie?
- Wenn Sie das berücksichtigen, was könnten Sie tun, damit er/sie sich anders verhalten kann?
- Rührt sich in Ihnen ein Sträuben dagegen, sich so zu verhalten? Was für ein Gefühl ist das?
- Was brauchen Sie, um sich so verhalten zu können?

Übung 5.2: Beispielgespräch für die mentalisierungsfördernde Gesprächsführung

Diese Übung richtet sich ebenfalls explizit an den Therapeuten, daher wird dieser hier wieder direkt angesprochen. Die kursiven Sätze innerhalb des Beispielgesprächs sind Hinweise für den Therapeuten.

Die 35-jährige Patientin Frau M. berichtet, dass ihr Mann und sie gleichzeitig aus betrieblichen Gründen Urlaub machen müssen, ihr Mann aber mit zwei Freunden auf eine Radtour gehen wird, während sie zu Hause bleibt und keine Freundin hat, die mit ihr zusammen etwas in dieser Woche machen könnte. Er weigert sich, seine Radtour zu verschieben, um stattdessen den Urlaub gemeinsam mit ihr zu verbringen. Sie kann nicht gut allein sein, schafft es aber auch nicht, Freundinnen zu treffen, um das Alleinsein auf nur wenige Stunden zu reduzieren.

Ich lade Sie ein, diesem Gespräch beizuwohnen. Vielleicht gelingt es Ihnen wieder das Gelesene innerlich hörbar zu. Machen. »Hören« Sie gut zu. Lassen Sie die Erzählung der Patientin auf sich wirken, als ob sie es Ihnen erzählen würde. Gehen Sie mit Ihren Gefühlen ganz mit. Vielleicht entstehen innere Bilder vom berichteten Geschehen. Folgen Sie den Reflektionen.

Vor dem Gespräch sollte klar sein, wo die Patientin gerade steht (Problem). Außerdem von wo nach wo sie das Gespräch begleiten soll (wo sie stecken bleibt und in welche Richtung es gehen könnte). Muss sie erst zu den Gefühlen hinfinden (wenn sie nichts spürt)? In diesem Fall findet zuerst Emotion Tracking statt. Oder wenn das schon geschehen ist, wie kann sie aus den Gefühlen wieder herausfinden (wenn Gefühle sie überschwemmen)? Die Antwort ist: durch gezielte Mentalisierungsförderung.

Im folgenden Beispiel geht es daher um das Mentalisieren, ein Emotion Tracking hatte schon stattgefunden.

P: Ich habe Angst vor der kommenden Woche. Mein Mann ist mit Freunden im Urlaub. Ich habe auch Urlaub und bleibe allein zu Hause.

Die Patientin berichtet und drückt ihr Gefühl aus: Angst vor dem Alleinsein.

T: Warum werden Sie allein sein?

Sie fragen nach der Ursache des Gefühls. Beim Emotion Tracking wären Sie auf das Gefühl eingegangen.

P: Weil mein Mann sich weigert, seinen Freunden abzusagen, um stattdessen mit mir eine Woche wegzufahren.

Die Patientin nennt die Ursache ihres Alleinseins. Sie fühlt Ärger.

T: Wäre das zu verhindern gewesen?

Sie fragen nach einer Möglichkeit, das Problem zu lösen. Beim Emotion Tracking wären Sie auf das Gefühl eingegangen.

P: Ich hätte es nicht zulassen dürfen.

Die Patientin sagt, dass sie sich hätte anders verhalten müssen. Sie fühlt weiter Ärger.

T: Was hätten Sie tun müssen, um es zu verhindern?

Sie fragen nach dem Verhalten, das zum Ziel geführt hätte. Auch hier wären Sie beim Emotion Tracking auf das Gefühl eingegangen.

P: Ich hätte sagen müssen, dass ich es mir nicht gefallen lasse, so beiseite geschoben zu werden. Meine Urlaubswoche ist genauso wertvoll wie seine.

Die Patientin antwortet, welches Verhalten wirksam gewesen wäre, und begründet dies. Ihr Ärger ist noch da.

T: Was hat Sie davon abgehalten, das zu tun?

Sie fragen nach den Erwartungen (Folgen), die das Verhalten verhinderten.

P: Es hätte Streit gegeben. Er wäre sauer geworden.

Die Patientin antwortet, welche Reaktion sie auf ihr Verhalten erwartet hätte. Jetzt fühlt sie Angst.

T: Welche Angst hat verhindert, dass Sie es tun?

Sie fragen nach der konkreten Befürchtung einer Folge ihres Verhaltens. Damit benennen Sie die Angst als Ursache ihres Vermeidungsverhaltens.

P: Ich habe Angst, ihn zu verlieren, Angst, dass er mich verlässt.

Die Patientin benennt ihre zentrale Angst. Sie kann sich so den Inhalt ihrer Angst bewusst machen.

T: Welches Bedürfnis war also noch wichtiger, sodass Sie darauf verzichtet haben, es zu tun? Was brauchen Sie?

Sie fragen nach dem Bedürfnis, das ihre Vorgehensweise bestimmt. Sie gehen so wieder in der kausalen Kette einen Schritt zurück, zum Motiv, das die Angst auslöst.

P: Ich brauche eine nahe Beziehung, die mir Sicherheit und Geborgenheit gibt.

Die Patientin benennt ihr zentrales Bedürfnis. Sie kann nun das zentrale Bedürfnis in ihrer Beziehung spüren und benennen.

T: Welche Verbote haben verhindert, dass Sie es tun? Was dürfen Sie nicht tun?

Sie fragen, welches Verhalten verboten ist. Sie helfen der Patientin, zu erkunden, welches Verbot hinter ihrer Vermeidung steckt.

P: Ich darf eigene Wünsche nicht anmelden oder gar durchsetzen. Das ist verboten.

Die Patientin benennt, was sie nicht tun darf. Sie spürt dabei ihre Trennungsangst, die ihr sagt, was verboten ist, weil sonst die Angst noch größer werden würde.

T: Verbieten Sie es sich selbst oder kommt das Verbot von anderen Menschen?

Sie fragen, woher das Verbot kommt, ob es ein von außen kommendes oder ein inneres eigenes Verbot ist. Die Patientin kann nun prüfen, ob ihr in ihrer Kindheit dieses Verbot mitgegeben wurde.

P: Das habe ich von klein auf erfahren müssen. Meine Mutter ließ mich links liegen, wenn ich mich gegen sie gewehrt habe. Und dann hatte ich Angst, dass sie mich ins Heim schickt.

Die Patientin antwortet, dass es früher ein elterliches Verbot war. Sie kann durch diese Erinnerung die Angst deutlich spüren.

T: Welche Gebote haben dazu geführt, dass Sie stattdessen etwas anderes tun? Was müssen sie tun?

Sie fragen, wie sie sich stattdessen verhalten muss, wie das Gebot heißt. Damit haben Sie mit ihr bereits die Essenz ihres inneren Arbeitsmodells ergründet: Was getan werden muss und was auf keinen Fall getan werden darf, um die Kindheit emotional zu überleben und sich ausreichend sichere Bindung zu bewahren.

P: Ich muss mich anpassen, muss gefügig und brav sein, sodass er zufrieden bleibt und bei ihm kein Unmut entsteht.

Die Patientin antwortet, welches Verhalten geboten ist, und gibt an, was sie dadurch zu erreichen versucht. Damit hat sie ihr inneres Arbeitsmodell verbalisiert. Es ist ihre Überlebensregel, die ihr hilft, Sicherheit in der Bindung zu bewahren und Trennung und Alleinsein zu verhindern.

T: Was wäre wirklich geschehen, wenn Sie es trotzdem getan hätten? Was ist realistisch?

Sie fragen, ob wirklich damit zu rechnen ist, dass ihre Erwartung/Befürchtung eintritt. Die Patientin war gerade noch ganz in ihrer Angst und durch diese im prä-mentalen Äquivalenzmodus, in dem sie ihre Mutmaßung für Realität hält. Sie regen sie zum Mentalisieren an, sodass sie ihre Erwartungen hinterfragen kann.

P: Ich weiß ja, dass er mich nicht verlassen wird. Und manchmal hat er auch nachgegeben und war mir nicht lang böse.

Die Patientin zweifelt daran, dass ihre Erwartung sehr wahrscheinlich ist. Ihre Angst lässt nach.

T: Wären diese wahrscheinlicheren und weniger bedrohlichen Folgen verkraftbar gewesen?

Sie fragen nach der emotionalen Bedeutung der wahrscheinlicheren Folgen. Sie versuchen es mit dem Entkatastrophieren, um ihr die Angst zu nehmen.

P: Wenn ich weiß, dass er mich nicht verlässt und dass er nur einen halben Tag böse auf mich ist, könnte ich das aushalten.

Die Patientin antwortet, dass die realistischen Folgen verkraftbar wären, und fügt hinzu, dass sie aber Gewissheit bräuchte. Sie drückt aus, dass sie die Bindung zu ihrem Mann nicht als sicher genug erlebt, um Vertrauen und Gewissheit haben zu können. Nur wenn die Bindung sicher wäre, könnte die Angst geringer werden.

T: Wenn Sie es nicht wissen, warum könnten Sie es nicht aushalten?

Sie fragen, was ist, falls die Folgen ungewiss bleiben. Auch hier regt Ihre Frage wieder dazu an, in Kategorien von Ursachen und Konsequenzen zu denken, damit die Zusammenhänge bewusst werden.

P: Weil ich aber immer denke, dass er mich jetzt verlässt, halte ich es nicht aus.

Die Patientin antwortet, dass dann ihre zentrale Angst weiterwirkt. Sie formuliert die Drohung ihres inneren Arbeitsmodells, das vorhersagt, dass sie verlassen wird, wenn sie sich nicht maximal anpasst.

T: Was hätten Sie gebraucht, damit Sie es trotzdem tun können? Von wem?

Sie fragen, welche äußere Hilfe notwendig wäre, damit die zentrale Angst nicht ihr kompetentes wehrhaftes Verhalten blockiert. Ihr fehlt etwas, was ihr dabei hilft, angstfrei zu sein. Könnte ihr das eine sichere Bindungsperson geben?

P: Ich bräuchte jemanden an meiner Seite, der mich erinnert, dass meine Angst Fehlalarm ist und dass mein Mann sicher bei mir bleiben wird.

Die Patientin antwortet, dass sie jemanden braucht, der dafür sorgt, dass ihre zentrale Angst verschwindet – jemanden, der da ist, bei ihr ist.

T: Was für ein Mensch wäre in der Lage gewesen, Ihnen dabei zu helfen, damit Sie es schaffen?

Sie fragen nach den erforderlichen Qualitäten/Merkmalen eines solchen Menschen. Durch diese Frage kann die Patientin konkreter erforschen, was sie genauer braucht.

P: Jemand, der eine Autorität ist und dem ich glaube und vertraue.

Die Patientin antwortet, dass sie jemanden braucht, der emotionale Autorität und ihr Vertrauen hat. Sie spürt ihr Bedürfnis nach Sicherheit und wer und was dieses Bedürfnis befriedigen würde.

T: Was hätte dieser Mensch tun müssen, damit Sie es schaffen?

Sie fragen, wie dieser Begleiter sich ihr gegenüber verhalten sollte. Damit regen Sie dazu an, ein inneres Bild einer sicheren Bindungsperson, eine psychische Repräsentanz dieser Person, entstehen zu lassen.

P: Mich an der Hand nehmen, mich beruhigen, ausstrahlen, dass nichts passieren wird, und mir Mut machen.

Die Patientin antwortet, welches Verhalten sie beruhigt hätte. Sie spürt ihr Sicherheitsbedürfnis und beginnt dessen Befriedigung innerlich zu erleben, sodass die Angst abnehmen kann.

T: Wollen Sie sich kurz vorstellen, mit seiner Begleitung zu Ihrem Mann zu gehen und ihn zu bitten, dass er seinen Freunden absagt?

Sie fragen, ob sie eine Imagination beginnen möchte, in der sie mit diesem inneren Begleiter in die Problemsituation geht und sich dort wehrhaft verhält. Das ist eine grobe Skizze für das Drehbuch der Szene im inneren Bild.

P: Ja, wobei ich weiß, dass er sich sehr auf diese Woche mit seinen Freunden gefreut hat. Aber wenn ich nur bitte, überhört er das einfach. Das bringt nichts.

Die Patientin berichtet von ihrem Verständnis und ihrer Frustration. Angesichts des inneren Bilds kommt Verständnis und Mitgefühl für ihren Mann und dann doch wieder der Ärger.

T: Das verstehe ich. Wollen Sie deshalb lieber mit Ihrem inneren Begleiter zu Ihrem Mann gehen und fordern, dass er seinen Freunden absagt?

Sie fragen, wenn Bitten nur zu weiterer Frustration führt, ob sie lieber fordern möchte. Dies führt bei der Patientin zur Prüfung, wie erfolgversprechend das Fordern wäre.

P: Ja, das ist eine verlockende und spannende Idee. Ich fange mal an und stelle mir das jetzt vor: Ich sage es ihm und er ist überrascht und beeindruckt, dass ich das wirklich so meine und bereit bin, es durchzusetzen.

Die Patientin berichtet über ihre Imagination. Das Fordern erscheint der mentalisierenden Patientin aussichtsreicher und entspricht mehr ihrem Ärger.

T: Wie fühlt sich die Vorstellung an, es geschafft zu haben?

Sie fragen nach dem Gefühl, das durch das Meistern hervorgerufen wird. Auch jetzt sorgen Sie dafür, dass das gegenwärtige Gefühl im Bewusstsein bleibt – als Gegenstand des Reflektierens.

P: Richtig stark! Mit dem Halt meines Begleiters ist es erstaunlich einfach. Und das zu bewirken, ist ein super Gefühl!

Die Patientin berichtet über das Gefühl des Gehaltenwerdens in der Beziehung zum Begleiter und über das Gefühl der eigenen Wirksamkeit. Sie ist ganz in ihrem inneren Bild und kann das Gefühl von Sicherheit und Mut deutlich spüren.

T: Wie fühlt sich Ihr Körper an?

Sie fragen nach dem Körperempfinden und lenken ihre Aufmerksamkeit darauf, auf welche Weise ihr Körper dabei ist.

P: Kraftvoll, aufrecht, mit einer guten Spannung – quasi Spannkraft.

Die Patientin berichtet über ihre positive Körperwahrnehmung. Da das Selbsterleben in so einem Moment sehr körperlich ist, intensiviert die Körperwahrnehmung das positive Erleben.

T: Ist es erstrebenswert für Sie, es zu schaffen? Wie sehr wünschen und wollen Sie es?

Nach dieser guten Erfahrung fragen Sie nach dem Wunsch und dem Willen, wirksam zu werden. Wenn erst einmal Sicherheit in der Bindung vorhanden ist, kann das Bedürfnis nach Selbstwirksamkeit in den Vordergrund kommen.

P: Auf alle Fälle!

Die Patientin drückt ihre Bereitschaft aus. Sie empfindet Mut und freudige Aufregung.

T: Wollen Sie es wirklich schaffen?

Sie fragen noch einmal nach dem Willen, wirksam zu sein. Sie helfen ihr so, ihren Willen deutlich zu spüren.

P: Am liebsten jetzt gleich.

Die Patientin drückt große Bereitschaft aus. Also sind die Motivation und der Wille eindeutig da. Kein Zagen und Zweifeln.

T: Wenn dieser Mensch als innerer unsichtbarer Begleiter dabei ist (das können Sie bestimmen), werden Sie es tun?

Sie fragen nach ihrer Entscheidung unter der Bedingung der inneren Begleitung. Sie fordern die Patientin heraus, jetzt ihre Entscheidung zu verkünden.

P: Ich kann mir das jetzt wirklich vorstellen, es zu tun: Heute Abend! Da habe ich noch den Schwung.

Die Patientin drückt ihre Entschlossenheit aus. Sie hat nun einerseits aufgrund ihrer realitätsbezogenen Mentalisierung (die Angst ist Fehlalarm) und andererseits aufgrund ihrer Selbststabilisierung mithilfe eines Sicherheit gebenden Introjekts die Entschiedenheit gewonnen, sich so zu verhalten, dass die Erfahrung von Selbstwirksamkeit entstehen kann.

Nachbemerkung: Die Patientin blieb weder in den einfachen Kognitionen noch in den Emotionen stecken. Sie reflektierte ihr Fühlen, Denken und Handeln und versetzte sich auch etwas in ihren Mann hinein.

Hilfestellung zur Strukturierung des Gesprächs mit dieser Frau, die von ihrem Mann alleingelassen wird, können folgende Fragen geben:

- Warum werden Sie allein sein?
- Wäre das zu verhindern gewesen?
- Was hätten Sie tun müssen, um es zu verhindern?
- Was hat Sie davon abgehalten, das zu tun?
- Welche Angst hat verhindert, dass Sie es tun?
- Was war Ihnen wichtiger, sodass Sie darauf verzichtet haben, es zu tun?
- Welche Verbote haben verhindert, dass Sie es tun?
- Verbieten Sie es sich selbst oder kommt das Verbot von anderen Menschen?
- Welche Gebote haben dazu geführt, dass Sie stattdessen etwas anderes tun?
- Was wäre wirklich geschehen, wenn Sie es trotzdem getan hätten?
- Wären diese Folgen verkraftbar gewesen?
- Wenn nicht, warum nicht?
- Was hätten Sie gebraucht, damit Sie es trotzdem tun können?
- Was für ein Mensch wäre in der Lage gewesen, Ihnen dabei zu helfen, damit Sie es schaffen?
- Was hätte dieser Mensch tun müssen, damit Sie es schaffen?
- Wie fühlt sich die Vorstellung an, es geschafft zu haben?
- Wie fühlt sich Ihr Körper an?
- Ist es erstrebenswert für Sie, es zu schaffen?
- Wollen Sie es schaffen?
- Wenn dieser Mensch als unsichtbarer Begleiter dabei ist, werden Sie es tun?

Projektive Identifizierung als Ergebnis fehlender Mentalisierungsfähigkeit

Wenn keine ausreichende Mentalisierungsfähigkeit aufgebaut werden konnte, also keine realitätsgerechte Theory of Mind etabliert wurde, bleibt das emotionale Gehirn in der Informationsverarbeitung dominierend. Es behilft sich mit Übertragung vergangener Erfahrungen aus der Biografie auf die gegenwärtigen Situationen. Nicht selten geht es aber bis zur projektiven Identifizierung (DRIBS = Dysfunktionaler Repetitiver Interaktions- und Beziehungsstereotyp). Da das heutige Gegenüber aber zum Beispiel dem eigenen Vater nur wenig ähnelt, kommt es zu Fehlinterpretationen und falschen Erwartungen. Und diese führen zu einem Verhalten, das nicht situationsgerecht ist. Ergebnis ist oft, dass der Eindruck zurückbleibt, vom anderen schlecht behandelt worden zu sein. Der Patient kann sich fragen: »Wie sorge ich dafür, dass andere mich immer wieder auf die gleiche Weise schlecht behandeln?«

Neben dem inneren Arbeitsmodell ist die projektive Identifizierung ein zentrales Indiz misslungener Mentalisierung. Die nicht entwickelte Psyche befindet sich auf prä-mentalem Niveau der Informationsverarbeitung und unterliegt für diese typischen Fehlern und Dysregulierungen der Affekte. Projektive Identifizierung wird auch als früher, primitiver Abwehrmechanismus beschrieben, obgleich die Vorgänge sehr komplex sind: Der Projektion unerträglicher Affekte, zum Beispiel Wut, folgt die Identifizierung. Die Bezugsperson spürt die Wut und handelt ebenfalls wütend, sodass das Recht besteht, sich kämpfend gegen sie zu wehren oder sich als Opfer der Aggression des anderen zu sehen.

Die kommenden Ausführungen orientieren sich zunächst an Barth (2016) und seine Darstellung der Entwicklungspsychologie von Fonagy und seiner Arbeitsgruppe (2008), gefolgt von der metakognitiven Perspektive der MVT.

Die Perspektive des psychoanalytischen Ansatzes der MBT

Von Freuds Triebmodell zum Verdauungsmodell von Fonagy et al. (2008)

Wir stellen uns den Fötus im Uterus der Mutter vor. Die Mutter nimmt Nahrung auf und verdaut sie, sodass kleine Bestandteile entstehen, die die Plazentaschranke durchdringen können und die der Fötus aufnehmen kann. So wird Unverdauliches für ihn verdaulich. Auch nach der Geburt bleibt bis auf wenige Ausnahmen normale Nahrung für das Baby unverdaulich. Ganz ähnlich geschieht das mit emotionalen Erlebnissen des Babys. Sie werden von der Mutter aufgefangen und verdaulich gemacht.

Die Bedeutung der Bindung (Bowlby, 1975, 1976)

Damit sich das Kind entwickeln kann, benötigt es eine sichere Bindung zu einer Bindungsperson. In der subtilen Abstimmung (attunement) mit ihr lernt es seine Gefühle kennen, und es lernt, dass es seine Gefühle sind. Nachahmung trägt viel dazu bei. Es erwartet situative Antworten der Mutter und lernt aus der Bestätigung dieser Erwartungen der mütterlichen Reaktion. Diese Erfahrungen verdichten sich zu einem inneren Arbeitsmodell, das dabei hilft, das eigene Handeln zu finden, das zu den vorhergesagten Antworten der

Mutter führt. Geschieht nicht, was das Kind erwartet, versucht es auf irgendeine andere Weise die benötigte Reaktion der Mutter herbeizuführen – wie im Still-Face-Experiment von Tronick (1989). Eine Mutter ist in innigem Kontakt mit ihrem Baby. Dann beendet sie für zwei Minuten den Kontakt: Bei diesem Experiment wird das Attunement kurz unterbrochen, was rasch zu einem großen Alarm führt. Das Baby versucht mit allen Mitteln, den Kontakt mit der Mutter wiederherzustellen, was ihm aber lange nicht gelingt. Das Wiederherstellen gestörter Mikro-Interaktionen ist ein sehr wertvoller Erfahrungsmoment, der zu einer besseren Beziehung führt als problemlos und undramatisch kontinuierlich verlaufende Beziehungen – dies wurde für die psychotherapeutische Beziehung empirisch bestätigt (Safran et al., 2002). 1997 konnte Fonagy zeigen, dass eine sichere Bindung zu Vater und Mutter die beste Voraussetzung ist für die Fähigkeit, metakognitive Aufgaben zu lösen.

Affektregulierung

Auch die mannigfachen Marshmallow-Experimente von Walter Mischel zeigen, dass sicher gebundene Kinder ihre Impulse deutlich besser steuern können, was ihnen hilft, nicht nur im sozialen Leben besser zurechtzukommen. Ein sicher gebundenes Kind, das oft genug mütterliche Beruhigung erfahren hat, kann sich selbst zunehmend besser beruhigen und seine Affekte steuern. Es kann sowohl ängstliche als auch wütende Impulse heruntermodulieren.

Theory of Mind/Theorie des Mentalen/Metakognition

Ab dem Alter von etwa vier Jahren haben Kinder eine Theorie des Mentalen zur Verfügung, die ihnen hilft, Handeln auf Motive zurückzuführen bei anderen und bei sich selbst. Dies hilft, die Reaktion des Gegenübers auf eigenes Verhalten vorherzusehen, damit sozial erfolgreich zu sein und gute Beziehungen pflegen zu können. Damit geht die Fähigkeit einher, seine Impulse steuern zu können und unangemessene Impulse durch der Situation gerechtes Sozialverhalten zu ersetzen.

Theorie der Geburt des Selbst

Barth (2016) beschreibt die intersubjektiven Entwicklungsschritte, die die Mentalisierungstheorie postuliert.

Das Kind wird von der Bindungsperson beobachtet. Diese spiegelt ihm seinen Zustand. Das spiegelnde Verhalten der Bindungsperson wird aufgenommen und in ein internes Arbeitsmodell integriert.

Die Mutter hat eine Repräsentation des psychischen Zustands des Kindes. Durch ihre Theorie des Mentalen geht sie von einer Intention, einem Motiv, einem Wunsch oder einem Bedürfnis des Kindes aus, das zu seinem Affekt-Ausdruck oder seinem Verhalten führt.

Der Säugling internalisiert die mütterliche Repräsentation seines psychischen Zustands. Daraus entsteht der Kern seines psychologischen Selbst. Die Bildung des Kerns des Selbst ist also ein intersubjektives Geschehen zwischen Bindungsperson und Kind.

Das Kind projiziert seinen nicht aushaltbaren Affekt auf seine Bindungsperson. Wenn diese den Affekt nicht regulieren kann, identifiziert sie sich mit dem Affekt des Kindes. Sie kann sich vom Kind schlecht behandelt oder gar angegriffen fühlen. Und sie fühlt sich unfähig, ausgeliefert und hilflos – wie das Kind.

Die Bindungsperson projiziert den »Vorwurf« des Kindes zurück. Zusätzlich zu seinem ursprünglichen unverdaulichen Affekt kommt beim Kind nun die aversive Antwort der Bindungsperson, die sich angegriffen fühlt und sich gegen den Angriff des Kindes wehrt, hinzu. Statt Beruhigung erlebt das Kind doppelte Beunruhigung. Oder es identifiziert sich mit der Insuffizienz der Bindungsperson und fühlt sich selbst insuffizient und unfähig.

Der Teufelskreis ist perfekt: Die Bindungsperson fühlt sich angegriffen und wehrt sich. Das Kind fühlt sich angegriffen und wehrt sich. Die Bindungsperson fühlt sich unfähig und hilflos. Das Kind fühlt sich unfähig und hilflos. Die Bindungsperson fühlt sich unverstanden, das Kind fühlt sich ebenfalls unverstanden. Von nun an wird nur noch diese negative Antwort von der Bezugsperson erwartet, was dann auch eintritt. Die Erwartung wird bestätigt und die Gültigkeit des inneren Arbeitsmodells ebenfalls. Wenn Erwartungen erfüllt werden, kennt man sich aus in seiner Welt. Welt- und Selbstbild werden bestätigt: »Es ist wirklich so, wie ich es erwartet hatte. Deshalb werde ich künftig weiterhin so reagieren, wie mein inneres Arbeitsmodell es vorgibt. Es ist der bestmögliche Weg, mich zu schützen und eines Tages vielleicht doch noch zu bekommen, was ich brauche. Indem ich durch projektive Identifizierung dafür gesorgt habe, dass ich auf die mir nur allzu gut bekannte Weise schlecht behandelt wurde, habe ich Vertrautheit herstellen können. Und damit die Hoffnung auf spätere Bedürfnisbefriedigung. Dafür muss ich jedoch zunächst in Kauf nehmen, schlecht behandelt zu werden. Und die damit verbundenen schmerzlichen Gefühle zu haben. Denn diese Gefühle sind das untrügliche Zeichen, dass ich am richtigen Ort bei der richtigen Person bin. Sie sind der Schlüssel zum Schloss, das die Tür zum verlorenen Paradies der Kindheit öffnet. Nur dass hinter der Tür keine sichere Bindung auf mich wartet, sondern die Bindungsperson, die nicht in der Lage ist, meine Bedürfnisse wahrzunehmen und meine Gefühle anzunehmen, sondern sich angegriffen fühlen wird, sich unfähig fühlt, mir zu geben, was ich brauche, sich gegen mich wehrt, sodass ich mich unverstanden und angegriffen fühlen und mich so gut es geht zur Wehr setzen werde. Im späteren Erwachsenenleben werde ich deshalb als Wiederholungszwang versuchen, solche schmerzlichen Erfahrungen in künftigen Beziehungen herzustellen. Ein sicherer Weg dorthin ist mein (Abwehr-)Mechanismus der projektiven Identifizierung.« Barth (2016) beschreibt die drei häufigsten Varianten:

- das depressive Bild: Die Bindungsperson ist vorwurfsvoll. Dieser Vorwurf wird internalisiert (introjiziert) und es entstehen Schuldgefühle. Das introjizierte fremde Selbst attackiert das ursprüngliche Selbst. So wird aus einem interpersonellen Konflikt ein intrapersoneller. Die Introjektion bedeutet die Kolonialisierung der vorwurfsvollen Aspekte der Bindungsperson. Es entsteht aus dem fremden Selbst ein falsches Selbst, das das wahre Selbst bekämpft und mit Schuldgefühlen quält.
- das gewalttätige Bild: Das sich unverstanden fühlende, extrem frustrierte Kind wird gegenüber der Bindungsperson aggressiv bis gewalttätig. Das schwache, unfähige Selbst wird auf die Bindungsperson projiziert und bekämpft.
- das Opferbild: Das falsche, aggressiv attackierende Selbst darf nicht im Inneren bleiben. Das wäre zu gefährlich. Es wird deshalb auf die Bindungsperson projiziert. Diese übernimmt durch Identifizierung diesen Part und attackiert tatsächlich, sodass die weniger gefährliche Opferrolle eingenommen werden kann. Das Ausgeliefertsein ist die Rettung.

Die Perspektive des metakognitiven Ansatzes der MVT

Die projektive Identifizierung beginnt mit der Übertragung: Eine Person hat mit einem Elternteil eine ganz charakteristische Beziehung. In dieser hat sie ihre Rolle eingenommen und (evtl. bis heute) behalten. Nur in dieser Rolle konnte sie die Kindheit überleben. Ihre Überlebensregel schrieb das Drehbuch dafür. In heutigen Beziehungen stellt sie diese Rollenverteilung immer wieder her, das heißt, sie überträgt die elterliche Beziehung auf heutige Bezugspersonen.

Nun geschieht das Magische: Die Bezugsperson nimmt das unbewusste Rollenangebot unbewusst an. Sie verhält sich so wie damals der unglücklich machende Elternteil. Er entgegnet der Übertragung durch Gegenübertragung.

Dafür hat die Psychoanalyse den Terminus *projektive Identifizierung* erfunden: Im ersten Schritt werden die Elternmerkmale unbewusst auf die heutige Bezugsperson projiziert. Im zweiten Schritt identifiziert diese sich mit ihrer neuen Rolle und verhält sich erwartungsgemäß. Das allzu bekannte Unglück aus der Kindheit wird erneut erlebt. Die betreffende Person darf nun zu Recht böse auf die nunmehr böse Bezugsperson sein.

Dieses allzu bekannte Unglück der Kindheit wird nicht nur einmal, sondern immer wieder erlebt. Obwohl es unglücklich macht, muss es immer wiederholt werden. Es ist wie ein Zwang zur Wiederholung. Das ist dysfunktional, repetierend und stereotyp – in Interaktionen und in Beziehungen (DRIBS).

Fallbeispiel für projektive Identifizierung

Eine junge Frau besucht ihre Freundin. Während des eineinhalbstündigen Gesprächs räumt diese die Küche auf, nimmt einen Wäschekorb und faltet die Wäsche, legt die Kleidung der Kinder für den nächsten Tag zurecht und bügelt dann die Hemden und Blusen. Zum Abschied sagt sie, dass sie sich so gern mit ihr treffe, weil sie so unkompliziert sei und man währenddessen alles Wichtige machen könne. Dagegen fühlte sich die Patientin überhaupt nicht wahrgenommen und wertgeschätzt und war sehr unglücklich, dass ihr das wie in vielen Beziehungen zuvor wieder passiert ist. Ob nun ihr Ehemann den Hochzeitstag vergisst, er nicht sieht, dass sie eine neue sehr schöne Bluse anhat, oder ihre Freundin ihren Geburtstag vergisst, in der Jazz-Band alle außer ihr Soli spielen, sie nie durch ihre wirklich guten Leistungen auffiel. Sie beherrscht die Kunst, sich unsichtbar zu machen. Sie tut alles dafür, dass ihr zentrales Bedürfnis nach Aufmerksamkeit und Beachtung unbefriedigt bleibt. An dieser Stelle muss sich der Therapeut zunächst fragen: Warum? Wozu? Die Antwort ist in ihrer Biografie zu finden. Sie wurde von Elternseite aus sehr oft übersehen, einfach nicht wahrgenommen. Danach stellt sie sich auf Anregung des Therapeuten die zweite Frage: Wie sorge ich dafür, dass andere mich immer wieder auf die gleiche Weise schlecht behandeln?

Die zweite Frage lässt sich folgendermaßen beantworten: Es beginnt mit den genannten Frustrationen und Verletzungen der Kindheit von Frau P. Es geht weiter mit der Erkundung ihrer Persönlichkeit:

- das zentrale Bedürfnis ist: Geborgenheit
- die zentrale Angst ist: Alleinsein
- die Wut, die nicht sein darf: Trennungswut
- das unzureichende Selbstbild: Sie fühlt sich unterlegen.
- ihr Bild einer mächtigen Welt: Die anderen haben alle Macht.

Selbst- und Weltbild führen zu einer Erwartung (Hoffnung und Furcht). In der Begegnung mit anderen sucht die Patientin nach Erhofftem und zugleich nach Gefürchtetem. Dies ergibt eine Suchhaltung nach Erhofftem und eine Suchhaltung nach Gefürchtetem. Und das mündet in eine negative Ausstrahlung, was wiederum bei der Bezugsperson zu einer unbewussten Einladung führt, sie schlecht zu behandeln.

Die Überlebensregel von Frau P. hilft ihr, das Bestmögliche zu tun. Es wird zu ihrer festen Gewohnheit, ihrer Persönlichkeit. Ihr Selbst befindet sich in einem dazu passenden Modus. So kam sie nicht nur ganz gut durch Kindheit und Jugend, sondern auch durch ihr Erwachsenenleben. In dieser Hinsicht ist ihr Leben zwar nicht erfolgreich, aber die Hauptsache ist ihr emotionales Überleben. Es macht sie jedoch immer wieder unglücklich: Wodurch kann das geschehen? Es liegt an der unterdrückten Wut. Sie darf nicht in ihr bleiben, das wäre zu gefährlich. Es findet eine *Übertragung* auf eine Person in der Gegenwart statt. Also *projiziert* sie die Wut auf sie. Frau P. geht aber noch weiter, ohne es zu merken: Sie bringt den anderen dazu, sich mit dem projizierten Anteil zu identifizieren und sich verletzend zu verhalten *(Gegenübertragung)*. Der andere reagiert reflexhaft und greift spontan nach dem ihm zugeworfenen Ball. Oder: Bietet sich Frau P. als Opfer an, wird der Täterimpuls des anderen ausgelöst. Immer wieder *(Wiederholungszwang)*. Das bestätigt ihr Selbst- und Weltbild: Sie ist schwach und andere verletzen sie. Nun kann sie zurecht auf die anderen richtig böse sein bzw. unter ihnen leiden: *Projektive Identifizierung* bzw. DRIBS.

Die wichtige Frage ist also: Wie kann das geändert werden? Neben der im Modul 2 beschriebenen Methode der Modifikation der im Erwachsenenalter dysfunktional gewordenen Überlebensregel (inneres Arbeitsmodell) kann der Therapeut mit imaginierten oder in Szene gesetzten korrigierenden emotionalen Erfahrungen arbeiten: Frau P. muss Eltern, die sie wirklich gebraucht hätte, erleben und das Glück der Befriedigung zentraler Bedürfnisse empfinden und im Gedächtnis abspeichern als etwas, das erlebt wurde: Eltern, die sie gebraucht hätte, führen zu einem neuen Weltbild, neuem Selbstbild, neuem sicheren Verhalten und neuen positiven Reaktionen der anderen. Sie vermitteln ihr die neue Erlaubnis gebende Lebensregel. Aber wie kann das gelingen? Durch eine positive Ausstrahlung, die zu einer positiven Einladung beim anderen wird. Er folgt der Einladung und behandelt sie gut.

Der Schlüssel ist die neue Erlaubnis gebende Lebensregel. Sie führt zu sicherem kompetentem Verhalten und zu positiven Reaktionen der anderen. Frau P. stellt dann Folgendes fest:

- Wenn ich mich gleich wehre, bleibt keine Wut zurück.
- Wenn ich den richtigen Menschen bitte, befriedigt er mein Bedürfnis.
- Wenn ich zuverlässig Schutz und Sicherheit schaffe, bin ich angstfrei.
- Mein neues Selbstbild: Ich kann etwas (auf andere einwirken).
- Mein neues Weltbild: Ihr erkennt mich an und seid mir wohlgesonnen. Ihr gebt mir, was ich brauche.

Das Ergebnis ist, dass Frau P. ohne falsche Hoffnung, ohne falsche Furcht ist. Sie hat eine positive Ausstrahlung und lädt zu kooperativem Verhalten ein. Sie ist in einem freien Selbstmodus ohne Überlebensangst.

Übung 5.3: Die typische projektive Identifizierung

Suchen Sie in Ihrem sozialen Leben nach DRIBS: Ihrer persönlichen Art der projektiven Identifizierung. Inwiefern befinden Sie sich dabei in einem prä-mentalen Modus? In welcher Situation haben Sie sich wiederholt schlecht oder ungerecht behandelt – benachteiligt – nicht berücksichtigt – nicht wertgeschätzt – nicht verstanden – nicht willkommen – unfrei und fremdbestimmt – allein gelassen – im Stich gelassen etc. gefühlt? Bitte lesen Sie das nachfolgende Beispiel und füllen Sie im Anschluss das Übungsblatt aus.

Beispiel: Wie ich dafür sorge, dass andere mich schlecht behandeln

- Mein zentrales Bedürfnis: sichere Bindung.
- Meine zentrale Angst: Trennung und Alleinsein.

- Meine Wut, die nicht sein darf: Ich drücke meine Wut weg, da sie verboten ist.
- Mein Selbstbild als unzureichend: Ich bin allein nicht lebensfähig.
- Mein Bild einer mächtigen Welt: Die anderen sind stark und mächtig.
- Mein inneres Arbeitsmodell – Überlebensregel: Nur wenn ich immer so handle, dass es dem anderen mit mir gut geht und er gern bei mir ist, und wenn ich nie für meine eigenen Interessen und Wünsche kämpfe, bewahre ich mir eine sichere Bindung und muss nicht fürchten, allein gelassen zu werden.
- Ich suche nach Erhofftem: Ich suche im Gesicht des anderen, ob er mir wohlgesonnen ist.
- Und ich suche zugleich nach Gefürchtetem: Ich muss aufpassen, ob er sich anderem, anderen zuwendet.
- Meine negative Ausstrahlung: klein, schwach, klammernd, willfährig.
- Meine unbewusste negative Einladung ist nun: Vor mir musst Du keinen Respekt haben.
- Ergebnis dieser für beide unbewussten Interaktion: Die anderen behandeln mich so: Sie nehmen keine Rücksicht auf mich, wenden sich Interessanterem zu, sodass ich noch mehr klammern muss.

Übungsblatt: Wie ich dafür sorge, dass andere mich schlecht behandeln

Mein zentrales Bedürfnis: ....
Meine zentrale Angst: ....
Meine Wut, die nicht sein darf: ....
Mein unzureichendes Selbstbild: ....
Mein Bild einer mächtigen Welt: ....
Mein inneres Arbeitsmodell – Überlebensregel: ....
Ich suche nach Erhofftem: ....
Und zugleich nach Gefürchtetem: ....
Meine negative Ausstrahlung: ....
Meine negative Einladung: ....
Ergebnis: Die anderen behandeln mich so: ....

Nun folgt ein Beispiel dafür, wie Sie dafür sorgen, dass andere Sie ab jetzt gut behandeln. Bitte lesen Sie es aufmerksam und füllen Sie danach wieder das Übungsblatt aus.

Beispiel: Und wie ich dafür sorge, dass andere mich ab jetzt gut behandeln

- ➢ Ohne meine falsche Hoffnung: auf Schutz, sichere Bindung (Ich kann das auch woanders bekommen).
- ➢ Ohne meine zentrale Angst: Trennung, Alleinsein.
- ➢ Meine Wut, die sein darf: Ich zeige Ärger angemessen und wirksam.
- ➢ Mein kompetentes Selbstbild: Ich kann mich gut auf Dich einstellen.
- ➢ Mein Bild einer wohlwollenden Welt: Du willst gute Beziehung mit mir.
- ➢ Meine neue Erlaubnis gebende Lebensregel: Auch wenn ich mich seltener übermäßig anpasse und wenn ich mich öfter für meine Belange einsetze, bewahre ich mir eine sichere Bindung und muss nicht fürchten, verlassen zu werden und allein zu bleiben.
- ➢ Ohne Suche nach Erhofftem: sichere Bindung.
- ➢ Ohne Suche nach Gefürchtetem: Trennungstendenzen des anderen.
- ➢ Meine positive Ausstrahlung: Ich will und kann mit Dir in gute Beziehung gehen.
- ➢ Meine positive Einladung: Komm, wir gehen es gemeinsam an (gemeinsame Unternehmungen oder Zusammenarbeit auf der Basis von Ebenbürtigkeit und gegenseitigem Respekt).
- ➢ Ergebnis: Die anderen behandeln mich so: Interessiert, wertschätzend, zuverlässig, auf Augenhöhe.

Übungsblatt: Und wie ich dafür sorge, dass andere mich ab jetzt gut behandeln

Ohne mein zentrales Bedürfnis: ....
Ohne meine zentrale Angst: ....
Meine Wut, die sein darf: ....
Mein kompetentes Selbstbild: ....
Meinem Bild einer wohlwollenden Welt: ....
Meine neue Erlaubnis gebende Lebensregel: ....
Ohne Suche nach Erhofftem: ....
Ohne Suche nach Gefürchtetem: ....
Meine positive Ausstrahlung: ....
Meine positive Einladung: ....
Ergebnis: Die anderen behandeln mich so: ....

Mentale Analyse sozialer Interaktionen

Auf der Basis des metakognitiven Modells ergibt sich ein konsequentes schrittweises Vorgehen bei der mentalen Analyse sozialer Interaktionen (Sulz, 2009b):

a) Situationsanalyse zur Reattribution dysfunktionaler Interpretation der Situation
b) Reaktionsanalyse, die zeigt, dass sekundäre Gefühle zu vermeidendem Verhalten führten
c) Konsequenzanalyse, die die unbefriedigenden Folgen bisherigen Verhaltens benennt
d) Praktisches Vorgehen: neues zielgerichtetes Verhalten durchführen
e) Wirksamkeitsanalyse: Wodurch führte das neue Verhalten zum erwünschten Ergebnis?

Es ist empfehlenswert, zuvor im Buch *Mentalisierungsfördernde Verhaltenstherapie* (Sulz, 2021b) das erste Fallbeispiel (Herr D.) des fünften Moduls (S. 331ff.) zu lesen, bei dem das Vorgehen ausführlich und anschaulich beschrieben wird.

Übung 5.4: Mentale Analyse des Problems

Zunächst folgt ein kurzes Beispiel für die Analyse des bisherigen Verhaltens aus der Perspektive eines Patienten.

Die Situation ist: Meine Frau kritisierte mich, weil ich vergaß, Brot einzukaufen.

1. Beschreiben Sie, was in der Situation geschah.
   Ich hatte einen stressigen Arbeitstag und merkte erst zu Hause, dass kein Brot mehr da war. Sie machte mir unendlich Vorwürfe.
2. Berichten Sie, was die andere Person sagte/machte.
   Sie sagte: »Immer vergisst Du alles, was mit mir zu tun hat. Dich kann man zu nichts gebrauchen!«
3. Welche Bedeutung hat ihr Verhalten für Sie?
   Es verletzt mich, weil es ungerecht ist.
4. Berichten Sie, was Sie in der Situation getan/gesagt haben.
   Ich sagte: »Und Du kleidest und frisierst Dich wie Deine eigene Putzfrau.«

5. Beschreiben Sie, wie die Situation ausging. Wozu führte Ihr Verhalten?
   Sie explodierte und sprach dann fast eine Woche nicht mehr mit mir.
6. Beschreiben Sie, welches Ergebnis Sie stattdessen gebraucht hätten.
   Dass sie früher aufhört, mich zu beleidigen, und sich entschuldigt.
7. Warum haben Sie das nicht bekommen?
   Weil ich sie noch mehr beleidigt habe als sie mich.

Nachdem wir das obige Beispiel betrachtet haben, können wir jetzt gemeinsam das Übungsblatt ausfüllen.

Übungsblatt: Problemanalyse

Situation ist: ....

1. Beschreiben Sie, was in der Situation geschah. ....
2. Berichten Sie, was die andere Person sagte/machte. ....
3. Welche Bedeutung hat deren Verhalten für Sie? ....
4. Berichten Sie, was Sie in der Situation getan/gesagt haben. ....
5. Beschreiben Sie, wie die Situation ausging. Wozu führte Ihr Verhalten? ....
6. Beschreiben Sie, welches Ergebnis Sie stattdessen gebraucht hätten. ....
7. Warum haben Sie das nicht bekommen? ....

Wir halten fest:

- S: Die Situation war ....
- R: Meine Reaktion war ....
- K: Die Konsequenzen waren ....
- Mit diesem Ergebnis bin ich unzufrieden. Ich hätte stattdessen gebraucht: ....

Übung 5.5: Mentale Analyse der Situation

Wir sehen uns das Problem nun differenzierter an, beginnend mit der Situationsanalyse des Beispielpatienten. Das Ziel ist, zu erkennen und zu verstehen, welche Ursachen das Problem hat und wie es behoben werden könnte.

1. Ich bin mit dem sich wiederholenden Ergebnis von bestimmten Situationen unzufrieden.
   Eine typische Situation ist, dass meine Frau mich kritisiert, weil ich vergaß, Brot einzukaufen.
2. Welche Bedeutung haben die Situation und die Person für mich?
   Zum wiederholten Mal wertet sie mich ab wegen einer Kleinigkeit. Das ist ungerecht.
3. Was brauche ich von der anderen Person in dieser Situation?
   Dass sie früher aufhört, mich zu beleidigen, und sich entschuldigt.
4. Was macht die andere Person stattdessen mit mir? Wie geht sie mit mir um? Welche Bedeutung hat dieses Verhalten für mich?
   Sie geht mit mir um, wie mit einem Trottel, der nichts auf die Reihe kriegt.
5. Ist meine Einschätzung der Situation richtig?
   Nur teilweise, denn sie ist selbst im Stress und hat sich auf mich verlassen.
6. Wenn nicht, weshalb nicht?
   Weil sie es nicht so meint, wie sie es sagt, das kam aus dem Affekt heraus.
7. Welche Einschätzung ist richtig?
   Es war einfach Ausdruck ihres Ärgers und ihres Stresses.

Nachdem wir das obige Beispiel betrachtet haben, können wir jetzt wieder gemeinsam das Übungsblatt ausfüllen.

Übungsblatt: Situationsanalyse

1. Ich bin mit dem sich wiederholenden Ergebnis von bestimmten Situationen unzufrieden. Eine typische Situation ist ....
2. Welche Bedeutung haben die Situation und die Person für mich? ....
3. Was brauche ich von der anderen Person in dieser Situation?.......
4. Was macht die andere Person stattdessen mit mir? Wie geht sie mit mir um? Welche Bedeutung hat dieses Verhalten für mich?
   ....
5. Ist meine Einschätzung der Situation richtig? ....
6. Wenn nicht, weshalb nicht? ....
7. Welche Einschätzung ist richtig? ....

Übung 5.6: Mentale Analyse der Reaktion

Wir machen weiter mit der Reaktionsanalyse und betrachten wieder zuerst ein Beispiel. Das Ziel ist, zu erkennen und zu verstehen, welche Motive zum erfolglosen Verhalten des Patienten geführt haben und welche Alternative möglich ist.

1. Situation:
   Meine Frau kritisiert mich, obwohl ich gekauft habe, was sie wollte.
2. Was ist die richtige Einschätzung der Situation?
   Sie kommt frustriert aus der Arbeit und missbraucht mich als Blitzableiter.
3. Welches Gefühl wird dadurch zuerst ausgelöst?
   Ärger, Wut.
4. Zu welchem primären Handlungsimpuls führt das Gefühl?
   Mich heftig zu wehren und zu sagen, dass ich mir solche Worte nicht gefallen lasse.
5. Welche Folgen dieser Handlung fürchte ich?
   Dann wird sie wütend und spricht nicht mehr mit mir.
6. Zu welchem sekundären Gefühl führt die Vergegenwärtigung dieser Folgen?
   Zu der Angst vor Disharmonie, Ablehnung und Eskalation.
7. Führt dieses sekundäre Gefühl zur Unterdrückung des Impulses?
   Ja.
8. Wie handle ich aus dem zweiten Gefühl heraus?
   Ich lasse es mir ohne Widerrede gefallen und sage nichts dazu.
9. Ist meine Furcht realistisch?
   Nein.
10. Wenn Nein, was ist realistischerweise als Folge zu erwarten?
    Dass sie erst mal empört ist, dann aber einen Rückzieher macht.

Nachdem wir das obige Beispiel betrachtet haben, können wir jetzt wieder gemeinsam das Übungsblatt ausfüllen.

> Übungsblatt: Reaktionsanalyse
>
> 1. Situation: ....
> 2. Was ist die richtige Einschätzung der Situation? ....
> 3. Welches Gefühl wird dadurch zuerst ausgelöst? ....
> 4. Zu welchem primären Handlungsimpuls führt das Gefühl? ...

5. Welche Folgen dieser Handlung fürchte ich? ....
6. Zu welchem sekundären Gefühl führt die Vergegenwärtigung dieser Folgen? ....
7. Führt dieses sekundäre Gefühl zur Unterdrückung des Impulses? Ja oder Nein
8. Wie handle ich aus dem zweiten Gefühl heraus? ....
9. Ist meine Furcht realistisch? Ja oder Nein
10. Wenn Nein, was ist realistischerweise als Folge zu erwarten?.......

Übung 5.7: Mentale Analyse der Konsequenz des Verhaltens

Zuletzt noch das letzte Glied der vereinfachten Reaktionskette (S-R-K), die Konsequenzanalyse. Mentalisierung baut auf logischem Denken auf. Hier geht es um die Folgen von Verhaltensweisen. Und die Suche nach alternativem Verhalten, das zu erwünschten Konsequenzen führen würde. In einem Beispiel sieht das so aus:

1. Situation:
   Meine Frau sagte, ich solle am Abend auf die Kinder aufpassen.
2. Wie handelte ich bisher?
   Meine Antwort war: »Wenn Du so daherkommst, tue ich das erst recht nicht. Ich lasse mich nicht rumkommandieren.«
3. Welche Folgen hatte mein Verhalten?
   - In der Situation? Ihren Wutausbruch
   - Nach der Situation? Eine Woche lang Krach
   - Für mich? Ich fühle mich ungeliebt und habe ein schlechtes Gewissen
   - Für die andere Person? Sie konnte nicht in den Malkurs gehen
   - Für die Beziehung zwischen uns? Unversöhnlichen Zwist
4. Sind die Konsequenzen meines Verhaltens das, was ich gebraucht hatte?
   Ja oder Nein
5. Wenn Nein, was hätte ich gebraucht?
   Dass sie mich respektiert und freundlich bittet.
6. Gibt es ein Verhalten, durch das ich erhalten hätte, was ich brauche?
   Ihr zu sagen, dass ich freundliches Bitten ohne Befehlston brauche und ihr dann sehr gern helfe.

Beispiel – Praktisches Vorgehen: Verhalten und Ziel

Es handelte sich um obige Situation: Frau fordert unfreundlich Babysitting

- Vorher:
  - Was will ich in dieser Situation erreichen (Ziel)?
    Dass sie mich respektiert und freundlich bittet.
  - Ist dieses Ziel erreichbar (möglich in meiner Umwelt) bzw. realistisch (meinen Fähigkeiten entsprechend)?
    Ja oder Nein?
  - Wenn Nein, bitte umformulieren: Dass sie erfährt, dass ich mir freundlicheres Bitten wünsche und es dann gern mache.
  - Welche (neue) Einschätzung der Situation hilft mir, mein Ziel zu erreichen?
    Sie ist im Stress und deshalb nicht freundlich.
  - Welches neue Verhalten trägt dazu bei, dass ich mein Ziel erreiche?
    Ihr sagen, dass ich es mache, mir aber wünsche, dass sie mich bittet.
- Nachher (Zielerreichung):
  - Was habe ich mit meinem neuen Verhalten in dieser Situation wirklich erreicht?
    Sie entschuldigt sich und bittet mich freundlich, dass ich babysitte.
  - Vergleichen Sie: Haben Sie erreicht, was Sie wollten?
    Ja.

Wir können jetzt wieder gemeinsam das Übungsblatt ausfüllen.

Übungsblatt: Mentale Analyse der Konsequenz des Verhaltens – Praktisches Vorgehen: Verhalten und Ziel

Es handelte sich um folgende Situation: ....

- Vorher:
  - Was will ich in dieser Situation erreichen (Ziel)? ....
  - Ist dieses Ziel erreichbar (möglich in meiner Umwelt) bzw. realistisch (meinen Fähigkeiten entsprechend)? Ja/Nein
  - Wenn Nein, bitte umformulieren: ....
  - Welche (neue) Einschätzung der Situation hilft mir, mein Ziel zu erreichen? ....

  - ➢ Welches neue Verhalten trägt dazu bei, dass ich mein Ziel erreiche? ....
- ➢ Nachher (Zielerreichung):
  - ➢ Was habe ich mit meinem neuen Verhalten in dieser Situation wirklich erreicht? ....
  - ➢ Vergleichen Sie: Haben Sie erreicht, was Sie wollten? ....

Übung 5.8: Mentale Analyse der metakognitiven Reflexion

Noch in derselben Therapiesitzung können gemeinsam Nachbetrachtungen und Reflexionen erfolgen, wie hier im Beispiel gezeigt.

1. Es handelte sich um folgende Situation:
   Frau fordert unfreundlich Babysitting.
2. Ich hatte mich für folgendes neue Verhalten entschieden:
   Ihr sagen, dass ich babysitte, aber mir wünsche, dass sie mich bittet, statt unfreundlich zu fordern.
3. Wie trug meine richtige Einschätzung dazu bei, dass ich mein Ziel erreichte?
   Indem ich ihre Unfreundlichkeit auf ihren Stress zurückführte, habe ich mich nicht geärgert.
4. Wie trug mein neues Verhalten dazu bei, dass ich mein Ziel erreichte?
   Indem ich ihr sagte, dass ich mir freundliches Bitten wünsche, konnte sie sich entschuldigen.
5. Was lerne ich aus dieser Erfahrung?
   Dass meine Interpretation und mein Verhalten bestimmen, ob ich erreiche, was ich mir wünsche.
6. Wie kann ich das in künftige Situationen übertragen?
   Andere Interpretationen suchen.

Auch dieses Übungsblatt können wir wieder gemeinsam ausfüllen.

Übungsblatt: Mentale Analyse der metakognitiven Reflexion

1. Es handelte sich um folgende Situation: ....
2. Ich hatte mich für folgendes neue Verhalten entschieden: ......
3. Wie trug meine richtige Einschätzung dazu bei, dass ich mein Ziel erreichte? ....

4. Wie trug mein neues Verhalten dazu bei, dass ich mein Ziel erreichte? ....
5. Was lerne ich aus dieser Erfahrung? ....
6. Wie kann ich das in künftige Situationen übertragen? ....

Die Therapie ist nun bei der Metakognition und der Theory of Mind angekommen. Der Patient nimmt jetzt bewusst war, was er selbst will und was er nicht will. Er kann erkennen, wie sein bisheriges Verhalten auf andere gewirkt hat, und er kann bewerten, inwiefern er mit dem Ergebnis seines bisherigen Verhaltens zufrieden ist. Er kann entscheiden, ein neues wirksameres Verhalten auszuprobieren, und er kann sein neues logisches Denken dazu verwenden auf andere Menschen bewusst und gezielt Einfluss zu nehmen. Außerdem kann er die Erfahrung machen, dass er ein Mensch ist, der fähig ist, durch sein Verhalten im Umgang mit anderen Menschen ein Ergebnis zu erzielen, das er sich gewünscht hat (Selbstwirksamkeit).

Modul 6

Entwicklung von der AFFEKT-auf die DENKEN-Stufe

Der Schritt von natürlicher Vitalität zur Selbstwirksamkeit

Übungen dieses Moduls

Übung 6.1: AFFEKT-Stufe
Übung 6.2: DENKEN-Stufe
Übung 6.3: EMPATHIE-Stufe
Übung 6.4: Primäre und sekundäre Gefühle
Übung 6.5: Primärer und sekundärer Selbstmodus
Übung 6.6: Neue Lebensregel
Übung 6.7: Wutexposition
Übung 6.8: Selbstbehauptung und Selbstwirksamkeit
Übung 6.9: Theory of Mind/Theorie des Mentalen

Die affektiv-kognitive Entwicklungstheorie des Erlebens und Verhaltens

Therapie beruft sich prinzipiell auf eine Störungs- und Therapietheorie. Aus der empirischen Forschung kommend ist eine Theorie gültig, bis neuere Forschung sie falsifiziert hat. Dieses Schicksal ereilte die kognitive Theorie psychischer Störungen von Aaron T. Beck (1979). Schon 1998 berichtete Grawe, dass Studien immer wieder zeigten, dass kognitive Verzerrungen nicht ursächlich für Depressionen sind, dass sie lange vor und nach Depressionen vorhanden sind. Trotzdem wirken ihre Reattributionen signifikant gegen depressive Verstimmungen. Auf Theorien kann trotzdem nicht verzichtet werden. Sie sind für die Therapeuten Heuristiken, die ihnen helfen, ein in sich stimmiges Fallverständnis zu erlangen und von diesem aus Interventionen ganz individuell auf den Einzelfall anzuwenden.

Eine erste Fassung der affektiv-kognitiven Entwicklungstheorie des Erlebens und Verhaltens wurde bereits 1994 von Sulz veröffentlicht (vgl. auch

Sulz, 2012b). Heute bezieht sie die Entwicklungstheorien von Bowlby (1976, 1976), Piaget (1981), Kegan (1986) und Fonagy et al. (2008) ein. Sie ist ausführlich in dem Buch *Gute Verhaltenstherapie lernen und beherrschen. Band 1: Verhaltenstherapie-Wissen* (Sulz, 2017b) dargelegt und in der aktuellen Forschung verankert worden. Die Theorie erfuhr eine Erweiterung im ersten MVT-Band (Sulz, 2021b).

Heute kann sich diese Theorie zusätzlich auf die Neurobiologie der Entwicklung des Gehirns berufen (z.B. Damasio, 2003; Strüber, 2016; Roth & Strüber, 2019). Während das emotionale Gehirn (limbisches System) ab Geburt funktionsfähig ist (KÖRPER- und AFFEKT-Entwicklungsstufe), können die Funktionen des kognitiven Gehirns (Neocortex) erst mit fünf Jahren zuverlässig abgerufen werden (DENKEN- und EMPATHIE-Entwicklungsstufe).

Was sich zunächst hauptsächlich auf den Konstruktivismus (Watzlawick, 1986; Watzlawick et al., 1974) berief (wir konstruieren uns unsere Wirklichkeit selbst), wird heute durch die Mentalisierungsforschung belegt (projektive Identifizierung als prä-mentaler Modus der Informationsverarbeitung [Fonagy et al., 2008, Barth 2016]). Hinzu kommen die unzähligen Studien der Zweiprozess-Forscher, die immer wieder die funktionelle Verschiedenartigkeit und mangelhafte Zusammenarbeit der beiden cerebralen Systeme aufzeigen. Eine gute Zusammenarbeit würde darin bestehen, dass weder die Affekte ungezügelt vorherrschen, noch dass Affekte weitgehend unterdrückt werden, sondern dass sich eine wirksame realitätsgerechte Affektsteuerung entwickelt hat, die zu hoher sozialer und emotionaler Kompetenz führt und zur Befähigung, gute Beziehungen aufzubauen und über lange Zeit zu bewahren. Nachfolgend sollen nur die Grundzüge der Theorie skizziert werden. Ansonsten sei auf Sulz (2017b, 2021b) verwiesen.

Die Entwicklung der allgemeinen Erlebens- und Verhaltensweisen des Menschen ist genetisch vorgegeben. Das Individuelle wird durch Erfahrungen überformt. Das »Was« muss nicht gelernt werden, nur das »Wie« wird durch die Beziehungswelt des Kindes geprägt und weitgehend epigenetisch festgelegt, sodass es sehr änderungsresistent ist.

Bindung

Das Attunement zwischen Baby und Mutter erfolgt aufgrund eines angeborenen Musters und trägt wesentlich zur Entwicklung des Babys bei. Der Aufbau einer sicheren Bindung ist das zweite und absolut zentrale Agens der Entwicklung. Ohne Bindung keine gesunde Entwicklung der Affektsteuerung (Fonagy et al., 2008; Mischel, 2004, 2015). Das Baby ist schnell hoch erregt und sein Schreien ist ein durchdringender Alarm. Die alarmierte Mutter eilt herbei, ist einerseits besorgt, andererseits weiß sie, wie das Kind zu beruhigen ist. Kaum hat sie sich ihm zugewandt, ist es ruhig und der Schrecken ist weg. Sie benennt das kindliche Gefühl und signalisiert durch markiertes Spiegeln, dass sie mit diesem umgehen kann, sodass das Kind sich sicher fühlen kann. Das Kind hat, was es braucht. Es wurde von der Mutter beruhigt. Es erlebt sich als wirksam, weil es ihm gelungen ist, Beruhigung durch die Mutter herzustellen. Sich selbst zu beruhigen, geht noch nicht. Aber wenn die Mutter als Beruhigungsapparat benutzt wird, geht es. Später kann es diesen Vorgang in sich selbst erzeugen. So wie die Mutter es beruhigt hat, beruhigt es sich dann selbst. Es wird so lernen, seine Affekte zu steuern – vorausgesetzt, die Mutter hat Bindungssicherheit hergestellt.

Körper

All diese Erfahrungen sind überwiegend körperlich. Die Psyche ist noch ganz ins Körperliche eingebettet. Wir können diese erste Entwicklungsstufe KÖRPER-Stufe nennen. Es gibt noch kein eigenes Sprechen, keine eigenen Worte. Sehen, Hören, Schmecken, Riechen, Fühlen empfangen die Botschaften der Umwelt. Die Motorik ist noch sehr unbeholfen. Mit die größte Bedeutung haben im ersten Lebensjahr jedoch die Haut und die Schleimhäute. Berührung vermittelt dem Kind, wie gut es in der Welt aufgehoben ist. Gute Nahrung wird über die Schleimhäute des Darms aufgenommen, anfangs ist das die Muttermilch. Aber der Mund dient auch der Erkundung der Objekte in der Umwelt, zusätzlich zum Be-Greifen mit den Händen. Alles wird in den Mund genommen. Im zweiten Lebensjahr beginnt die Erforschung der Welt durch das Stehen und Gehen. Das Greifen und Begreifen ist schon längst im Gange.

Bedürfnis, Affekt und Impuls

Im zweiten und dritten Lebensjahr ist die Psyche ganz Bedürfnis und voll Affekt. Das Kind befindet sich auf der AFFEKT-Stufe seiner psychischen Entwicklung. Impulse herrschen in der Auseinandersetzung mit der Welt. Bedürfnisse werden an die Bezugspersonen herangetragen, mal ist es Willkommensein, mal Geborgenheit oder Schutz. Irgendwann geht es um Liebe und Beachtung und später wird es um Verständnis und Wertschätzung gehen. Affekte zeigen an, ob es zur Befriedigung oder Sättigung gekommen ist. Dann können wohlige Gefühle entstehen. Gegen Mangel wird durch die verschiedensten negativen Gefühle protestiert. Und ein Zuviel des Guten wird zum Überdruss. Die Bezugspersonen dienen der Befriedigung zentraler Bedürfnisse. Es besteht Abhängigkeit von ihrer positiven Zuwendung. Ohne sie würde das Kind verkümmern.

Kontrolle, Wirksamkeit

Mit vier Jahren ist die Entwicklung der Steuerungsfähigkeit in vollem Gange und mit fünf Jahren wird sie recht gut beherrscht. Denn in diesem Alter hat sich der PFC schon so weit entwickelt, dass er stabile Nervenverbindungen zum limbischen System herstellen kann. Ob ein Kind schon so weit ist, zeigt sich an den Marshmallow-Tests von Mischel (2015): Wenn das Kind fünf Minuten lang ein Marshmallow vor sich auf dem Tisch liegen lassen kann, ohne eines zu essen, bekommt es als Belohnung ein zweites dazu. Isst es das eine zu früh, erhält es das zweite nicht. Das Kind möchte zwei Marshmallow haben, müht sich ab und windet sich. Einige schaffen es nicht und essen das Marshmallow. Andere können warten, können Triebaufschub leisten. Dadurch erlangen sie Freiheit und Kontrolle im Umgang mit sich selbst und auch mit anderen Menschen. Sie können andere Menschen beeinflussen, deren Verhalten steuern. Sie können ausdauernd sein und ein Ziel verfolgen. Sie können ihren Willen einsetzen, um etwas zu erreichen. Sie können so lange üben, bis sie etwas gut können. Sie können aber auch lügen, wenn es von Vorteil ist. Und sie können Witze verstehen und selbst humorvoll sein. Sie beherrschen ihren Körper und sind kompetent im Umgang mit anderen Menschen. Ihre Denkprozesse sind nicht mehr rein assoziativ, sondern in konkreten Situationen ist logisches Denken vorhanden. Die Ursachen von Ereignissen werden logisch erschlossen und die Folgen des eigenen Verhaltens werden bedacht. Die Kinder sind auf der DENKEN-Stufe angekommen. Sie lernen aus ihren Erfahrungen mit den Menschen und haben eine Theory of Mind/Theorie des Mentalen entwickelt, die ihnen so viel Menschenkenntnis gibt, dass sie ihre Vorteile aus den Begegnungen holen können. Wenn der Beeinflussungsversuch zu offensichtlich wird, bekommen Erwachsene den Eindruck, manipuliert zu werden. Wir müssen jedoch bedenken, dass das Kind wie auf jeder Entwicklungsstufe die neuen Fähigkeiten reichlich anwendet, bis sie stabil etabliert und jederzeit abrufbar sind. Es ist die Entwicklungsaufgabe des Kindes, in diesem Alter Kontrolle und Wirksamkeit walten zu lassen. Dem Betrachter fällt in diesem Alter der entwicklungsbedingt notwendige

Egozentrismus etwas mehr auf als auf der vorausgehenden AFFEKT-Stufe bzw. dem jüngeren Kind gestehen wir diesen noch eher zu.

Empathie und Mitgefühl

Erst wenn die kognitive Entwicklung weit genug gediehen ist und die Fähigkeit besteht, sich ohne ständige Schutzperson den Erfordernissen der Welt zuzuwenden, kann es auf die nächsthöhere Entwicklungsstufe gehen: die EMPATHIE-Stufe. Wann ein Kind diese Entwicklungsstufe erreicht, ist individuell sehr verschieden. Piaget (1995) geht davon aus, dass Empathie erst gelingen kann, wenn das Kind abstrakt denken kann. Das ist im Grundschulalter meist noch nicht möglich, sondern erst auf der schulischen Sekundarstufe, wenn das Kind in die weiterführende Schule wechselt. Es gibt jedoch auch viele Kinder, die schon früher so weit sind. Durch das abstrakte Denken gelingt Perspektivenwechsel. Das Kind kann sich in eine Situation oder in einen Menschen hineinversetzen. Durch seine Theory of Mind erschließt es sich ihm, was der andere Mensch fühlt. So kann Mitgefühl entstehen. Wenn ich so fühle wie ein anderer Mensch, kann das aber auch durch den einfachen Mechanismus der Gefühlsansteckung entstanden sein, ohne dass Empathiefähigkeit besteht. Wenn ein Kind in der Kinderkrippe weint, steckt das die anderen sieben Kinder seiner Gruppe an, sie beginnen ebenfalls zu weinen und signalisieren so, dass sie Trost brauchen. Die Erzieherin kann jedoch nicht acht Kinder tröstend auf den Arm nehmen. Es gibt aber auch bei so kleinen Kindern eine Hilfsbereitschaft, die nach der Entdeckung der Spiegelneurone einige Zeit lang für eine frühe Empathiefähigkeit gehalten wurde: Die Erzieherin hängt Wäsche auf. Ihr fällt eine Wäscheklammer auf den Boden. Das Kind versteht, was da geschieht. Die Wäscheklammer gehört nicht auf den Boden, sondern an das Wäschestück, das gerade aufgehängt werden soll. Also noch keine Empathie, so nett und erfreulich die Hilfsbereitschaft auch sein mag.

Kegan (1986) hat weitere Entwicklungsstufen beschrieben, auf die hier aber nicht eingegangen wird. Die Prämisse ist ja, dass problematische Erlebens- und Handlungsweisen der Erwachsenen auf eine Entwicklungsstörung bezüglich dieser vier Entwicklungsstufen zurückgeführt werden kann und dass Psychotherapie helfen soll, die betreffenden Entwicklungsstagnationen zu beheben. Dies ist der Gegenstand der in diesem Buch kurz skizzierten Entwicklungstheorie des Erlebens und Verhaltens (Sulz, 2017b, 2020b).

Störungen der Entwicklung

Sowohl genetische als auch Umweltfaktoren können verhindern, dass die Entwicklung eines Kindes optimal verläuft. Das Kind passt sich in seiner Entwicklung der Umwelt an, in die es hineingeboren wurde. Es lernt die Sprache seiner Eltern und seines Landes. Es lernt aber auch Verhaltensweisen, die ihm helfen, sich mit seinen Eltern zu vertragen. Wenn die Mutter die Wut des Kindes nicht ertragen kann und der Vater Widerworte aggressiv vom Tisch wischt, bleibt ein ängstliches zaghaftes Kind übrig, das seine angeborenen Tendenzen und Befähigungen unterdrückt. Es wird keine soziale Kompetenz und keine Zivilcourage entwickeln. Ein anderes Kind wiederum lernt, dass nur stark ausgedrückte, fast theatralische Affekte die Aufmerksamkeit der Mutter erreichen. Und wieder ein anderes schützt sich vor Kritik und Strafe, indem es alles ganz richtig oder bestens erledigt. Das kennen wir von Modul 2 der MVT (dysfunktionale Überlebensregel und inneres Arbeitsmodell). Für die Entwicklung ist maßgeblich, dass das Verbleiben auf der ungeschützten Entwicklungsstufe (AFFEKT-Stufe) zu bedrohlich wäre und daher nur eine Flucht unter die Treppe der Entwicklung (Entwicklungsloch nach Sulz, 1994) möglich ist. Diese Flucht wird von der Überlebensregel verordnet (z. B. nie wieder spontan affektiv erleben und handeln und stattdessen immer Gefühle unterdrücken, auf alle Fälle nie zeigen). Von da an wird sich nur noch so verhalten, wie die Überlebensregel es gebietet, was meist darin resultiert, dass die Züge einer dysfunktionalen Persönlichkeit angenommen werden (z. B. selbstunsicher – ängstlich vermeidend). Die Überlebensregel schiebt durch ihr Diktat einen Riegel vor den Zugang zur Entwicklungsstufe. Das Ergebnis ist relative Angstfreiheit auf Kosten der Entwicklung, die stagniert.

Behebung der Entwicklungsstörung

Rückkehr auf die Treppe der Entwicklung (AFFEKT-Stufe)

Nur wenn die Gültigkeit der Überlebensregel aufgehoben werden kann, zum Beispiel indem man sie durch eine neue Erlaubnis gebende Lebensregel ersetzt (siehe Modul 2), kann es gelingen, das sichere Versteck zu verlassen und dorthin zurückzugehen, wo die Entwicklung vor der Flucht stehen geblieben war: auf die AFFEKT-Stufe. Dieser therapeutische Prozess erfolgt in kleinen Schritten:

a) Dem Patienten für diesen Schritt eine Sicherheit gebende, dichte Begleitung anbieten.
b) Dem Patienten das attraktive Teilziel des Zurückgewinnens seiner Vitalität und Lebendigkeit nahebringen.
c) Die Frustration und Verletzung durch eine wichtige Bezugsperson imaginativ und erinnernd spüren lassen.
d) Wut und Zorn auf verletzendes Verhalten der Bezugsperson richten (Wutexposition).
e) In der Imagination sich zornig gegen die Verletzung wehren.
f) Die daraus resultierende Stärke und Selbstwirksamkeit bewusst erleben.
g) Und sich zurück auf der AFFEKT-Stufe wehrhaft und angstfrei fühlen.

In dem Bewusstsein der sicheren therapeutischen Begleitung.

Entwicklung von der AFFEKT- auf die DENKEN-Stufe

Dies ist jedoch nur die Vorarbeit. Denn das war noch kein Entwicklungsschritt – nur ein Zurückkehren auf die Stufe, von der aus die weitere Entwicklung erfolgen kann. Die Entwicklung auf die DENKEN-Stufe findet parallel in zwei Bereichen statt.

1. Statt dem unmittelbaren Affektausbruch auf der AFFEKT-Stufe, der relativ wirkungslos verpuffen kann, wird die Energie der Wut genutzt, um mit der Kraft des Zorns gegen das frustrierende und verletzende Verhalten des Gegenübers anzugehen und sich erfolgreich zu wehren. Dieser Erfolg wird als Selbstwirksamkeit erlebt, die ein Bewusstsein von Selbstvertrauen schafft mit einer Ausstrahlung von Wehrhaftigkeit, die dafür sorgt, dass der andere von Anfang an verletzendes Verhalten unterlässt.
2. Diese Interaktionen werden begleitet von klarem logischem Denken unter Einsatz der Theory of Mind, die hilft, zu verstehen, wie es zu der Auseinandersetzung kam und welches Ergebnis das neue wehrhafte Verhalten haben wird (Ursache-Wirkungs-Denken). Daraus ergeben sich Selbstfürsorge und Selbstständigkeit (»Ich kann selbst …«).

Wie beim Selbstbehauptungstraining (siehe Übung 6.8) muss diese Erfahrung unendlich oft gemacht werden, bis die Erfolge nicht mehr als Glück oder Ausnahme verbucht werden, sondern ins Selbstbild aufgenommen wurden. Denn bis im Gehirn stabile Bahnungen von Nervenverbindungen entstanden sind, benötigt es vielmaliges Üben, also nicht nur dreimal üben, sondern hundertmal. Neurobiologische Erkenntnisse machen verständlich, wie Psychotherapie (Schore, 2012a) hier vorgehen muss. Wie viel Ausdauer der Therapeut braucht, damit das Zaudern und die verständliche Vermeidungstendenz des Patienten nicht die Oberhand behalten.

Entwicklung von der DENKEN- auf die EMPATHIE-Stufe

In den sehr schwierigen und problematischen Lebenssituationen und Beziehungskonstellationen sind die meisten Patienten nicht einmal in der Lage auf der DENKEN-Stufe zu denken, zu fühlen und zu handeln. Erst die Therapie ermöglicht es ihnen, in den symptomauslösenden und symptomaufrechterhaltenden Kontexten logisches Denken walten zu lassen und sich als selbstwirksam zu erleben.

Wer um sein emotionales Überleben kämpft, kann und darf keine Zeit und Energie dafür verschwenden, sich in sein Gegenüber hineinzuversetzen. Empathiefähigkeit ist also noch weiter entfernt. Erst wenn ich mich aus dem in die Tiefe und in den Untergang ziehenden Strudel der unlösbaren Konflikte meiner eigenen Existenz befreit und festen Boden unter den Füßen habe, kann ich mich um andere kümmern. Bis dahin ist Egozentrik überlebensnotwendig. So befielt es die innere Dynamik der Überlebensstrategie. Auch wenn es bei späterer ruhiger Betrachtung nicht das Beste war, was ich tun konnte. Aber Überleben und Überlebensstrategie haben absoluten Vorrang.

Therapeuten neigen dazu, einen Patienten aus seinem Entwicklungsloch unter der Treppe der Entwicklung dadurch hervorzulocken, indem sie ihm entweder Vernunft oder Verständnis für die anderen beibringen wollen. Das ist allerdings eine Abkürzung, die nicht funktionieren kann. Mit einem anderen Bild gesprochen: Die Entwicklung von Selbst und Beziehungen kann auch einer Autofahrt ähneln: Zuerst muss ich den Tank aufladen; das ist die Energie meiner Vitalität und Affekte (AFFEKT-Stufe). Dann muss ich mich ans Steuer setzen und vorankommen; Selbstwirksamkeit erfahren (DENKEN-Stufe). Und erst als Drittes bremse ich, bleibe stehen, öffne die Beifahrertür und lade meinen am Wegrand stehenden Gegenüber ein, mit mir zu fahren (EMPATHIE-Stufe).

Die Praxis der Entwicklungstherapie

Das Konzept der Entwicklungstherapie, das im MVT-Buch (Sulz, 2021b) vorgestellt wurde, soll nun in der praktischen Anwendung anhand der wichtigsten Übungen dargestellt werden. Die Übungen 6.1 bis 6.3 bestehen darin, dass der Patient je eine Skala der ADE-Skala in der Therapiesitzung ausfüllt und das Ergebnis dann nachbesprochen wird. Das Ziel ist es, dass Patient und Therapeut erkennen und verstehen, auf welcher Stufe der Patient steht und wie sich das auf seine Lebens-und Beziehungsgestaltung auswirkt. Wichtig ist, dass darauf geachtet wird, dass die AFFEKT-Stufe nicht durch einen ehrgeizigen Patienten abgewertet wird, der anstrebt, möglichst rasch auf der EMPATHIE-Stufe anzukommen. Vielmehr müssen die Ressourcen jeder Stufe wertgeschätzt und sich auch ihre Nachteile bewusst gemacht werden. Einige Übungen wurden schon in einem früheren Modul ausführlich beschrieben und sollen hier nur kurz vorgestellt werden, damit nicht sooft zurückgeblättert werden muss.

Übung 6.1: AFFEKT-Stufe

Dieser Übung liegt die VDS31 ADE-Skala zugrunde, die die drei wichtigsten Entwicklungsstufen beschreibt. Der Patient kann zunächst versuchen, sich selbst einzuschätzen. Das wird ihm am Anfang der Therapie noch nicht gut gelingen. Je mehr er sich auf der AFFEKT-Stufe befindet, umso weniger kann er von außen auf sich selbst schauen. Aber auch der Therapeut lernt erst nach mehreren Sitzungen die impulsiven Seiten des Patienten ausführlicher kennen. Dabei gibt es zwei typische Konstellationen:

Entweder hat der Patient großen Stress und den Überblick über sein Problem verloren. Dann ist er weitgehend auf der AFFEKT-Stufe und es lassen sich häufig Reaktionsweisen finden, die zu dieser gehören.

Oder er ist emotional nicht alarmiert, sondern kann sich seinem Therapeuten gegenüber so angepasst verhalten wie er es gelernt hat. Dann bleibt er noch längere Zeit reserviert und erst, wenn Bindungssicherheit hergestellt werden konnte (Modul 1), traut er sich aus seinem Mauseloch heraus und wagt beispielsweise eine freche Bemerkung. In der Nachbesprechung der Skala A, direkt nachdem er sie ausgefüllt hat, können noch gemeinsam Beispiele gefunden werden, die Belege dafür sein können, dass sein Funktionsniveau noch das der AFFEKT-Stufe ist.

Typ A heißt, dass nicht die Vernunft und nicht der Wille bestimmen, wie reagiert wird. Vielmehr kommt es nicht selten entgegen der eigenen Vernunft zu spontanen Reaktionen – jedoch nicht bewusst intendiert. Oft kann nachher gar nicht gesagt werden, warum und wozu so reagiert wurde: »Das mache ich halt so. Ich bin eben so.« Manchmal ist man einverstanden damit, manchmal ärgert man sich über sich oder schämt sich.

Es geht nicht um Alltägliches, sondern um Sie selbst und was Ihnen wichtig ist, und um Ihre Beziehungen zu wichtigen Menschen. Bitte kreuzen Sie alle Aussagen an, die auf Sie zutreffen. Bitte zählen Sie anschließend die Zahl der Kreuzchen für Skala A zusammen und setzen Sie anschließend noch Kreuze bei den drei Auswertungspunkten.

Übungsblatt: Skala A – Merkmale der AFFEKT-Stufe

X	Skala A
	1. Mein Bedürfnis steuert mich (vor allem Geborgenheit, Schutz).
	2. Meine Angst bremst mich (vor allem Trennungsangst).
	3. Mein Gefühl regiert mich (Freude, Trauer, Wut).
	4. Ich handle schnell und auch unbedacht.
	5. Ich bedenke nicht so sehr das Morgen.
	6. Ich bin ungeduldig
	7. Ich bin unselbstständig.
	8. Ich kann mir oft nicht aus eigener Kraft helfen.
	9. Ich habe eher bildliche Fantasien als sprachliche.
	10. Ich verfüge über intuitives, assoziatives statt logisches Denken.
	11. Ich zeige rasche, konditionierte, reflexhafte Reaktionen.
	12. Ich kann mich nicht selbst von außen betrachten.
	13. Ich habe keine gute Menschenkenntnis.
	14. Ich gebe Verantwortung gern ab.
	15. Ich brauche den anderen als Problemlöser.
	16. Ich bin ein Sonnenschein, wenn es mir gut geht.
	17. Ich bin ein/e Quengler/in, wenn es mir nicht gut geht.
	18. Ich schmiege mich gern an.
	19. Ich esse oder trinke evtl. zu viel.
	20. Ich kann mich schwer selbst begrenzen.
Summe:	
	Auswertung
	Ich habe mindestens zehn Kreuze bei Skala A gesetzt.
	Skala A beschreibt mich ziemlich gut.
	Gefühlsmäßig bin ich eher Typ A.

Übung 6.2: DENKEN-Stufe

Die DENKEN-Stufe birgt viele Ressourcen und Verhaltenstherapie versucht Patienten möglichst bald die Ressourcen nutzbar zu machen und Selbstwirksamkeitserfahrung machen zu lassen. Aber zuerst muss der Therapeut feststellen, wie weit der Patient in schwierigen Situationen noch von Selbstwirksamkeit entfernt ist. Im Alltag mit seinen Routinen, wenn alles gut läuft, kann der Patient alles gut im Griff haben und viel Selbstwirksamkeit erfahren. Sobald aber ein Konflikt mit Vorgesetzten, Kollegen oder der Partnerin auftritt, landet er auf der AFFEKT-Stufe, sei es überwiegend ängstlich oder überwiegend aggressiv. Diese Stufe hält ihn wie ein Attraktor (vgl. Grawe, 1998) fest.

Wenn ein Patient auf der DENKEN-Stufe ist, kann es sein, dass er sich dort hinauf gerettet hat und weiß, dass seine Rettung darin besteht, immer alles unter Kontrolle haben zu müssen, da er sonst wieder in das Ausgeliefertsein und die Hilflosigkeit der AFFEKT-Stufe abstürzen würde. Das ist anstrengend, denn er muss Tag und Nacht wachsam sein. Ist er dagegen souverän und gelassen und vermittelt den Eindruck, dass es kein dysfunktionaler Überlebenskampf ist, dann befindet er sich sicher und stabil auf dem Plateau dieser Stufe, weit genug weg von der Steilküste, von der aus jemand, der zu nah dran ist, mit Schaudern auf die AFFEKT-Stufe hinabblickt.

Es geht nicht um Alltägliches, sondern um Sie selbst und was Ihnen wichtig ist, und um Ihre Beziehungen zu wichtigen Menschen. Bitte kreuzen Sie alle Aussagen an, die auf Sie zutreffen. Anschließend schauen wir uns die Beispiele zu Ihren angekreuzten Aussagen an, die Ihnen einfallen.

Übungsblatt: Skala D – Merkmale der DENKEN-Stufe

X	Skala D
	1. Ich brauche Zeit zum Überlegen.
	2. Ich habe ein/mehrere Ziele.
	3. Ich habe einen Willen.
	4. Ich kann auf den besten Moment warten.
	5. Ich bin ausdauernd.
	6. Ich weiß, wie ich andere beeinflussen kann.
	7. Ich weiß mir selbst zu helfen.
	8. Meine Überlegungen sind eher sprachlich.
	9. Ich handle aus bewusster Entscheidung heraus.
	10. Ich kann mich von außen betrachten.
	11. Ich kann Menschen gut durchschauen.
	12. Ich weiß, wie Menschen sind.
	13. Ich habe alles im Griff.
	14. Ich weiß, wo es lang geht.
	15. Ich übernehme gern die Führung.
	16. Projekt geht vor Beziehung.
	17. Ich bin nicht sehr einfühlsam.
	18. Ich weiß, was ich kann: Ich bin effektiv.
	19. Ich bin selbstbewusst.
	20. Ich brauche andere nur wenig.
Summe:	
	Auswertung
	Ich habe mindestens zehn Kreuze bei Skala D gesetzt.
	Skala D beschreibt mich ziemlich gut.
	Gefühlsmäßig bin ich eher Typ D.

Übung 6.3: EMPATHIE-Stufe

In einer Kurzzeittherapie schaffen es Patient und Therapeut nur selten auf die EMPATHIE-Stufe. In Langzeit- und Paartherapien jedoch arbeiten Therapeuten sehr viel mit der empathischen Interaktion und Kommunikation. Ein Beispiel: Ein Patient hat es geschafft, sich durchzusetzen und Nein zu sagen. Er lässt sich nicht mehr ausbeuten oder unterdrücken. Aber dann nehmen Streitigkeiten zu und er ist nicht glücklicher als vorher. Konkurrenz, Macht und Einfluss sind ewige Streitthemen in der Partnerschaft (vgl. Sulz, 2000c und 2004b, c). Jeder für sich und gegen den anderen. Beide sehnen sich nach Frieden, beiden fehlt jedoch das Vertrauen in die Friedfertigkeit des anderen. Beide haben zwar einen ziemlich realistischen Blick dafür, was in ihrer Beziehung nicht in Ordnung ist, es fehlt ihnen jedoch die Fähigkeit und Bereitschaft, sich um die Bedürfnisse des anderen zu kümmern.

Intelligente Erwachsene haben im konfliktfreien Bereich natürlich die Fähigkeit, sich in den anderen hineinzudenken, vielleicht auch hineinzufühlen. Aber sobald es um die eigene Partnerschaft geht, hört das auf. An dieser Stelle muss der Therapeut genau hinhören. Und es gibt nicht wenige eher dependente Menschen, die ihre Dependenz so gut ausgebaut haben, dass sie stets wissen, was ihre Bezugsperson mag. Es ist wichtig, auf dieser Stufe befindliche Menschen dort zu orten, wo sie sind (auf der AFFEKT-Stufe). Und ihnen eben nicht die Qualitäten der EMPATHIE-Stufe zuzuschreiben. Die Faustregel ist deshalb: Wer nicht beweisen kann, dass er vor geraumer Zeit den Schritt auf die DENKEN-Stufe schaffte und dort ausreichend lange Zeit war, kann nicht auf der EMPATHIE-Stufe sein. Vielmehr muss vermutet werden, dass seine EMPATHIE-Stufen-Fähigkeiten nur gelernt, aber nicht entwickelt sind. Die zentrale Angst dependenter Menschen ist Trennungsangst und diese nimmt umso mehr ab, je besser für ihn das Verhalten seiner Bezugsperson ist.

Es geht nicht um Alltägliches, sondern um Sie selbst und was Ihnen wichtig ist und um Ihre Beziehungen zu wichtigen Menschen. Bitte kreuzen Sie alle Aussagen an, die auf Sie zutreffen. Bitte zählen Sie anschließend die Zahl der Kreuzchen für Skala E zusammen und setzen Sie anschließend noch Kreuze bei den drei Auswertungspunkten.

Übungsblatt: Skala E – Merkmale der EMPATHIE-Stufe

X	Skala E
	1. Wir brauchen Zeit zur Abstimmung.
	2. Wir haben gemeinsame Ziele.
	3. Ich muss meinen Willen nicht durchsetzen.
	4. Ich kann auf individuellen Vorteil verzichten.
	5. Ich kann warten, bis der andere so weit ist.
	6. Ich passe meine Geschwindigkeit dem anderen an.
	7. Wir helfen uns gegenseitig.
	8. Meine Überlegungen sind bildlich und sprachlich.
	9. Ich folge bewusster Entscheidung und Intuition.
	10. Ich kann mich von außen betrachten.
	11. Ich kann Menschen gut verstehen.
	12. Ich lerne gern, wie Menschen sind.
	13. Ich muss nicht alles im Griff haben.
	14. Zusammen finden wir einen guten Weg.
	15. Ich mag im Team arbeiten.
	16. Beziehung geht vor Projekt.
	17. Ich bin sehr einfühlsam.
	18. Wir ergänzen uns und sind ein starkes Team.
	19. Unsere Gemeinschaft gibt mir Selbstbewusstsein.
	20. Ich brauche andere Menschen.
Summe:	
	Auswertung
	Ich habe mindestens zehn Kreuze bei Skala E gesetzt.
	Skala E beschreibt mich ziemlich gut.
	Gefühlsmäßig bin ich eher Typ E.

Übung 6.4: Primäre und sekundäre Gefühle

Um zwischen entwickeltem und konditioniertem Verhalten zu unterscheiden, kann das Konzept der primären und sekundären Gefühle als Heuristik verwendet werden (Sulz, 1994, 1995).

Primäre Gefühle sind unverfälschte direkte Antworten auf eine Situation. Frustration erzeugt erst einmal Ärger, Verletzung führt zu Schmerz, Verlust zu Trauer, Bedrohung zu Angst und Bedürfnisbefriedigung bzw. Wunscherfüllung zu Freude. Wenn diese Gefühle aber in der Kindheit zu noch schmerzlicheren Erfahrungen führten, kann es sein, dass die Psyche befunden hat, dass es besser ist, diese Gefühle nicht zu haben und sie durch Gefühle zu ersetzen, die zu einem angepassten Verhalten führen, das nicht zu einer Belastung der Beziehung führt. Das primäre Gefühl, zum Beispiel Wut, wird ersetzt durch ein sekundäres Gefühl, das dem aus der Wut entstehenden Handlungsimpuls des Angriffs gegensteuert, zum Beispiel Ohnmacht, Schuld, Scham, Angst oder Hilflosigkeit.

Solange sekundäre Gefühle vorherrschen, bleibt die Entwicklungsstagnation bestehen. Deshalb müssen sie identifiziert werden. Patienten können dazu den Fragebogen VDS32 Emotionsanalyse ausfüllen oder in einer Übung in der Therapiestunde aus der Liste der 43 häufigsten Gefühle (s. Übung 4.5 »Die wichtigsten Gefühle«) je Spalte zwei Gefühle heraussuchen, die bei ihnen am häufigsten vorkommen. Sie unterstreichen diese und gemeinsam wird herausgearbeitet, ob sie primär oder sekundär sind (also vermeidende Funktion haben) (s. Übungsblatt »Primäre und sekundäre Gefühle«). Es kann leicht festgestellt werden, welches das vermiedene primäre Gefühl ist. Bei den meisten Menschen löst eine erinnerte Situation das primäre Gefühl aus. Das sekundäre Gefühl dagegen vermeidet ein primäres Gefühl, das die Person in Schwierigkeiten bringen würde.

Übungsblatt: Primäre und sekundäre Gefühle

Freude: Gefühl 1: .... ist ( ) primär oder( ) sekundär?
Freude: Gefühl 2: .... ist ( ) primär oder ( ) sekundär?
Trauer: Gefühl 1: .... ist ( ) primär oder ( ) sekundär?
Trauer: Gefühl 2: .... ist ( ) primär oder ( ) sekundär?
Angst: Gefühl 1: .... ist ( ) primär oder ( ) sekundär?
Angst: Gefühl 2: .... ist ( ) primär oder ( ) sekundär?

Wut: Gefühl 1: .... ist ( ) primär oder ( ) sekundär?
Wut: Gefühl 2: .... ist ( ) primär oder ( ) sekundär?

Übung 6.5: Primärer und sekundärer Selbstmodus

Ein Selbstmodus ist ein psychischer (Dauer-)Zustand, der eine charakteristische Art des Denkens, Fühlens und Handelns aufweist und zu dem für ihn typische Bedürfnisse (z.B. gesehen oder wertgeschätzt zu werden) gehören, vergleichbar mit einem Persönlichkeitsstil. Im Gegensatz zu diesem ist der Selbstmodus aber nicht so beständig, sondern wechselt öfter, kann auch nur einige Minuten andauern. Deshalb ist die Unterscheidung von Persönlichkeitsstil und Selbstmodus hilfreich und wichtig.

Ein *primärer Selbstmodus* ist ein psychischer Zustand, der auf einer bestimmten Entwicklungsstufe natürlicherweise Erleben und Verhalten eines Menschen ausmacht. Der Umgang mit sich selbst und mit anderen Menschen erfolgt bestmöglich. Ein *sekundärer Selbstmodus* ist ein psychischer Zustand, der nach schwierigen Kindheitserfahrungen aus einem inneren Arbeitsmodell/einer Überlebensregel resultiert. Deren Gebote und Verbote engen das Verhaltensrepertoire ein, sodass primäre Emotionen und spontane Handlungen ebenso verboten sind wie bestimmte Bedürfnisbefriedigungen. Ein dysfunktionaler Persönlichkeitszug (selbstunsicher, dependent, zwanghaft, passiv-aggressiv, histrionisch, schizoid, narzisstisch, emotional instabil, paranoid, betont stark und selbstständig, kontrollierend) ist daher ein sekundärer Selbstmodus.

Nahezu alle dysfunktionalen Selbstmodi bzw. dysfunktionalen Persönlichkeitszüge entfalten sich von der AFFEKT-Stufe aus. Der erste Schritt ihrer Behandlung besteht demnach darin, zu helfen, wieder auf die AFFEKT-Stufe zurückzufinden und sich die Vitalität dieser Stufe wieder anzueignen. Selbstmodus = Entwicklungsstufe: Zentrale Bedürfnisse, zentrale Angst und zentrale Wut weisen auf die Entwicklungsstufe hin, auf der ein Mensch sich gerade befindet:

- KÖRPER-Stufe: Willkommensein vs. Vernichtungsangst und -wut
- AFFEKT-Stufe: Geborgenheit und Schutz vs. Trennungsangst und -wut
- DENKEN-Stufe: Wertschätzung und Selbstständigkeit vs. Kontrollverlustangst und Bemächtigen
- EMPATHIE-Stufe: Liebe, Beachtung, Verständnis vs. Liebesverlustangst und Ablehnung

Dies sind grobe Orientierungen, die nicht immer zutreffen müssen. Trotzdem kann mit dem Patienten dazu die nachfolgende Übung durchgeführt werden. Sie schärft seinen Blick für den eigenen Selbstmodus, der sich ja situationsentsprechend ändern kann. Hier kommt die Verhaltenssignatur von Mischel (2004) zum Tragen. Sie besteht darin, dass ein Verhalten immer nur im Kontext derjenigen Situation definiert wird, in der es regelmäßig auftritt. Die Angabe eines Verhaltens oder einer Eigenschaft ohne Zuordnung zu der Situation, in der es vorkommt, ist unvollständig.

Übungsblatt: Mein Selbstmodus und meine Entwicklungsstufe (siehe auch die Skalen A, D und E)

KÖRPER-Stufe:
( ) Willkommensein
( ) Vernichtungsangst und -wut

AFFEKT-Stufe:
( ) Geborgenheit und Schutz
( ) Trennungsangst und -wut

DENKEN-Stufe:
( ) Wertschätzung und Selbstständigkeit
( ) Kontrollverlustangst und Bemächtigen

EMPATHIE-Stufe:
( ) Liebe, Beachtung, Verständnis
( ) Liebesverlustangst und Ablehnung

Ergebnis: Am meisten passt zu mir der Selbstmodus der ....-Stufe. Immer wieder befinde ich mich aber auch im Selbstmodus der ....-Stufe. Was bedeutet das für meinen Umgang mit mir und anderen Menschen? ....

Übung 6.6: Neue Lebensregel

Der Wissenshorizont zu diesem Thema besteht aus »Kapitel 2: Akzeptanz 1. Inneres Arbeitsmodell: Von der Überlebensregel zur Lebensregel«

im ersten MVT-Buch (Sulz, 2021b). Hier sollen nur einige Schlagworte aufgegriffen werden: Jeder/jede hat seine/ihre Überlebensregel (inneres Arbeitsmodell). Jeder/jede hat seinen/ihren sekundären Selbstmodus. Jeder/jede hat ein Entwicklungsloch. Jeder/jede versteckt sich partiell unter der Treppe der Entwicklung. Jeder/jede hat seine/ihre Vitalität preisgegeben. Jeder/jede tut sich schwer mit dem Übergang auf die nächste Stufe.

Entwicklungsstagnation ist nur behebbar, wenn die die Stagnation verursachende dysfunktionale Überlebensregel ihre Wirkung verliert. Das geschieht am wirksamsten durch eine neue Erlaubnis gebende Lebensregel (Abb. 21). Die dysfunktionale Überlebensregel des Patienten, die vermutlich zur Symptombildung führte, wurde bereits in Übung 2.1 erarbeitet.

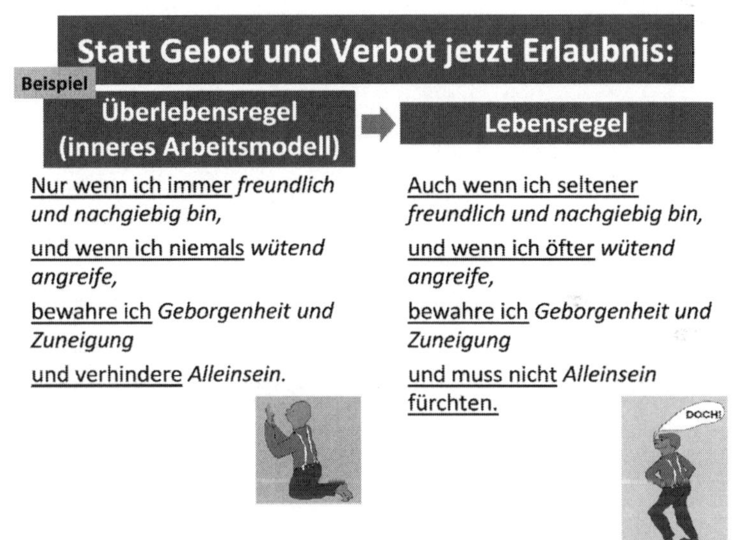

Abb. 21: Von der Überlebensregel zur Erlaubnis gebenden Lebensregel

Während die dysfunktionale Überlebensregel noch folgendermaßen lautete: Nur wenn ich immer ...., und wenn ich niemals ...., bewahre ich .... und verhindere ...., können Sie nun Ihre neue Erlaubnis gebende Lebensregel als exaktes Gegenteil formulieren: Auch wenn ich seltener ...., und wenn ich öfter ...., bewahre ich mir trotzdem .... und muss nicht fürchten ....

Dem Patienten macht die Lebensregel erst einmal Angst. Und der Therapeut hilft ihm, ihr ein erstes und zweites Mal zu folgen. Die beglückende Erfahrung, die ihn stolz macht, ist, dass die Vorhersage der Überlebensregel nicht eingetreten ist, sondern dass seine neue Lebensregel bestätigt wurde. In dem Bild des Verstecks unter der Treppe der Entwicklung hatte ja die Überlebensregel den Riegel vorgeschoben. Die Lebensregel öffnet ihn und nun kann wieder auf die Treppe heraufgegangen werden. Damit kann die Wutexposition beginnen.

Übung 6.7: Wutexposition

Nun wird es spannend. Der Patient stellt sich die Frage: »Darf ich in meiner heutigen Erwachsenenwelt wirklich meine primären Gefühle haben und diese auch zeigen?« Da dies eine der Schlüsselstellen der Therapie ist, wird die Darstellung der Wutexposition aus dem Buch *Mit Gefühlen umgehen* (Sulz, 2021a, S. 247ff.) übernommen.

Die Wutexposition sollte bei keiner Therapie fehlen. Viele Menschen haben in Bezug auf den Umgang mit Wut keine reife Emotionsregulation entwickelt, denn sie mussten schon sehr früh in ihrer Kindheit ihre Wut unterdrücken, um in guter Beziehung zu ihren Eltern bleiben zu können. Da ihre Emotionsregulation in diesem Alter noch nicht verfügbar war, mussten sie ihre Angst zu Hilfe nehmen. Angst löscht die Wut wie Wasser das Feuer.

Es muss also erreicht werden, Angst durch ein anderes Mittel im Umgang mit der Wut zu ersetzen. Und dies ist die metakognitive Steuerungsfähigkeit, die durchaus nicht auf der bewussten Ebene ablaufen muss. Dies kann durch Wutexposition geschehen. Sie verläuft in zwei Schritten: erstens Wut fühlen und zweitens mit Wut umgehen.

Wut fühlen

Psychische Probleme rühren daher, dass ich oder meine Mitmenschen mich daran hindern, eine Lösung zu finden, die für mich befriedigend wäre, ohne meinen Beziehungen zu sehr zu schaden. Wenn mich jemand an meiner Bedürfnisbefriedigung hindert, so ist das frustrierend. Wenn ich frustriert werde, reagiere ich ärgerlich. Wenn ich sehr frustriert werde, reagiere ich wütend. Also geht es bei psychischen Problemen oft um Wut und Aggression.

Ich möchte Sie nun zu einer Fantasie einladen, die wenige Minuten dauert und die ganz in Ihrem Kopf und Ihrem Gefühl bleiben wird, danach folgenlos wieder verschwindet, ohne dass sie in der realen Welt irgendeinen Schaden angerichtet hätte. Eine Fantasie, wie ein Tagtraum oder einige Gedanken, eine kurze Vorstellung, kürzer als ein Werbespot im Fernsehen. Lediglich einige Erinnerungsspuren in unserem Gedächtnis hinterlassend, sonst gar nichts. Also eine kurze Fantasie, die weder moralisch noch juristisch Folgen für Sie oder irgendeinen Menschen haben wird.

Stellen Sie sich vor, ein Tyrann und vielfacher Mörder hat Sie und die Menschen, die Ihnen anvertraut sind und die Sie lieben, in seiner Gewalt. Er wird Sie und die Ihrigen grausam quälen, erniedrigen, vergewaltigen, umbringen. Sie mussten diese Gewalttaten mehrmals mit eigenen Augen ansehen, ohne einschreiten zu können. Doch jetzt haben Sie für einen kurzen Moment die einzige, nicht wiederkehrende Chance, weitere Gewalt und weiteres Morden zu verhindern. Er und seine Häscher sind so unachtsam, dass Sie eine halbe Stunde lang gefahrlos die Möglichkeit haben, ihn unschädlich zu machen und dadurch das Leben der Ihnen wichtigen Menschen zu retten und auch Ihr eigenes Leben. Reine Notwehr.

Ich lade Sie ein, diese Fantasie fortzusetzen. Sie sind voll Empörung über diesen grausamen Menschen. Während Sie spüren, dass Sie jetzt gegen ihn vorgehen könnten, spüren Sie Ihre Kraft und Ihre Fähigkeit, jetzt das Notwendige zu tun. Das zu tun, was Sie einfach tun müssen. Und Sie spüren Ihre Wut darüber, was er Ihnen und den anderen Menschen bis jetzt angetan hat. Vielleicht spüren Sie diese Wut im Bauch. Versuchen Sie jetzt, diese Wut in Ihrem Bauch entstehen zu lassen. Vielleicht will diese Wut sich Raum schaffen und nach oben in den Brustkorb steigen, in Nacken und Schultern, in die Oberarme, Arme, Hände.

Während Sie die Wut auf diesen Unmenschen spüren, wissen Sie, dass es jetzt sein muss, und Sie erkennen, dass er gar kein Mensch ist, sondern ein Fabelwesen, ein Monster oder ein Drache. Es ist nicht die Gegenwart, sondern die Vergangenheit, vor 1.000 Jahren, es ist nicht die heutige Welt, sondern eine Fantasiewelt. Doch Ihre Wut auf dieses Untier ist spürbar da. Sie sind es den Ihnen anvertrauten Menschen schuldig, Ihre Wut will aktiv werden, Sie müssen einfach handeln. Welche Bewegung will entstehen? Was wollen Ihre Arme und Hände tun? Stellen Sie sich vor, dass sie es tun. Vielleicht haben Sie eine Waffe. Welche Waffe haben Sie?

Und jetzt spüren Sie Ihre Wut, die Sie ganz erfüllt. Und Sie greifen ihn an und nutzen den kurzen Moment. Mit aller Konzentration, mit aller Kraft, mit aller Wucht. Und Sie schaffen es. Sie haben ihn kampfunfähig gemacht.

Die Ihrigen und Sie sind gerettet. Nehmen Sie jetzt wahr, wie Sie sich fühlen. Was für ein Gefühl ist in Ihnen? Welches weitere Gefühl? Ist es Wut? Ist es Trauer? Ist es Scham? Ist es Schuld? Ist es Genugtuung? Ist es Erleichterung? Ist es Kraft?

Bleiben Sie ganz für sich und nehmen Sie sich wahr. Erlauben Sie sich diese Gefühle, erlauben Sie sich diese Erfahrung. Und machen Sie sich bewusst, dass das Ihre Fantasie war. Und keine Wirklichkeit. Und dass dies Ihre Gefühle waren und keine wirklichen Handlungen. Dass Sie sehr, sehr starke Gefühle haben können und dass diese in Ihrer Psyche bleiben können – ohne dass ein Schaden in Ihrer wirklichen Welt entsteht. Dass Sie sich auf sich verlassen können. Dass Sie wissen, dass Sie ein erwachsener Mensch sind, der sich selbst steuern kann. Dass Sie sich selbst entschließen können, Gefühle wahrzunehmen und diese in Ihrer Psyche zu belassen. Und dass Sie nur dann handeln, wenn Sie sich dafür entschieden haben, dass unterdrückte Gefühle Ihren wichtigen Beziehungen und Ihnen schaden. Dass dagegen zugelassene Gefühle bewusst von Ihnen gehandhabt werden können, sodass ein konstruktiver Kompromiss zwischen Ihren Interessen und den Interessen Ihrer Bezugsperson möglich wird. Und gehen Sie mit dieser Erlaubnis, Gefühl, Impuls und Fantasie zu haben, in Ihre nächsten Begegnungen (Ende der Imaginationsübung).

Bekommen Sie Angst, dass aus dieser Wahrnehmungsübung unkontrollierbarer Ernst werden könnte? Wie kommen Sie auf diese Idee? Sind Sie sich Ihrer Kontrolle und Selbstbeherrschung so unsicher? Wie kommen Sie dazu, dass auf Sie so wenig Verlass ist? Sind Sie etwa wegen körperlicher Gewaltanwendung vorbestraft? Wenn nicht, so tragen Sie seit Ihrer Kindheit ein falsches Selbstbild mit sich herum, das Sie dazu gebracht hat, Gefühlen wie Ärger und Wut aus dem Weg zu gehen. Und wenn Sie von Kindesbeinen an Ihre natürliche Aggression unterdrückt haben, so haben Sie dieser Seite Ihrer Vitalität keine Chance gegeben, sich zu zivilisieren, vom Handgreiflichen zum Sprachlichen überzugehen. Wer aber wegen Unzivilisiertsein in einen dunklen Kerker eingesperrt bleibt, kann ebenso wenig zivil werden wie ein bissiger Hund, der im Zwinger eingeschlossen wird. Der erste Schritt zur Zivilisierung Ihrer Aggression ist also das Öffnen der Kerkertür. Und dies ist ein spannender Moment.

Wird es Mord und Totschlag geben oder friedliche Versöhnung? Wird die Welt Ihre Wut aushalten können, oder sind die Menschen um Sie herum so zerbrechlich, dass Sie an ihnen nicht wiedergutzumachenden Schaden anrichten? Sie werden also neben Ihrem Selbstbild auch Ihr Weltbild ändern dürfen: Die

Welt hält mehr aus, als Sie bisher dachten. Sie ist nicht aus Porzellan. Und sie ist nicht so nachtragend, wie Sie dachten. Ein Gewitter macht gute Luft. Ihre Beziehungen werden besser. Und Sie fühlen sich klarer, ehrlicher und freier.

Nach einigen Patzern, bei denen Sie sich im Ton erheblich vergriffen und sich gebührend entschuldigt haben, werden Ihre Verteidigungen und Angriffe zunehmend situationsadäquat. Es bleibt in Ihnen danach kein Vorbehalt gegen die andere Person. Sie können sie wieder mehr mögen und akzeptieren. Es ist keine chronisch unterdrückte Wut mehr da, die einen Schatten auf Ihre Beziehung wirft. Sie werden durch die Befreiung von Ihrer Wut fähig zur Liebe. Und diese ist nicht mehr das zaghaft brennende Lichtlein, das beim leisesten Hauch erlischt. Es ist eine kräftige Flamme, die auch einem vorübergehenden kräftigen Wind standhält – notwendige Auseinandersetzungen liefern ihr sogar mehr Sauerstoff, sodass sie leuchtender brennt. Mit dieser Zuversicht können Sie Ihren Mitmenschen Ihre neue Konfliktfreude zumuten und bei Ihren Kindern Streitlust zur Tugend werden lassen.

Mit Wut umgehen

Wenn der Patient nicht mehr nur Wut »ist«, sondern nur noch Wut »hat«, kann er lernen, mit ihr umzugehen. Das beginnt mit der Wutexposition als Weg, sich seine Wut zu eigen zu machen und zu akzeptieren, dass sie ein wichtiger zwischenmenschlicher Signalgeber ist.

Die erste Aufgabe der Wutexposition ist es, dem Patienten die Erlaubnis zu geben,

- Gefühle zu haben,
- Gefühle wahrzunehmen,
- Handlungsimpulse, die aus den eigenen Gefühlen resultieren, wahrzunehmen,
- Handlungen zu fantasieren, die aus dem eigenen Gefühl heraus entstehen wollen, und
- solche Fantasien als Möglichkeit der Katharsis einzusetzen, um auf diese Weise Wut zu entsorgen, statt sie zu unterdrücken und in Symptome oder in gestörte Persönlichkeitszüge zu transformieren.

Die zweite Aufgabe der Wutexposition ist es, dem Patienten die neue Erfahrung zu vermitteln,

- dass ein intensives Gefühl im psychischen Innenraum bleiben kann, ohne in die Welt hinaus zu müssen und dort unkontrollierbaren Schaden anzurichten,

- dass also Gefühl nicht gleich Handlung ist,
- dass eine fantasierte Handlung in der eigenen Psyche bleibt,
- dass also Fantasie nicht gleich Realität ist,
- dass er ein erwachsener Mensch ist und im Gegensatz zu einem zwei- oder dreijährigen Kind Selbstkontrolle und Selbststeuerung besitzt,
- dass er also einen steuernden Willen hat, durch den er frei entscheiden kann, was er tut und was nicht,
- dass er sich auf die eigene Selbststeuerung und Willenskraft verlassen kann und
- dass der Therapeut sich auf den Patienten und dessen Selbststeuerung verlässt und verlassen kann.

Folgendes Übungsblatt dient dazu, Ablauf und Ergebnis von Übung 6.7 festzuhalten.

> Übungsblatt: Wutexposition
>
> Situation: ....
> Die andere Person: ....
> Deren verletzendes, frustrierendes Verhalten: ....
> Mein Bedürfnis: ....
> Mein verletztes Gefühl: ....
> Meine Wut: ....
> Mein Handlungsimpuls: ....
> Mein Zorn: ....
> Mein Wille: ....
> Meine Kraft: ....
> Mein Gerechtigkeitsgefühl: ....
> Meine Stärke nach der Exposition: ....
> Mein Selbstgefühl nach der Exposition: ....

Übung 6.8: Selbstbehauptung und Selbstwirksamkeit

Das wesentliche Entwicklungsziel von Modul 6 ist Selbstwirksamkeit. Zur Selbstwirksamkeit gehört die Zufriedenheit damit, für sich selbst gut eingetreten zu sein, für seine eigenen Bedürfnisse und Wünsche das Richtige getan zu haben. Dies vermittelt ein souveränes *Selbstbild*. Die Welt kann gemeistert werden, man ist ihr nicht mehr ausgeliefert und nicht mehr darauf angewiesen, dass andere das Notwendige für einen tun. Ein neues souveränes *Weltbild* ist entstanden, in dem die Welt nicht mehr groß und übermächtig erscheint, sondern sich eine Ebenbürtigkeit eingestellt hat.

Die Übung besteht darin, für eine schwierige Situation, die bisher sehr unbefriedigend verlief, weil der Patient sich nicht durchsetzen konnte, neues wirksames Verhalten zu erproben. Zuerst wird auf folgendem Übungsblatt ein kleines »Drehbuch« der Szene gemeinsam erarbeitet und danach wird die Situation gespielt. Der Therapeut spielt den Kontrahenten. Meist sind mehrere Wiederholungen nötig, bis das neue Verhalten erfolgversprechend und wirksam erscheint.

Übungsblatt: Selbstbehauptung

Problem-Bezugsperson: ....
Bewusst machen, auf welche Weise sie frustriert: ....
Ärger spüren: ....
Ärger kompetent kommunizieren:
Mich ärgert, wenn Du in der Situation X so reagierst: ....
Das frustriert mein Bedürfnis nach: ....
Ich möchte, dass Du Dich so verhältst: ....

Übung 6.9: Theory of Mind/Theorie des Mentalen

Auf der DENKEN-Stufe werden wir Menschen im Umgang mit anderen Menschen immer klüger. Wir haben allerdings noch eine egozentrische Haltung und sind noch keine sozialen Menschen. Um diese Stufe regulär durchlaufen zu können, müssen wir auch noch egozentrisch sein. Wir müssen die Fähigkeit aufbauen, gut für uns selbst zu sorgen und uns zu behaupten. Wir müssen zuerst einen gesunden Egoismus entwickeln. Dazu gehört, sich abzugrenzen, Nein zu sagen und den eigenen Vorteil im Auge zu behalten. Es würde den Entwicklungsvorgang auf dieser Stufe geradezu stören, wenn bereits jetzt das Wohl des anderen mit auf die Waagschale gelegt werden würde. Es ist noch nicht die Zeit, sich in den anderen einzufühlen, mit ihm zu fühlen. Denn das würde vorerst noch die eigene Selbstfürsorge schmälern. Da es aber unklug wäre, rücksichtslos den eigenen Vorteil zu erkämpfen, wird nicht schlecht mit dem anderen umgegangen. Es wird dafür gesorgt, dass er einem das, was gewünscht und gebraucht wird, bereitwillig und gern gibt. Diese neue Klugheit oder Cleverness muss so geschickt eingesetzt werden, dass die Sympathie des anderen nicht verloren geht. Also überlege ich mir, was ich dem anderen geben muss, damit er mir das gibt, was ich mir wünsche. Zunächst erfolgen solche klugen Vorgehensweisen jeweils neu in konkreten Situationen. Allmählich kenne ich aber den anderen so gut, dass ich es mir nicht mehr neu überlegen muss. Ich habe meine Menschenkenntnis verfeinert. Mein Wissen über die zu erwartenden Reaktionsweisen meines Gegenübers wird größer. Verbunden mit meinen Schlussfolgerungen wird es quasi zu einer Theorie – meiner Theory of Mind.

Es ist hilfreich, zwei Stufen der Theory of Mind zu unterscheiden:

a) Die eben beschriebene *einfache* Theory of Mind, die dadurch entsteht, dass man sich in den anderen hineindenkt (nicht hineinfühlt), ohne bereits dessen Perspektive einzunehmen (was erst auf der nächsthöheren Stufe, der EMPATHIE-Stufe, gelingen wird). Man bleibt dabei stets seiner eigenen Perspektive verhaftet, bleibt egozentrisch. Aber man kommt mit dieser einfachen Theory of Mind eine Weile ganz gut zurecht.

b) Die höhere Stufe wird auf der EMPATHIE-Stufe als eine *komplexe* Theory of Mind gebildet, wenn Perspektivenwechsel so gut gelingt, dass ich man sich in den anderen hineinfühlen, also mitfühlen kann. Die eigene Perspektive ist nicht mehr auf das eigene Ego zentriert, sondern ist vorübergehend die des anderen Menschen. Diese komplexere Theory of Mind entspricht der Theorie des Mentalen (Fonagy et al., 2008). Es wird nicht mehr nur gedacht, wie der andere fühlt, denkt und handelt. Jetzt wird sich stattdessen in den anderen eingefühlt, mit ihm mitgefühlt, die Bedürfnisse des anderen mitempfunden, sodass reflektiert und verstanden werden kann, welche Intentionen den Reaktionsweisen des anderen Menschen zugrunde liegen. Daraus resultiert aber auch, dass das Wohl des anderen wichtig wird. Man ist ein sozialer Mensch geworden.

Da in diesem Kapitel nur die DENKEN-Stufe analysiert werden soll, wird hier auch nur die erste Stufe, die einfache Theory of Mind, behandelt, die auch ohne Perspektivenwechsel eine recht gute Vorhersage der Reaktionen anderer Menschen ermöglicht. Die systematische Fragetechnik des im 6. Kapitel beschriebenen Vorgehens ermöglicht mit einiger Ausdauer, dem

Patienten diese Reflexionsfähigkeit zugänglich zu machen. Darauf aufbauend kann der Therapeut folgende Übung mit dem Patienten durchführen.

Ziel der Übung ist es, die latent vorhandene Theory of Mind ins Bewusstsein zu holen, sie anhand neuer Erfahrung zu prüfen, eventuell zu korrigieren und sie zu verfeinern, damit ihre Vorhersage noch treffender wird.

Die Übung besteht darin, Überlegungen bezüglich des Abgleichs der eigenen Interessen und der des Gegenübers an einem eigenen Beispiel zu anzustellen.

Übungsblatt: Aktivierung der Theory of Mind

Es geht um meine Bezugsperson .... Wir geraten bei folgendem Thema immer wieder aneinander: .... Ihr/ihm ist wichtig, dass .... Wenn ich das nicht berücksichtige, reagiert sie/er mit folgendem Gefühl: .... Denn sie/er erhält von mir nicht, was sie/er braucht: .... Sie/er kann mir nicht sagen: »Ich hätte von Dir .... gebraucht«, weil sie/er noch sehr in ihrem/seinem verletzten Gefühl steckt: .... (das ich gerade genannte habe). Wenn sie/er dieses Gefühl hat, kann sie/er nur einen Vorwurf äußern: .... (der mir übertrieben und ungerecht vorkommt). Ich kann dann nicht anders, als mich dagegen zu wehren. Meist sage ich: .... Sie/er hört darin eine Rechtfertigung, die nicht anerkennt, wie sehr sie/er verletzt wurde, und muss deshalb ihren/seinen Vorwurf noch heftiger äußern. Wenn ich an solchen Situationen etwas ändern will, muss ich mein eigenes Verhalten ändern, bevor ich auch so erregt werde und es zum Schlagabtausch kommt. Das kann ich auch ohne verstanden zu haben, weshalb es so verletzend für sie/ihn war. Da ich sie/ihn sehr gut kenne, weiß ich, welches Verhalten sie/er von mir gewünscht hätte, das mir jedoch aus Unachtsamkeit oder Egoismus nicht möglich war. Also kann ich mich entschuldigen: »Entschuldige, dass ich nicht daran gedacht habe, dass Dir so wichtig ist, dass .... Das tut mir aufrichtig leid. Ich möchte künftig besser darauf achten. Ich hoffe, dass Du meine Entschuldigung annehmen kannst.«

Natürlich merkt die Bezugsperson, wenn die Entschuldigung nur eine Floskel ist und nicht von Herzen kommt. Um sich aufrichtig zu entschuldigen, muss ein Mensch aber noch keine reife Empathiefähigkeit besitzen. Die Person im Übungsblatt musste sich nicht in die andere Person einfühlen, um ihr Verletztsein wahrnehmen zu können. Auch wenn sie in ihrer Egoperspektive bleibt, hört und sieht sie die Verletzung des anderen Menschen: »Ich habe sie/ihn verletzt. Das wollte ich nicht, das bedauere ich und daher kann ich mich aufrichtig entschuldigen.«

Erst auf der EMPATHIE-Stufe würde die Person sich in den anderen Menschen hineinfühlen und seinen Schmerz mitfühlen. Es würde ihm ebenfalls weh tun. Für die Übung reicht es aber, zu benennen, dass man Urheber der Verletzung war, dass man das bedauert, sich entschuldigt und den Willen zeigt, sich künftig anders zu verhalten. Das ist ein passabler erster Schritt zu einem besseren Umgang miteinander. Dieser bessere Umgang wird auch aus der egozentrischen Perspektive benötigt – um das vom anderen wieder zu bekommen, was man sich von ihm wünscht.

Modul 7

Entwicklung von der DENKEN-auf die EMPATHIE-Stufe

Der Schritt vom gesunden Egoismus zur Beziehungsfähigkeit

Übungen dieses Moduls
Übung 7.1: Gefühle zeigen
Übung 7.2: Mitgefühl
Übung 7.3: Was fühlt die Bezugsperson?
Übung 7.4: Die Gefühle des Gegenübers wahrnehmen
Übung 7.5: Achtsames Zuhören
Übung 7.6: Bei verbalem Angriff zurücktreten
Übung 7.7: Negative Folgen des Verhaltens visualisieren
Übung 7.8: Über die eigenen Gedanken sprechen
Übung 7.9: Bedürfnisse ausdrücken
Übung 7.10: Bemerken, was der Partner denkt, fühlt, möchte und tut
Übung 7.11: Nicht wertendes, aktives Zuhören
Übung 7.12: Die Realität des Erlebens des Partners anerkennen
Übung 7.13: Klärende Fragen stellen
Übung 7.14: Validieren der Enttäuschung des Partners, falls es nicht möglich ist, seiner Bitte zu entsprechen

Empathiefähigkeit[12]

Empathie braucht gemäß der affektiv-kognitiven Entwicklungstheorie von Sulz (2012a) zweierlei:

1. Abstraktes Denken als Voraussetzung für den Perspektivenwechsel, durch das es gelingt, sich in den anderen hineinzuversetzen.

---

12 Der Inhalt dieses Kapitels wurde verändert übernommen aus Gräff-Rudolph und Sulz (2017, S. 70ff.).

2. Die Bereitschaft von der bisherigen egozentrischen Maxime zur sozialen, zwischenmenschlichen Maxime überzugehen, vom egozentrischen zum sozialen Wesen zu werden.

Beides kann in der Therapie gefördert werden, nicht einem moralischen Imperativ folgend, sondern aus einem humanitären inneren Impuls heraus. Beim konkreten therapeutischen Vorgehen können wir uns an Piagets (1995) doppelte Definition von Empathie halten: Empathie ist,

a) sich in den anderen hineinzufühlen, sodass seine Bedürfnisse erspürt werden und sein Denken und Handeln verstanden wird, und
b) sich dem anderen gegenüber so zu öffnen und auszudrücken, dass dieser eine Chance hat, sich einzufühlen und zu verstehen, was ich brauche und warum ich etwas fühle.

Der (noch souveräne) Patient ist zu Beginn dieser therapeutischen Arbeit noch egozentrisch (auch aggressionsgehemmte und dependent-freundliche Menschen sind egozentrisch), er ist auf seine Bedürfnisbefriedigung bedacht und interessiert sich noch nicht für die Bedürfnisse des anderen. Es ist ihm noch kein Anliegen, dass es dem anderen gut geht. Sulz (2017c) schlägt deshalb in Anlehnung an Kegan (1986) das allgemeine *Prinzip der Entwicklungsförderung* vor, das für das therapeutische Gespräch hilfreich ist:

- Der Patient muss bei seinem bisherigen (hier souveränen) Denken gestört werden.
- Ihm muss ein Anreiz zum Perspektivenwechsel gegeben werden.
- Er braucht eine sichere Begleitung auf dem neuen Weg zum zwischenmenschlichen Denken.

Welche Implikationen hat Piagets erster Teil der Empathie-Definition (so über die eigenen Gefühle sprechen, dass der andere überhaupt eine Chance hat, sich in den Patienten hineinzuversetzen und Mitgefühl mit ihm zu haben) für die Therapie?

Schon in früheren Etappen der Therapie konnte der Patient üben, über sich zu sprechen, sodass der Therapeut sich in ihn einfühlen und ihn verstehen kann. Das wird jetzt explizit gemacht, indem der Kommunikationsaspekt fokussiert wird. Patient und Therapeut gehen auf die Frage ein: »Welche Aussagen und welchen Ausdruck braucht mein Gegenüber, damit er mich verstehen kann?« Aussage: »Es macht mich sehr traurig, wenn wir uns so wenig sehen.« Ausdruck: Stimme und Gesichtsausdruck müssen diese Traurigkeit spürbar machen. Dazu gehört natürlich auch, dass der Patient über sich spricht und mit seiner Klage nicht dem anderen die Schuld gibt (denn dann wird es für den anderen wichtiger, sich vor diesem Angriff zu schützen, als ihn zu verstehen).

Das konkrete Vorgehen ist bei Sulz (2017c) ausführlich beschrieben. In Sulz (2017d) wird dies beim Umgang mit Depression dargestellt. Sulz und Deckert (2012a, b) und Sulz, Sichort-Hebing und Jänsch (2015a, b) stellen im Rahmen des PKP-Konzepts (Psychiatrische Kurz-Psychotherapie) Therapiekarten zur Verfügung, die helfen, diese Interventionen (Üben von empathischem Zuhören und von Sprechen über die eigenen Gefühle) praktisch umzusetzen.

Der zweite Teil von Piagets Empathie-Definition bezieht sich auf empathisches Zuhören, Interesse, Fragen, Perspektivenwechsel und Einfühlen. Auch dieser Teil kann als metakognitives Training bezeichnet werden:

- häufig üben, die Aufmerksamkeit auf die Belange des Gegenübers zu richten
- sich für das, was im anderen Menschen abläuft, oft interessieren
- die Perspektive des Gegenübers einnehmen und sich in den anderen hineinversetzen
- fühlen, was in dieser Perspektive des Gegenübers gefühlt wird
- wieder zu sich selbst zurückkehren und mithilfe dieser empathischen Erfahrung und der eigenen Theory of Mind Verständnis und Mitgefühl für den anderen entstehen lassen
- mit jeder Empathie-Erfahrung die eigene Theory of Mind weiter ausbauen

Die Gesprächsführung besteht wie bei McCullough (2007) und wie bei der MBT (Fonagy & Bateman, 2008) aus Fragen. Durch die Art des Fragens wird der Patient in seinen Bewusstseinsprozessen geführt. Er wird zum metakognitiven Denken hingeleitet. Das Vorgehen geht über das bekannte geleitete Entdecken und über den Sokratischen Dialog der Kognitiven Therapie hinaus, da nicht Denk- und Erlebnisinhalte Gegenstand der gemeinsamen Reflexion sind, sondern wieder die psychischen Prozesse betrachtet werden:

- Was hat er/sie gedacht?
- Was hat er/sie gefühlt?
- Was hat er/sie gebraucht?
- Was hat er/sie gefürchtet?

- ➢ Was hat es für ihn/sie bedeutet?
- ➢ Was hat ihn/sie letztlich dazu gebracht so zu handeln?
- ➢ Was hat ihn/sie gehindert anders zu handeln?
- ➢ Was hätten Sie (der Patient) dazu beitragen können, dass die Situation anders verläuft?
- ➢ Wie könnten Sie verhindern, dass es überhaupt zu solchen Situationen kommt?

Der Patient eignet sich allmählich den Perspektivenwechsel an, sodass seine Vermutungen immer treffender werden und er ein immer besseres Verständnis für seine Bezugsperson entwickelt. Er ist zwischenmenschlich geworden. Er ist ein Mensch, dem andere Menschen wichtig sind – nicht zur Befriedigung eigener Bedürfnisse, sondern um des Wohlergehens willens anderer. Das konkrete Vorgehen wird von Sulz (2010b, 2012b, 2017c) ausführlich beschrieben.

»Ich bin schon mein ganzes Leben lang für andere da. Und wer kümmert sich um mich? Wer hat Mitgefühl mit mir?« Diesen Satz bekommen Therapeuten zu hören, wenn zu früh begonnen wurde, den Schritt auf die zwischenmenschliche Stufe zu gehen. In diesem Satz wird deutlich, dass der Patient noch nicht bekam, was er gebraucht hätte: Auf der impulsiven Stufe eine gute emotionale Versorgung mit Befriedigung seiner Grundbedürfnisse (in der therapeutischen Beziehung und in seinen realen Beziehungen), auf der souveränen Stufe die wiederholte Erfahrung, dass er gut für sich selbst sorgen kann und wirksam war und ist, dass seine Bedürfnisse befriedigt werden (in der therapeutischen Beziehung und in seinen realen Beziehungen).

Erst nach dieser zweifachen korrigierenden Beziehungserfahrung kann der Patient sich auf die zwischenmenschliche Stufe begeben, sodass sich sein Blick, sein Ohr und sein Herz dem anderen zuwendet. Für seinen Therapeuten ist nicht so sehr wichtig, welches neue Verhalten er zeigt, sondern viel mehr, ob er wirklich auf dieser Entwicklungsstufe angekommen ist. Und es darf wieder nicht vergessen werden, dass es nicht global um den ganzen Menschen in allen Lebensbereichen und in allen Beziehungen geht, sondern dass der Mensch sich partiell weiterentwickelt hat und der Therapeut es nur mit seinen Entwicklungslöchern (Sulz, 1994, 2017a) zu tun hat, also mit den meist recht begrenzten Bereichen, die für ihn so konflikthaft sind, dass er sich in Bezug auf diese nicht weiterentwickeln konnte. Er blieb in seinem Entwicklungsloch stecken bzw. musste sich unter der

Treppe der Entwicklung verstecken, um sich zu schützen, und bekam nicht, was er dringend gebraucht hätte. Geben kann nur, wer etwas bekommen hat. Teilen kann nur, wer etwas besitzt, was er teilen kann.

Übung 7.1: Gefühle zeigen

Bei dieser Übung wird Piagets (1995) erster Aspekt von reifer Empathie aufgegriffen: Nur wenn ich mein Gefühl zeige, gebe ich dem anderen eine Chance, mit mir zu fühlen.

Dazu wird als Übungsformat die »Empathische Kommunikation« (Sulz, 2017c) genutzt (für eine umfangreiche Einführung in die »Empathische Kommunikation« siehe Sulz, 2021b, S. 454ff.). Bei dieser läuft das Gespräch ganz ähnlich ab wie bei Marshall Rosenbergs »Gewaltfreier Kommunikation« (2016). Das Prinzip lässt sich anhand des Beispiels in Tabelle 16 gut nachvollziehen.

Tab. 16: Ein Beispiel für die »Empathische Kommunikation 1«: Über die eigenen Gefühle und Bedürfnisse sprechen

Situation	Ich möchte Dir sagen, dass die Situation gestern mit Deiner Mutter mir sehr zu schaffen machte.
	(Erzählen.)
Frustration	Du hast Partei für Deine Mutter ergriffen und sie gegen mich verteidigt.
	(Was genau war so frustrierend?)
Emotion 1	Das hat mich sehr enttäuscht und verletzt. Ich fühlte mich allein gelassen.
	(Gefühl spüren und aussprechen.)
Bedürfnis	Ich hätte gebraucht, dass Du für mich eintrittst und mich unterstützt.
	(Spüren, was vom anderen gebraucht wird, und aussprechen.)
Wunsch	Ich bitte Dich, dass Du zu mir hältst.
	(Welches Verhalten wird vom anderen gewünscht?)
Befriedigung	Damit ich spüren kann, dass wir beide zusammengehören und zusammenhalten.
	(Wie fühlt sich die Befriedigung an?)
Emotion 2	Dann fühle ich mich sicher und mit Dir verbunden.
	(Freude und Zuneigung/Liebe.)

Die Situation und das Verhalten des anderen sollten ohne Bewertung einfach beschrieben werden – ohne Interpretationen. Dann folgt die Aussage, was genau der frustrierende Aspekt am Verhalten des anderen war. Daraus erschließt sich emotional, was stattdessen gebraucht worden wäre, mit welchem Bedürfnis in die situative Begegnung gegangen wurde. Nun kann direkt der Wunsch folgen, sich in Zukunft so zu verhalten, dass dieses Bedürfnis nicht frustriert, sondern befriedigt wird. Welches Verhalten wäre befriedigend? Noch einmal: Welches Bedürfnis würde befriedigt werden? Und: Welches gute Gefühl (auch gegenüber der Beziehung) würde entstehen?

Mit diesen Äußerungen hat sich der Patient verständlich gemacht. Er hat (ohne Vorwurf) dem Zuhörenden eine Chance gegeben, empathisch mitzufühlen. Da der Patient nicht angegriffen hat, musste sein Gegenüber sich nicht verteidigen. Er konnte gefahrlos in der Perspektive des Patienten bleiben, ohne sich vor dessen Angriffen schützen zu müssen.

Dieses Prinzip soll nun in der Übung auf ein Beziehungsproblem des Patienten, bei dem er frustriert war und das Verhalten des anderen ihn verletzte, übertragen werden.

Übungsblatt: Über die eigenen Gefühle und Bedürfnisse sprechen

Situation	Die Situation gestern .... hat mir sehr zu schaffen gemacht.
	(Erzählen.)
Frustration	Du hast ....
	(Was genau war so frustrierend)?
Emotion 1	Ich fühlte mich ....
	(Gefühl spüren und aussprechen.)
Bedürfnis	Ich hätte gebraucht, dass Du ....
	(Spüren, was vom anderen gebraucht wird, und aussprechen.)
Wunsch	Ich bitte Dich, künftig ....
	(Welches Verhalten wird vom anderen gewünscht?)
Befriedigung	Damit ich spüren kann, dass ....
	(Wie fühlt sich die Befriedigung an?)
Emotion 2	Dann fühle ich mich mit Dir verbunden und ....
	(Freude und Zuneigung/Liebe.)

Wenn Therapeut und Patient diese Sätze formuliert und aufgeschrieben haben, kann eine Trockenübung (ohne Anwesenheit der Bezugsperson) durchgeführt werden. Dafür gibt es zwei Möglichkeiten: Entweder stellt sich der Patient vor, dass die Bezugsperson auf einem Stuhl ihm gegenüber sitzt, oder der Therapeut spielt diese Person, wobei es aber nicht um deren Reaktionen geht, sondern nur um das Ausprobieren der Zuhörerrolle mit den vereinbarten Sätzen.

Mehrmaliges Üben ist erforderlich, bis der Patient sich in der Lage fühlt, ein solches Gespräch zu führen. Es kann auch hilfreich sein, dass der Patient einmal die Rolle wechselt. Dann spielt der Therapeut den Patienten.

Übung 7.2: Mitgefühl

Nun soll die andere Rolle betrachtet werden: die Rolle des empathischen Zuhörenden. Auch das soll zunächst anhand eines Beispiels in Tabelle 17 verdeutlicht werden.

Tab. 17: Ein Beispiel für die »Empathische Kommunikation 2«: Einfühlsam zuhören und Verständnis zeigen

Situation	Erzähle mir doch, wie der Streit mit meiner Mutter gestern für Dich war.
	(Zuhören.)
Frustration	Du hast es so erlebt, dass ich ganz zu meiner Mutter halte.
	(In den anderen hineinversetzen.)
Emotion 1	Das hat Dich sehr enttäuscht und Du hast Dich im Stich gelassen gefühlt.
	(Empathie empfinden.)
Bedürfnis	Du hättest gebraucht, dass ich zu Dir stehe.
	(Verstehen.)
Wunsch	Und Du hättest Dir gewünscht, dass ich das meiner Mutter zeige.
	(Mitfühlen.)
Befriedigung	Das hätte Dein Bedürfnis, dass ich zu Dir stehe, befriedigt.
	(Validieren.)
Emotion 2	Dann hättest Du Dich unterstützt und mit mir verbunden gefühlt.
	(Validieren.)

Das Gespräch beginnt mit dem aktiven, empathischen Zuhören. Dann folgt der Perspektivenwechsel – sich in den anderen hineinzuversetzen und zu fühlen, was das Erleben dieser Situation ihm bedeutete. Nun kann das Mitgefühl ausgesprochen werden. Von da an ist es nur ein kleiner Schritt zum Spüren dessen, was der andere gebraucht hätte. Daraus entsteht die Vermutung, welches Verhalten des Gegenübers er gewünscht hätte und in Zukunft wünschen würde. Zum Schluss kommt dann noch das mitfühlende Äußern des positiven Erlebens von Bedürfnisbefriedigung und Wunscherfüllung. Nun fehlt nichts mehr, um sich verstanden zu fühlen. Nun kann die Übung anhand eines eigenen Beziehungsproblems folgen.

Übungsblatt: Einfühlsam zuhören und Verständnis zeigen

Situation	Erzähle mir doch, wie .... für Dich war.
	(Zuhören.)
Frustration	Du hast es so erlebt, dass ....
	(In den anderen hineinversetzen.)
Emotion 1	Du hast Dich .... gefühlt.
	(Empathie empfinden.)
Bedürfnis	Du hättest gebraucht, dass ....
	(Verstehen.)
Wunsch	Und Du hättest Dir gewünscht, dass ich ....
	(Mitfühlen.)
Befriedigung	Dann wäre Dein Bedürfnis nach .... erfüllt gewesen.
	(Validieren.)
Emotion 2	Dann hättest Du Dich unterstützt und mit mir verbunden gefühlt.
	(Validieren.)

Goethe lässt Faust sagen: »Wenn ihr's nicht fühlt, ihr werdet's nicht erjagen.« Das heißt, wenn der Zuhörer nur gedanklich versucht, den anderen Menschen zu erfassen, wird er nicht zu diesem durchdringen. Weiter heißt es: »Wenn es nicht aus der Seele dringt und mit urkräftigem Behagen die Herzen aller Hörer zwingt.« Wenn der Sprecher also nicht sein ganzes Gefühl mit allem, was dazu gehört, zu Gehör bringt, wird es im Herzen des Zuhörers nicht ankommen können.

Es sollte nicht erwartet werden, dass der Patient schon zu Beginn der Entwicklungsarbeit diese Sätze ohne Zögern formulieren kann. Der Therapeut muss es im metakognitiven Gespräch gemeinsam mit ihm erarbeiten. Das Mentalisieren wird ihm so immer besser gelingen.

Noch eine kurze Anmerkung dazu, falls es sich um ein Paargespräch im Therapiezimmer handelt: Es ist ganz normal, dass eine Vermutung falsch oder nicht ganz zutreffend ist. Der Sprecher ist eingeladen, zu korrigieren, bis er sich verstanden fühlt, dabei aber im Übungsformat zu bleiben, nicht zu weit auszuholen, nur den Satz zu korrigieren, den dann der Zuhörer richtiggestellt wiederholt.

Wenn Therapeut und Patient diese Sätze formuliert und aufgeschrieben haben, kann erneut eine Trockenübung (ohne Anwesenheit der Bezugsperson) durchgeführt werden. Da schon geringe Abweichungen im Text verhindern können, dass die Bezugsperson sich verstanden fühlt, sollte der Therapeut auf der wörtlichen Wiedergabe der vereinbarten Sätze bestehen. Meist sind drei Durchgänge nötig, bis es dem Patienten gelingt, empathisch zu kommunizieren.

Übung 7.3: Was fühlt die Bezugsperson?

Der Therapeut lenkt bei der gemeinsamen Betrachtung von Situationen die Aufmerksamkeit des Patienten durch Fragen immer wieder darauf, was die Bezugsperson gefühlt, gedacht, gebraucht und gefürchtet haben könnte. Und auch inwiefern das eigene Verhalten des Patienten darauf Einfluss nahm oder nehmen könnte. Durch die Fragen wird die reflektierte Affektivität angeregt. Dazu wird folgende Übung durchgeführt:

- Situation: »Ich habe meiner Frau gesagt, dass ich ab jetzt jeden Tag eine Stunde später nach Hause komme, weil ich ins Fitnesscenter gehe.«
- Therapeut fragt, was die Bezugsperson gefühlt haben könnte. Der Patient antwortet: »Sie hat sich mit den Kindern im Stich gelassen gefühlt.«
- Therapeut fragt, was die Bezugsperson gedacht haben könnte. Der Patient antwortet: »Dass mir die Familie nicht mehr wichtig ist.«
- Therapeut fragt, was die Bezugsperson gebraucht haben könnte. Der Patient antwortet: »Dass ich berücksichtige, ob sie mich abends mal früher braucht.«

- Therapeut fragt, was die Bezugsperson gefürchtet haben könnte. Der Patient antwortet: »Dass der nächste Schritt die Trennung ist.«

Wir werden nun diese Beispielübung auf Ihre konkrete Problemsituation übertragen, bei der Sie sich bisher zu wenig in Ihr Gegenüber hineinversetzt haben. Füllen Sie dazu das nachfolgende Übungsblatt aus.

> Übungsblatt: Was fühlt die Bezugsperson?
>
> Situation: ....
> Mein Verhalten: ....
> Verhalten meiner Bezugsperson: ....
> Wie ging die Situation aus? ....
> Was hat meine Bezugsperson
> - gefühlt? ....
> - gedacht? ....
> - gebraucht? ....
> - gefürchtet? ....
>
> Was hätte ich tun können, damit es ihr besser geht, sie mit dem Ausgang der Situation zufrieden wäre? ....

Übung 7.4: Die Gefühle des Gegenübers wahrnehmen

Diese Übung lässt sich nicht vorausplanen. Es muss eine Situation als Gelegenheit genutzt werden, in der der Therapeut ein deutlich (negatives) Gefühl bei sich wahrnimmt, das durch das Verhalten des Patienten ausgelöst wurde. Es geht um folgende Beispielsituation: Ein Patient hat seinen Termin nicht rechtzeitig abgesagt. Der Therapeut achtet darauf, dass der Patient so zuhört oder nachfragt, dass er die Gefühle, Bedürfnisse und Motive des anderen verstehen kann.

T: Es ist für mich ärgerlich, wenn Sie nicht rechtzeitig absagen.

P: Entschuldigung, mir kam etwas dazwischen.

T: Das ist jetzt das dritte Mal.

P: Ich konnte nichts dafür.

T: Wenn Sie meine ärgerliche Reaktion verstehen wollen, was müssen Sie sich fragen?

P: Warum Sie das geärgert hat.

T: Weil ich 20 Minuten rumsaß und gewartet habe, bis ich gemerkt habe, dass Sie nicht kommen.

P: Da haben Sie wegen mir kostbare Zeit verloren, in der Sie nichts anderes machen konnten.

T: Das ist frustrierend. Können Sie sich in mich hineinversetzen?

P: Ah, das verstehe ich. Das würde mir auch so gehen. Es tut mir wirklich leid.

Wenn es in der gegenwärtigen Therapie Ereignisse gab, die negative Gefühle im Therapeuten hervorriefen, können diese als Übungsmaterial genutzt werden.

Ich möchte Sie einladen, mit mir zusammen die Situation neulich anzuschauen, bei der Sie ja bemerkt hatten, dass ich unzufrieden war. Wir können dazu gemeinsam das Übungsblatt ausfüllen.

> **Übungsblatt: Die Gefühle des Gegenübers wahrnehmen**
>
> Situation: ....
> T: Sie haben/haben nicht ...., obwohl wir es vereinbart haben. Und Sie haben es auch nicht begründet.
> P: Darüber haben Sie sich geärgert?
> Emotion: ....
> T: Ja, darüber habe ich mich geärgert.
> Bedürfnis: ....
> P: Sie brauchen mehr .... (z. B. Zuverlässigkeit) von mir?
> T: Ja, ich möchte .... (z. B. mich auf Sie verlassen können).
> Wunsch: ....
> P: Sie wünschen sich, dass ich künftig nicht .... (z. B. so kurzfristig absage und eine Absage auf alle Fälle begründe?)
> Ther.: Ja, ich wünsche mir .... (z. B. kurzfristige Absage bitte nur in einem Notfall. Und bitte begründen Sie eine Absage).
> Wunscherfüllung: ....
> P: Wenn Sie künftig .... (z. B. sich auf mich verlassen können), geht es Ihnen gut mit unserer Beziehung?
> T: Ja, dann trage ich den Ärger nicht mehr mit mir herum und es geht mir gut mit Ihnen.

Empathie in der Partnerschaft[13]

Da es auf das Ende der MVT zugeht, nachfolgend eine kurze Zusammenfassung. Es ging zunächst um Übungen zum Aufbau der Empathiefähigkeit als bleibende Fähigkeit im Umgang mit Beziehungen. Die Errungenschaften früherer Module gingen implizit in diese Therapieprozesse ein: Sicherheit in der Bindungsbeziehung, Befreiung von der dysfunktionalen Überlebensregel, die ersetzt wurde durch eine neue Erlaubnis gebende Lebensregel, Achtsamkeit und Akzeptanz, Förderung der Mentalisierungsfähigkeit/des metakognitiven Denkens und Theory of Mind/Theorie des Mentalen und schließlich Affektregulierung und Selbstwirksamkeit.

Bei den nachfolgenden Übungen zur Empathie in der Partnerschaft wird auf das Buch *Konfliktreiche Paarbeziehungen* von Alan Fruzzetti (2019) zurückgegriffen. Er ist ein Paartherapeut, der die DBT als Grundlage seiner Paar-Interventionen einsetzt.

Also kehren wir zurück zum Achtsamkeitsmodul der MVT und verlassen das Empathie-Modul. Beim Lesen dieser Übungen erscheint der Inhalt wie ein Vexierbild. Neige ich den Kopf zur einen Seite, sehe ich Achtsamkeit, neige ich ihn zur anderen Seite, gibt es keinen Zweifel, dass es um Empathie geht. Es kann aber noch weitergehen in der Wahrnehmung: Die sieben Module sind zu einem Ganzen geworden. Denn mit dem Beginn eines nächsten Moduls wurde das vorausgehende nicht völlig hinter sich gelassen, sondern dessen Inhalte wurden jeweils mitgenommen. Insbesondere die Achtsamkeit wird benötigt, wenn es um Empathie und Mitgefühl geht.

Übung 7.5: Achtsames Zuhören

Nun soll achtsames Zuhören geübt werden. Nehmen Sie Ihren Partner wahr und beschreiben Sie, wenn er etwas in Ihrer Nähe tut, an dem Sie aber nicht beteiligt sind (Zeitung lesen, mit dem Kind spielen, Wäsche zusammenlegen, schlafen, vorbeigehen). Bleiben Sie bei den Beschreibungen und versuchen Sie, sich nicht in Bewertungen, Urteilen (gut oder schlecht, richtig oder falsch)

13 Die nachfolgenden Übungen zur Empathie in der Partnerschaft wurden leicht verändert übernommen aus Fruzzetti (2019, S. 36ff.).

oder Ihren eigenen Reaktionen zu verstricken. Bemerken Sie Ihre Reaktionen, aber bringen Sie Ihre Aufmerksamkeit schnell zu Ihrem Partner zurück.

Wenn Sie und Ihr Partner etwas besprechen, das für Sie beide positiv oder neutral ist (keine Konfliktsituation), üben Sie achtsames Zuhören: Denken Sie nicht darüber nach, was Sie als nächstes sagen werden, sondern hören Sie zu, um zu verstehen. Wenn Ihr Partner nicht sagt, was er fühlt, denkt und will, fragen Sie ihn. Konzentrieren Sie Ihre ganze Energie darauf, zu beschreiben, was er will oder fühlt oder denkt, und diese Dinge an Ihrem Partner zu verstehen.

Übung 7.6: Bei verbalem Angriff zurücktreten

Stellen Sie sich vor, wie Sie einen Schritt zurücktreten, wenn Ihr Partner Sie verbal angreift. Nehmen Sie wahr, wie Sie nach Ihren Wertvorstellungen handeln, in einer Weise, bei der es viel wahrscheinlicher ist, dass Sie bekommen, was Sie wollen, und Ihr Partner das bekommt, was er will (Liebe, Nähe, Verständnis). Versuchen Sie, ein bisschen stolz auf Ihre mutige Tat zu sein.

Übung 7.7: Negative Folgen des Verhaltens visualisieren

Üben Sie, die positiven und die negativen Folgen sowohl Ihrer alten automatischen negativen Reaktionen auf die Auslöser Ihres Partners als auch Ihrer neuen neutraleren bzw. konstruktiveren Reaktionen zu visualisieren. Üben Sie immer wieder einmal, Ihre Impulse in verschiedenen Alltagssituationen zu beobachten. Wie schaffen Sie es, ihnen zu widerstehen? Finden Sie heraus, was typischerweise gut funktioniert, und überlegen Sie sich, wie Sie diese Strategie in einer konfliktbeladenen Situation mit Ihrem Partner anwenden können.

Übung 7.8: Über die eigenen Gedanken sprechen

Erklären Sie sich bereit, mit Ihrem Partner offener darüber zu sprechen, was Sie denken, was in Ihrem Kopf vor sich geht, und erklären Sie sich bereit, daran interessiert zu sein, was Ihr Partner denkt. Üben Sie, Ihrem Partner von Ihren Gedanken und dem, was in Ihrem Kopf vor sich geht, zu erzählen – nur ein oder zwei Themen pro Gespräch. Ermutigen Sie Ihren Partner, solche Dinge ebenfalls mit Ihnen zu teilen; hören Sie einfach zu und zeigen Sie Interesse.

Übung 7.9: Bedürfnisse ausdrücken

Üben Sie, wie wichtig etwas für Sie ist, bevor Sie Ihren Partner darum bitten. Sie können dazu eine Skala von 0 bis 100 verwenden, wobei 0 überhaupt nicht wichtig ist und 100 das Wichtigste des ganzen letzten Jahres. Beobachten Sie, wie Sie Ihre Wünsche und Bedürfnisse ausdrücken. Kann Ihr Partner an Ihrem Ausdruck erkennen, dass das, was Sie wollen, von geringer bzw. hoher Bedeutung ist? Üben Sie, die Intensität Ihres Ausdrucks mit der Wichtigkeit Ihrer Ziele in Einklang zu bringen.

Übung 7.10: Bemerken, was der Partner denkt, fühlt, möchte und tut

Denken Sie darüber nach, wie sich Ihr Partner gefühlt hat, als Sie das letzte Mal ein Gespräch hatten. Hat es für Sie einen Sinn ergeben? In welcher Weise waren seine Gefühle berechtigt?

Erinnern Sie sich an das letzte Mal, als Sie sich über Ihren Partner aufgeregt haben. Versuchen Sie, Ihre Bewertungen loszulassen und versuchen Sie, einen Weg zu finden, um zu verstehen, was er wollte oder fühlte. Offensichtlich ist Ihr Partner nicht verrückt, sodass das, was er auf die eine oder andere Weise gefühlt hat, seine Berechtigung hatte. In welcher Weise?

Üben Sie, zu bemerken, was Ihr Partner denkt, fühlt, möchte und tut (einschließlich glücklich zu sein oder viel Leid zu empfinden). Versuchen Sie anzunehmen, dass seine Erfahrung oder sein Verhalten in irgendeiner Weise berechtigt ist (denn es ist so). Können Sie bemerken, wie gerechtfertigt seine Erfahrung ist? Sie brauchen noch nichts dazu sagen; üben Sie nur, es wahrzunehmen.

Versuchen Sie, die Äußerungen oder das Verhalten Ihres Partners in einer früheren Situation (vor Wochen oder Monaten) zu verstehen, die Sie damals nur schwer verstanden haben. Können Sie nun herausfinden, in welcher Weise diese Erfahrungen oder Verhaltensweisen valide waren oder Sinn machten?

Wenn Sie wütend auf Ihren Partner sind, bemerken Sie, wie Ihre eigenen starken Emotionen oder Bewertungen Ihnen den Weg versperren, um die Validität der Erfahrungen oder Verhaltensweisen Ihres Partners zu erkennen. Probieren

Sie einige der früheren Fertigkeiten aus diesem Buch aus, um Ihre emotionale Erregung zu reduzieren und Bewertungen loszulassen. Wird es dann leichter, die Gefühle/Wünsche/Gedanken/Handlungen Ihres Partners zu verstehen?

Übung 7.11: Nicht wertendes, aktives Zuhören

Üben Sie diese Art der Validierung bei einer anderen Person. Nehmen Sie Ihre Haltung, Ihre Muskelspannung wahr, und achten Sie darauf, ob Sie sich für das, was Ihr Gesprächspartner zu sagen hat, bereit fühlen und diese Bereitschaft auch deutlich zeigen. Stellen Sie einen guten Blickkontakt her und stellen Sie sicher, dass die andere Person Ihr Interesse und Ihre ungeteilte und unvoreingenommene Aufmerksamkeit wahrnehmen kann. Machen Sie diese Validierungsübung mit Ihrem Partner. Überprüfen Sie nach einer Weile, ob er das Gefühl hat, dass Sie wirklich interessiert und aufmerksam sind. Nehmen Sie Anpassungen vor, wie Sie Ihre Aufmerksamkeit als Reaktion auf das, was Ihr Partner Ihnen sagt, kommunizieren. Üben Sie weiter.

Übung 7.12: Die Realität des Erlebens des Partners anerkennen

Üben Sie diese Art der Validierung mit jemandem und beginnen Sie mit Situationen, in denen Sie nicht verärgert sind. Beachten Sie die natürliche Art und Weise, wie Sie dies tun, und schreiben Sie drei oder vier typische Dinge auf, die Sie sagen könnten, und notieren Sie, wie Sie sie sagen. Üben Sie diese Validierungsfertigkeit mit Ihrem Partner, wann immer es angemessen erscheint und Sie die Möglichkeit dazu haben. Nehmen Sie wahr, wie er reagiert.

Erinnern Sie sich an die jüngsten Konfliktsituationen mit Ihrem Partner. Überprüfen Sie, ob eine der zuvor beschriebenen Arten von validierenden Worten wirksam war, um eine Verschärfung des Konflikts zu verhindern. Üben Sie in Gedanken immer wieder, wie Sie diese Worte in solchen Situationen aussprechen. Finden Sie heraus, was Sie tun können, um Ihre Emotionen so weit zu beruhigen, dass Sie diese Art von validierenden Aussagen in schwierigen Situationen tatsächlich aussprechen können. Berücksichtigen Sie dabei die Fertigkeiten aus früheren Kapiteln und bauen Sie sie in einen Plan ein, wie Sie Ihren Partner in schwierigen Situationen besser validieren können.

Setzen Sie Ihren Plan um! Versuchen Sie auch in schwierigen Situationen zu validieren, was Ihr Partner fühlt oder will, indem Sie so etwas wie »Ich weiß, dass du dich .... fühlst« oder »Ich sehe doch, dass du dir .... wünschst« sagen, aber verwenden Sie selbstverständlich Ihre eigenen Worte und Ihren ganz eigenen (sanften, echten, liebevollen, achtsamen) Stil.

Übung 7.13: Klärende Fragen stellen

Üben Sie, immer wieder klärende Fragen zu stellen, wenn Sie sich nicht sicher sind, ob Sie verstehen, was Ihr Partner sagt, möchte oder fühlt. Stellen Sie sicher, dass Sie dies auf eine nicht bedrohliche Weise tun, die klar kommuniziert, dass Sie es verstehen wollen. Beachten Sie Ihre Spannung, Haltung, Gesichtsausdruck und Stimmlage. Nehmen Sie sich einen Moment Zeit, um achtsam gegenüber dem Partner zu sein, bevor Sie etwas sagen. Sprechen Sie miteinander über die besten Möglichkeiten, wie Sie Ihren Partner um Klärung bitten. Versuchen Sie, das zu tun, von dem Ihr Partner gesagt hat, das es am beruhigendsten ist, dass es keine Abwehrhaltung auslöst und was am hilfreichsten ist, um Klarheit zu gewinnen.

Übung 7.14: Validieren der Enttäuschung des Partners, falls es nicht möglich ist, seiner Bitte zu entsprechen

Üben Sie, in konfliktfreien Situationen auf Ihren Partner einzugehen. Wenn er frustriert ist, bieten Sie Hilfe an. Wenn er sich Sorgen macht, trösten Sie ihn. Teilen Sie die Last; teilen Sie die Freuden.

Betrachten Sie einige Situationen, in denen Sie in der letzten Zeit möglicherweise aktiver auf Ihren Partner hätten eingehen können. Was stand dem im Weg? Haben Sie eine fundierte oder eine reaktive Entscheidung getroffen? Wenn sie nicht fundiert war, finden Sie heraus, welche Fertigkeiten Sie brauchen (Achtsamkeit, Loslassen von Bewertungen, Gewahrsein Ihres Partners), um beim nächsten Mal eine fundiertere Reaktion zu zeigen. Üben Sie diese Fertigkeiten.

Wenn Sie sich entscheiden, nicht auf Ihren Partner einzugehen, üben Sie verbale Validierung und stellen Sie sicher, dass Sie die Enttäuschung Ihres Partners validieren. Üben Sie, aktiv auf den anderen einzugehen, wann immer Sie können.

Literatur

Allen, J. G. (2008). Mentalizing as a Conceptual Bridge from Psychodynamic to Cognitive-Behavioral Therapy. *European Psychotherapy, 8*, 103–122.

Allen, J. G. (2010). Mentalisierung als konzeptionelle Brücke zwischen psychodynamischen und kognitiven Verhaltenstherapien. In J. Holmes (Hrsg.), *Psychoanalytische Therapie – Neue Paradigmen und alte Weisheit* (S. 93–114). München: CIP-Medien.

Allen, J. G. & Fonagy, P. (2009). *Mentalisierungsgestützte Therapie*. Stuttgart: Klett-Cotta.

Arbeitskreis OPD (Hrsg.). (2009). *Operationalisierte Psychodynamische Diagnostik OPD-2*. 2. Aufl. Bern: Huber.

Asendorpf, J. B., Banse, R., Wilpers, S. & Neyer, F. J. (1997). Beziehungsspezifische Bindungsskalen für Erwachsene und ihre Validierung durch Netzwerk- und Tagebuchverfahren. *Diagnostica, 43*, 289–313.

Astington, J. & Jenkins, J. M. (1995). Theory of mind development and social understanding. *Cognition and Emotion, 9*, 151–165.

Bachg, M. & Sulz, S. K. D. (Hrsg.). (2022). *Bühnen des Bewusstseins – Die Pesso-Therapie. Anwendung, Entwicklung, Wirksamkeit*. Gießen: Psychosozial-Verlag.

Baron-Cohen, S. & Swettenham, J. (1996). The relationship between SAM and ToMM: Two hypotheses. In P. Carruthers & P. K. Smith (Hrsg.), Theories of Theories of Mind (S. 158–168). Cambridge, U. K.: Cambridge University Press.

Barth, D. (2016). Da gibt es nur noch Gemetzel – Vom Zwang und Gemetzel zum kreativen Chaos. *KINDERANALYSE, 24*(2), 91–121.

Barth, D. (2017). Affektregulation und Mentalisierung. *Psychotherapie, 22*(1), 18–36.

Bateman, A & Fonagy, P. (2006). *Mentalization Based Treatment – a practical guide*. OUP: Oxford.

Bateson, D. (1991). *The altruism question. Toward a social-psychological answer*. Hillsdale, NJ: Erlbaum.

Beck, A. T. (1979). *Wahrnehmung der Wirklichkeit und Neurose*. München: Pfeiffer.

Beck, A. T. (2004). *Kognitive Therapie der Depression*. 3. Aufl. Weinheim: Beltz.

Beebe, B. & Lachman, F. M. (1992). A dyadic systems view of communication. *Relational Perspectives in Psychoanalysis*, 61–82.

Ben-Ami Bartal, I., Decety, J. & Mason, P. (2011). Empathy and pro-social behavior in rats. *Science, 334*, 1427–1430.

Bion, W. R. (1962). *Learning from Experience*. London: Tavistock.

Bischof, N. (1995). *Struktur und Bedeutung. Eine Einführung in die Systemtheorie*. Bern: Huber.

Bischof, N. (2001). *Das Rätsel Ödipus. Die biologischen Wurzeln des Urkonflikts zwischen Intimität und Autonomie*. 5. Aufl. München: Piper.

Bischof, N. (2008). *Psychologie: ein Grundkurs für Anspruchsvolle*. Stuttgart: Kohlhammer.

Bischof-Köhler, D. (2010). Kognition, Motivation und Emotion in der Frühen Kindheit und im Vorschulalter. In S. Sulz & S. Höfling (Hrsg.), *Und er entwickelt sich doch – Entwicklung als Therapie* (S. 3–44). München: CIP-Medien.

Blair, R. J., Morris, J., Frith, C., Perrett, D. & Dolan, R. (1999). Dissociable neural responses to facial expressions of sadness and anger. *Brain, 122*, 883–893.

Blanck, G. & Blanck, R. (1991). *Angewandte Ich-Psychologie. Teil 1*. Stuttgart: Klett-Cotta.

Blanck, G. & Blanck, R. (1994). *Ich-Psychologie II*. Stuttgart: Klett-Cotta.

Bowlby, J. (1975). *Bindung. Eine Analyse der Mutter-Kind-Beziehung*. München: Kindler.

Bowlby, J. (1976). *Trennung. Psychische Schäden als Folgen der Trennung von Mutter und Kind*. München: Kindler.

Church, R. M. (1959). Emotional reactions of rats to the pain of others. *J. Compar. Physiolog. Psychology, 52*, 132–134.

Collins, N. & Read, S. J. (1994). Representations of attachment: The structure and function of working models. In K. Bartholomew & D. Perlman (Hrsg.), *Advances in Personal Relationships. Attachment Process in Adulthood. Vol. 5* (S. 53–90). London: Kingsley.

Damasio A. R. (2000). *Ich fühle, also bin ich. Die Entschlüsselung des Bewusstseins*. München: List.

Damasio, A. R. (2003). *Der Spinoza-Effekt. Wie Gefühle unser Leben bestimmen*. München: List.

Denham, S. A., Zoller, D. & Couchoud, E. A. (1994). Socialization of preschoolers' emotion understanding. *Developmental Psychology, 30*, 928–936.

Dennett, D. (1978). *Brainstorms*. Montgomery, VT: Bradford Books.

Dornes, M. (1992) *Der kompetente Säugling*. Frankfurt a. M.: Fischer.

Elliott, R., Watson, J. C., Goldman, R. N. & Greenberg, L. S. (2008). *Praxishandbuch der Emotionsfokussierten Therapie*. München: CIP-Medien.

Epstein, S. (2003). Cognitive-experiential self-theory of personality. In T. Millon & M. J. Lerner (Hrsg.), *Comprehensive Handbook of Psychology, Volume 5: Personality and Social Psychology* (S. 159–184). Hoboken, NJ: Wiley & Sons.

Erikson, E. (1965). *Kindheit und Gesellschaft*. Stuttgart: Klett-Cotta.

Fehr, E. & Gächter, S. (2002). Altruistic punishment in humans. *Nature, 415*(6868), 137–140.

Fetchenhauer, D. & Bierhoff, H.-W. (2004). Altruismus aus evolutionstheoretischer Perspektive. *Zeitschrift für Sozialpsychologie, 35*(3), 131–141.

Flavell, J., Green, F. L. & Flavell, E. R. (1986). Development of knowledge about the appearance-reality distinction. *Monographs of the Society for Research in Child Development, 51* (Serial 212, 1).

Fonagy, P. (1997). Attachment and theory of mind: Overlapping constructs? *Association for Child Psychology and Psychiatry, Occasional Papers, 14*, 31–40.

Fonagy, P. & Bateman, A. (2008). Attachment, Mentalization and Borderline-Personality. *European Psychotherapy, 8*, 35–48.

Fonagy, P., Gergely, G., Jurist, E. L. & Target, M. (2008). *Affektregulierung, Mentalisierung und die Entwicklung des Selbst*. 3. Aufl. Stuttgart: Klett-Cotta.

Fonagy, P., Steele, H., Moran, G., Steele, M. & Higgitt, A. (1991). The capacity for understanding mental states: The reflective self in parent and child and its significance for security of attachment. *Infant Mental Health Journal, 13*, 200–217.

Fonagy, P., Steele, H., Steele, T., Leigh, H., Kennedy, G., Mattoon und M. Target (1995). Attachment, the reflective self, and borderline States: The predictive specificity of the Adult Attachment Interview and pathological emotional development. In S. Goldberg, R. Muir & J. Kerr (Hrsg.), *Attachment Theory: Social, Developmental and Clinical Perspectives* (S. 233–278). Hillsdale, NJ: Analytic Press.

Frank, R. (1988). *Passion within Reason: The Strategic Role of Emotions*. New York: Norton.

Fruzzetti, A.E. (2019). *Konfliktreiche Paarbeziehungen. Zu einer liebevollen Beziehung finden mit Dialektisch-Behavioraler Therapie DBT*. Gießen: Psychosozial-Verlag.

Fuchs, T. (2012). Die verkörperte Psyche: ein Paradigma für Psychiatrie und Psychotherapie. In S. Sulz & T. Bronisch (Hrsg.), *Körper und Entwicklung in der Psychotherapie – Embodiment* (S. 15–28). München: CIP-Medien.

Gergely, G. & Csibra, G. (1996). Understanding rational actions in infancy: Teleological interpretations without mental attribution. Vortrag auf dem Symposium on Early Perception of Social Contingencies, Tenth Biennial International Conference on Infant Studies (ICIS), Providence, RI.

Gergely, G. & Watson, J. (1999). Early social-emotional development: Contingency perception and the social biofeedback model. In P. Rochat (Hrsg.), *Early Social Cognition: Understanding Others in the First Months of Life* (S. 101–136). Hillsdale: Lawrence Erlbaum.

Gilbert, D.T. (1998). Ordinary personology. In D.T. Gilbert, S.T. Fiske & G. Lindzey (Hrsg.), *The handbook of Socialpsychology* (S. 89–150). Boston, MA: McGraw-Hill.

Gilbert, P. (2009). Introducing compassion-focused therapy. *BJ Psych Advances in Psychiatric Treatment, 15*, 199–208.

Gilbert, P. (2010). *Compassion Focused Therapy: Distinctive Features*. London: Routledge.

Gilbert, P. (2013). *Compassion Focused Therapy*. Paderborn Junfermann.

Gilbert, P. (2014). The origins and nature of compassion focused therapy. *British Journal of Clinical Psychology, 53*, 6–41.

Gräff-Rudolph, U. & Sulz, S.K.D. (2017). Entwicklung reifer Empathie durch Entwicklung auf die zwischenmenschliche Stufe – bei Patienten. *Psychotherapie, 22*(2), 59–74.

Grawe, K. (1998). *Psychologische Therapie*. Göttingen: Hogrefe.

Grawe, K. (2004). *Neuropsychotherapie*. Göttingen: Hogrefe.

Greenberg, L. (2000). Von der Kognition zur Emotion in der Psychotherapie. In S.K.D. Sulz & G. Lenz (Hrsg.), *Von der Kognition zur Emotion. Psychotherapie mit Gefühlen* (S. 77–110). München: CIP-Medien.

Greenberg, L. (Hrsg.). (2007). EFT. Emotion Focused Therapy. *European Psychotherapy, 7*, 19–39.

Haidt, J. (2007). The New Synthesis in Moral Psychology. *Science Vol. 316*, 998–1002.

Haidt, J. (2012). *The righteous mind: Why good people are divided by politics and religion*. New York: Pantheon Books.

Haken, H. & Schiepek, G. (2005). *Synergetik in der Psychologie. Selbstorganisation verstehen und gestalten*. Göttingen: Hogrefe.

Hamilton, W.D. (1964). The genetical evolution of social behavior. Part I and II. *Journal of Theoretical Biology, 7*, 1–52.

Hauke, G. (2001). Persönliche Werte. *Psychotherapie, 6*(1), 5–28.

Hauke, G. (2010). Strategisch-Behaviorale Therapie (SBT): Von der Bindungserfahrung zur Strategie der Therapie. *Psychotherapie, 15*(1), 75–95.

Hauke, G. (2013). *Strategisch-Behaviorale Therapie (SBT). Emotionale Überlebensstrategien – Werte – Embodiment*. Berlin: Springer.

Hauke, G. & Dall'Orcchio, M. (2015). *Emotionale Aktivierungstherapie. Embodimenttechniken im Emotionalen Feld*. Stuttgart: Schattauer.

Hauke, G., Lohr, C. & Pietrzak, T. (2016). Moving the mind: Embodied Cognition in Cognitive Behavioral Therapy (CBT). *European Psychotherapy, 13*, 154–178.

Hauke, G. & Spreemann, J. (2012). Wie der Körper bei der Arbeit mit Emotionen hilft. Embodiment in der Strategisch-Behavioralen Therapie (SBT). *Psychotherapie, 17*(2), 268–278.

Hauke, G. & Sulz, S. K. D. (2006). A 3rd Wave Therapy in Europe: Strategic Brief Therapy. *European Psychotherapy, 6*.

Hayes, S., Strosahl, K. D. & Wilson, K. G. (2007). *Akzeptanz- und Commitment-Therapie. Ein erlebnisorientierter Ansatz der Verhaltensänderung*. 2. Aufl. München: CIP-Medien.

Hopkins, J. & Savile, A. (Hrsg.). (1992). *Psychoanalysis, Mind, and Art: Perspectives on Richard Wollheim*. Oxford: Basil Blackwell.

Jacobson, N. S. & Christensen, A. (1996). Integrative Couple Therapy. Promoting Acceptance and Change. New York: Norton.

Jenkins, J. & Astington, J. W. (1996). Cognitive factors and family structure associated with the theory of mind development in young children. *Developmental Psychology, 32*, 70–78.

Kabat-Zinn, J. (1996). *Gesund durch Meditation. Das große Buch der Selbstheilung*. München: Barth.

Kabat-Zinn, J. (2013). *Gesund durch Meditation. Das große Buch der Selbstheilung mit MBSR*. München: Knaur.

Kegan, R. (1986). *Die Entwicklungsstufen des Selbst – Fortschritte und Krisen im menschlichen Leben*. München: Kindt.

Kohlberg, L. (1984). *The psychology of moral development*. New York: Harper & Row.

Köhler, W. (1920). *Die physischen Gestalten in Ruhe und im stationären Zustand*. Braunschweig: Vieweg.

Koós, O., Gergely, G., Gervai, J. & Tóth, I. (2000). The role of infant-generated stimulus contingencies I affect regulation and the development of attachment security. Vortrag gehalten auf der 12th Biennial International Conference on Infant Studies, Brighton, UK.

Kühnen, U. (2015). *Tierisch kultiviert. Menschliches Verhalten zwischen Kultur und Evolution*. Berlin: Springer Spektrum.

Lane, R. D. & Schwartz, G. E. (1987). Levels of emotional awareness: a cognitive-developmental theory and its application to psychopathology. *Am J Psychiatry, 144*(2), 133–43.

LeDoux, J. (1998). *Das Netz der Gefühle*. München: Hanser.

Lewin, K. (2012). *Feldtheorie in den Sozialwissenschaften*. Bern: Huber.

Linden, M. & Hautzinger, M. (2021). *Verhaltenstherapiemanual für Erwachsene*. 9. Aufl. Berlin: Springer.

Linehan, M. (1996). *Dialektisch-Behaviorale Therapie der Borderline-Persönlichkeitsstörung*. München: CIP-Medien.

Linehan, M. (2016a). *Handbuch der Dialektisch-Behavioralen Therapie zur Behandlung aller psychischen Störungen. Band 1: DBT Skills Training Manual, 2. Edition*. München: CIP-Medien.

Linehan, M. (2016b). *Handbuch der Dialektisch-Behavioralen Therapie zur Behandlung aller psychischen Störungen. Band 2: DBT Arbeitsbuch mit Handouts und Arbeitsblättern für TherapeutInnen und PatientInnen*. München: CIP-Medien.

Londerville, S. & Main, M. (1981). Security of attachment, compliance, and maternal training methods in the second year of life. *Devel. Psychol., 17*(3), 289–299.

Main, M. (1997). Attachment narrative and attachment across the lifespan. Vortrag gehalten auf dem Fall Meeting of the APA, New York.

McCullough, J. (2007). *Therapie von Chronischer Depression mit dem Cognitive Behavioral Analysis System of Psychotherapy (CBASP) – Trainingsmanual*. München: CIP-Medien.

Meltzoff, A. & Gopnik, A. (1993). The role of imitation in understanding persons and developing a theory of mind. In S. Baron-Cohen, H. Tager-Flusberg & D. Cohen (Hrsg.), *Understanding Other Minds. Perspectives from Autism* (S. 335–366). New York: Oxford University Press.

Miller, G. (2001). *The Mating Mind How Sexual Choice Shaped the Evolution of Human Nature*. London: Vintage.

Mischel, W. (2004). Toward an integrative science of the person (Prefatory Chapter). *Annual Review of Psychology, 55*, 1–22.

Mischel, W. (2015). *Der Marshmallow-Test*. München: Siedler-Verlag.

Mischel, W. & Shoda, Y. (1995). A cognitive affective system theory of personality: reconceptualizing situations, dispositions, dynamics, and invariance in personality structure. *Psychol. Rev., 102*, 246–68.

Oerter, R. (2010). Kognitive Entwicklung in der schulischen Kindheit und im Jugendalter. In S. Sulz & S. Höfling (Hrsg.), *Und er entwickelt sich doch – Entwicklung als Therapie* (S. 45–70). München: CIP-Medien.

Perquin, L. & Howe, L. (2008). Die Übung der idealen Eltern. In A. Pesso & L. Perquin (Hrsg.), *Die Bühnen des Bewusstseins Oder: Werden, wer wir wirklich sind. PBSP – ein ressourcenorientierter, neurobiologisch fundierter Ansatz der Körper-, Emotions- und Familientherapie* (S. 137–150). München: CIP-Medien.

Pesso, A. (1969). *Movement in Psychotherapy. Psychomotor technique and training*. New York: New York University Press.

Pesso, A. (2022a [2008]). Werden, wer wir wirklich sind. In M. Bachg & S. K. D. Sulz (Hrsg.), *Bühnen des Bewusstseins – Die Pesso-Therapie. Anwendung, Entwicklung, Wirksamkeit* (S. 17–40). Gießen: Psychosozial-Verlag.

Pesso, A. (2022b [2008]). Die Bühnen des Bewusstseins. In M. Bachg & S. K. D. Sulz (Hrsg.), *Bühnen des Bewusstseins – Die Pesso-Therapie. Anwendung, Entwicklung, Wirksamkeit* (S. 41–55). Gießen: Psychosozial-Verlag.

Pesso, A. & Perquin, L. (2008). *Die Bühnen des Bewusstseins Oder: Werden, wer wir wirklich sind. PBSP – ein ressourcenorientierter, neurobiologisch fundierter Ansatz der Körper-, Emotions- und Familientherapie*. München: CIP-Medien.

Pesso, A. & Pesso-Boyden, D. (1994). *Introduction to Pesso Boyden System Psychomotor*. Franklin: PS Press.

Piaget, J. (1978). *Das Weltbild des Kindes*. München: dtv.

Piaget, J. (1995). *Intelligenz und Affektivität in der Entwicklung des Kindes*. Frankfurt a. M.: Suhrkamp.

Piaget, J. & Inhelder, B. (1980). *Von der Logik des Kindes zur Logik des Heranwachsenden. Essay über die Ausformung der formal-operativen Strukturen*. Stuttgart: Klett-Cotta.

Piaget, J. & Inhelder, B. (1981). *Die Psychologie des Kindes*. Frankfurt a. M.: Fischer.

Povinelli, D. J. & Simon, B. B. (1998). Young children's understanding of briefly versus extremely delayed images of the self: Emergence of the autobiographical stance. *Developmental Psychology, 34*, 188–194.

Richter-Benedikt, A. J. (2015). *Die Wirksamkeit der Strategisch-Behavioralen Jugendtherapie in der ambulanten Psychotherapie Jugendlicher*. Dissertation Katholische Universität Eichstätt-Ingolstadt. München: CIP-Medien.

Rizzolati, G. & Caighero, L. (2004). The Morror-neurone System. *Annu Rev Neurosci, 27*, 169–192.

Rogers, C. R. (1961). *On Becoming a Person*. Boston: Houghton Mifflin.

Rosenberg, M. (2016). *Gewaltfreie Kommunikation. Eine Sprache des Lebens*. Paderborn: Junfermann.

Roth, G. & Strüber, N. (2019). *Wie das Gehirn die Seele macht*. Stuttgart: Klett-Cotta.

Sachse, R. & Sachse, M. (2016). *Grundlagen klärungsorientierter Psychotherapie*. Göttingen: Hogrefe.

Safran, J. D., Muran, J. C., Samstag, I. W. & Stevens, C. (2002). Reparing alliance ruptures. In J. C. Norcross (Hrsg.), *Psychotherapy relationships that work* (S. 235–254). New York: Oxford University Press.

Schaber, P. (2010). *Instrumentalisierung und Würde*. Münster: Mentis.

Schiepek, G. & Sulz, S. K. D. (2010). Selbstorganisation und Entwicklung. In S. K. D. Sulz & S. Höfling (Hrsg.), *Und er entwickelt sich doch …* (S. 147–168). München: CIP-Medien.

Schönwald, S. (2015). *Biographische Determinanten der Disposition zu psychischer Erkrankung*. München: CIP-Medien.

Schore, A. N. L. (2009). *Affektregulation und die Reorganisation des Selbst*. Stuttgart: Klett-Cotta.

Schore, A. N. L. (2012a). Bindung und die rechtshemisphärische Regulation. In E. Rass (Hrsg.), *Alan Schore: Schaltstellen der Entwicklung* (S. 87–110). Stuttgart: Klett-Cotta.

Schore, A. N. L. (2012b). Die frühe Überich-Entwicklung: Das Auftauchen von Scham und die narzisstische Affektregulierung in der Übungsphase. In E. Rass (Hrsg.), *Alan Schore: Schaltstellen der Entwicklung* (S. 37–86). Stuttgart: Klett-Cotta.

Schwarze, R. (2005). Konzentrative Bewegungstherapie bei ich-strukturellen frühen Störungen. In S. K. D. Sulz, L. Schrenker & C. Schricker (Hrsg.), *Die Psychotherapie entdeckt den Körper. Oder: Keine Psychotherapie ohne Körperarbeit?* (S. 199–216). München: CIP-Medien.

Seidenfuß, B. (2010). Wie der Mensch sich selbst in den Griff bekommt. Jean Piaget und Peter Fonagy als komplementäre Denker der kognitiv-emotionalen und psycho-sozialen Entwicklung. In S. K. D. Sulz & S. Höfling (Hrsg.), *Und er entwickelt sich doch – Entwicklung als Therapie* (S. 133–146). München: CIP-Medien.

Slipp, S. (1973). The symbiotic survival pattern: A relational theory of schizophrenia. *Family Process, 12*, 377–398.

Sroufe, L. A. (1996). *Emotional Development: The Organization of Emotional Life in the Early Years*. New York: Cambridge University Press.

Stern, D. N. (1985). *The interpersonal world of the infant: A view from psychoanalysis and developmental psychology*. New York: Basic Books.

Storch, M., Cantieni, B., Hüther, G. & Tschacher, W. (2010). *Embodiment. Die Wechselwirkung von Körper und Psyche verstehen und nutzen*. 2. Aufl. Bern: Huber.

Storch, M. & Krause, F. (2002). *Selbstmanagement – ressourcenorientiert. Grundlagen und Trainingsmanual für die Arbeit mit dem Züricher Ressourcen Modell (ZRM)*. Bern: Huber.

Storch, M. & Kuhl, J. (2013). *Die Kraft aus dem Selbst*. Bern: Huber.

Strüber, N. (2016). *Die erste Bindung: Wie Eltern die Entwicklung des kindlichen Gehirns prägen*. Stuttgart: Klett-Cotta.

Sulz, S.K.D. (1994). *Strategische Kurzzeittherapie*. München: CIP-Medien.

Sulz, S.K.D. (1995). *Praxismanual zur Strategischen Kurzzeittherapie*. München: CIP-Medien.

Sulz, S.K.D. (1998a). Eine kognitiv-affektive Entwicklungstheorie als theoretische Grund legung psychotherapeutischen Handelns. In ders. (Hrsg.), *Das Therapiebuch. Kognitiv-Behaviorale Psychotherapie in Psychiatrie, Psychotherapeutischer Medizin und Klinischer Psychologie. Ein Überblick über praktizierte Psychotherapie und ein Einblick in die Praxis erfahrener Psychotherapeuten* (S. 2–26). München: CIP-Medien.

Sulz, S.K.D. (1998b). Praxis der Strategischen Kurzzeittherapie. Wirksame Schritte zur Symptomreduktion, zur Persönlichkeitsentwicklung und zur funktionalen Beziehungsentwicklung. In ders. (Hrsg.), *Kurz-Psychotherapien. Wege in die Zukunft der Psychotherapie* (S. 173–194). München: CIP-Medien.

Sulz, S.K.D. (2000a). Lernen, mit Gefühlen umzugehen – Training der Emotionsregulation. In ders. & G. Lenz (Hrsg.), *Von der Kognition zur Emotion. Psychotherapie mit Gefühlen* (S. 407–448). München: CIP-Medien.

Sulz, S.K.D. (2000b). Emotion, Kognition und Verhalten – zur homöostatischen Funktion der Emotionen und zu ihrer Bedeutung bei der Symptombildung. In ders. & G. Lenz (Hrsg.), *Von der Kognition zur Emotion. Psychotherapie mit Gefühlen* (S. 5–75). München: CIP-Medien.

Sulz, S.K.D. (2000c). Strategische Paar-Entwicklung. In ders. (Hrsg.), *Paartherapien. Von unglücklichen Verstrickungen zu befreiter Beziehung* (S. 129–187). München: CIP-Medien.

Sulz, S.K.D. (2001). *Von der Strategie des Symptoms zur Strategie der Therapie*. München: CIP-Medien.

Sulz, S.K.D. (2004a). Biopsychologische Grundlagen: Von zellulären und Systemprozessen zu psychischen Reaktionen. *Psychotherapie, 9*, 136–145.

Sulz, S.K.D. (2004b). Strategische Paar-Entwicklung. In ders. (Hrsg.), *Paartherapien. Von unglücklichen Verstrickungen zu befreiter Beziehung* (2. Aufl., S. 129–187). München: CIP-Medien.

Sulz, S.K.D. (Hrsg.). (2004c). *Paartherapien. Von unglücklichen Verstrickungen zu befreiter Beziehung*. 2. Aufl. München: CIP-Medien.

Sulz, S.K.D. (2005). Gehirn, Emotion und Körper. In S.K.D. Sulz, L. Schrenker & C. Schricker (Hrsg.), *Die Psychotherapie entdeckt den Körper. Oder: Keine Psychotherapie ohne Körperarbeit?* (S. 3–23). München: CIP-Medien.

Sulz, S.K.D. (2006). Dialektische Entwicklung in der Borderline-Therapie – eine Kasuistik. In M. Reicherzer & S. Kraemer (Hrsg.), *Psychotherapie für die Praxis: Borderline-Störung. Störungsspezifische Behandlungskonzepte* (S. 79–101). München: CIP-Medien.

Sulz, S.K.D. (2007). Entwicklung als Therapie – von Piagets Entwicklungstheorie zu

McCulloughs CBASP und zur Strategischen Kurzzeittherapie. *Psychotherapie in Psychiatrie, Psychotherapeutischer Medizin und Klinischer Psychologie, 12*(1), 60–76.

Sulz, S. K. D. (2008). *VDS Verhaltensdiagnostik-Materialmappe. Das komplette Verhaltensdiagnostiksystem VDS als Kopiervorlage – Fragebögen und Interviewleitfäden mit Auswertungsanleitungen*. München: CIP-Medien.

Sulz, S. K. D. (2009a). Von der Strategie des Symptoms zur Strategie der Therapie: Selbstregulation und -organisation als Therapieprinzip. In ders. & G. Hauke (Hrsg.), *Strategisch-Behaviorale Therapie SBT – Theorie und Praxis eines innovativen Psychotherapieansatzes* (S. 1–37). München: CIP-Medien.

Sulz, S. K. D. (2009b). *Praxismanual zur Strategischen Entwicklung des Selbst und der Beziehungen. Experimentierbuch mit einem 25-Wochenprogramm und 34 Experimenten*. 3. Aufl. München: CIP-Medien.

Sulz, S. K. D. (2009c). Das Verhaltensdiagnostiksystem VDS – eine umfassende Systematik vom Erstgespräch bis zur Katamnese. *Verhaltenstherapie und Verhaltensmedizin, 30*(1), 89–108.

Sulz, S. K. D. (2010a). Piagets Theorie der affektiven Entwicklung des Menschen – Entwicklung affektiver, kognitiver und Interaktionsschemata. In ders. & S. Höfling (Hrsg.), … *und er entwickelt sich doch! Entwicklung durch Therapie* (S. 117–132). München: CIP-Medien.

Sulz, S. K. D. (2010b). Strategische Entwicklung. Therapiemodul der Strategisch-Behavioralen Therapie (SBT). In ders. & S. Höfling (Hrsg.), … *und er entwickelt sich doch! Entwicklung durch Psychotherapie* (S. 191–224). München: CIP-Medien.

Sulz, S. K. D. (2011a). *Therapiebuch III – Von der Strategie des Symptoms zur Strategie der Therapie. Schema- und Funktionsanalytisches Psychotherapie-Lehrbuch*. München: CIP-Medien.

Sulz, S. K. D. (2011b). Einführung in das Verhaltensdiagnostiksystem VDS – Diagnostik für die Psychotherapie. *Psychotherapie in Psychiatrie, Psychotherapeutischer Medizin und Klinischer Psychologie, 16*(1), 79–91.

Sulz, S. K. D. (2012a). *Psychotherapie-Grundkurs und Praxisleitfaden: Therapie-Durchführung in Klinik und Praxis. PKP-Handbuch*. München: CIP-Medien.

Sulz, S. K. D. (2012b). Entwicklungspsychologische Grundlagen der Verhaltenstherapie. In A. Batra, R. Wassmann & G. Buchkremer (Hrsg.), *Verhaltenstherapie. Grundlagen – Methoden – Anwendungsgebiete* (S. 46–49). Stuttgart: Thieme.

Sulz, S. K. D. (2014a). Störungs-, Therapie- und Gesundheitstheorie der Strategischen Therapien (SKT, SBT, SJT, PKP). Von der Strategie des Symptoms zur Strategie der Therapie. In ders. (Hrsg.), *Strategische Therapien: SKT, SBT, SJT, PKP – Forschung – Entwicklung – Praxis* (S. 27–63). München: CIP-Medien.

Sulz, S. K. D. (2014b). Wissenschaftliche Untersuchungen der Konstrukte, Konzepte und Interventionen des Strategischen Therapieansatzes (SKT, SBT, PKP und SJT). *Psychotherapie in Psychiatrie, Psychotherapeutischer Medizin und Klinischer Psychologie, 19*(2), 339–363.

Sulz, S. K. D. (Hrsg.). (2014c). *Strategische Therapien: SKT, SBT, SJT, PKP – Forschung – Entwicklung – Praxis*. München: CIP-Medien.

Sulz, S. K. D. (2014d). Vier Kernstrategien der Emotionstherapie: Emotionsregulationstraining – Emotions-Exposition – Emotion Tracking – Metakognitiv-mentalisierende Reflexion von Gefühlen. *Psychotherapie in Psychiatrie, Psychotherapeutischer Medizin und Klinischer Psychologie, 19*(2), 122–144.

Sulz, S. K. D. (2015). Emotionsregulationstraining. In M. Linden & M. Hautzinger (Hrsg.), *Verhaltenstherapiemanual* (S. 111–116). Berlin: Springer.

Sulz, S. K. D. (2017a). *Gute Kurzzeittherapie in 12 plus 12 Stunden. Für PsychotherapeutInnen, die sich in Kurzzeittherapie einarbeiten wollen.* München: CIP-Medien.

Sulz, S. K. D. (2017b). *Gute Verhaltenstherapie lernen und beherrschen – Band 1: Verhaltenstherapie-Wissen: So gelangen Sie zu einem tiefen Verständnis des Menschen und seiner Symptome.* München: CIP-Medien.

Sulz, S. K. D. (2017c). *Gute Verhaltenstherapie lernen und beherrschen – Band 2: Verhaltenstherapie-Praxis: Alles was Sie für eine gute Therapie brauchen.* München: CIP-Medien.

Sulz, S. K. D. (2017d). *Verhaltensdiagnostik und Fallkonzeption. Bericht an den Gutachter.* München: CIP-Medien.

Sulz, S. K. D. (2018). Interaktionsbezogene Fallarbeit (IFA) als Entwicklung. *Psychotherapie, 23*(2), 8–21.

Sulz, S. K. D. (2020a). *Kurz-Psychotherapie mit Sprechstundenkarten. Wirksame Interventionen bei Depression, Angst- und Zwangskrankheiten, Alkoholabhängigkeit und chronischem Schmerz.* Gießen: Psychosozial-Verlag.

Sulz, S. K. D. (2020b). *Als Sisyphus seinen Stein losließ. Oder: Verlieben ist verrückt! Ein psychologisches Lesebuch über menschliche Überlebensformen und individuelle Entwicklungschancen.* 8. Aufl. Gießen: Psychosozial-Verlag.

Sulz, S. K. D. (2021a). *Mit Gefühlen umgehen. Praxis der Emotionsregulation in der Psychotherapie.* Gießen: Psychosozial-Verlag.

Sulz, S. K. D. (2021b). *Mentalisierungsfördernde Verhaltenstherapie. Entwicklung von Affektregulierung, Selbstwirksamkeit und Empathie.* Gießen: Psychosozial-Verlag.

Sulz, S. K. D. & Becker, S. (2008). Diagnose der Emotions- und Beziehungsentwicklung. Weiterentwicklung der VDS31-Entwicklungsskalen und Erprobung eines standardisierten Interviews. *Psychotherapie in Psychiatrie, Psychotherapeutischer Medizin und Klinischer Psychologie, 13*(1), 28–36.

Sulz, S. K. D. & Deckert, B. (2012a). *Psychotherapiekarten für die Praxis. Depression. PKP-Handbuch.* München: CIP-Medien.

Sulz, S. K. D. & Deckert, B. (2012b). *Psychotherapiekarten für die Praxis. Depression. PKP-Therapiekarten.* München: CIP-Medien.

Sulz, S. K. D. & Gräff-Rudolph, U. (2017). Entwicklung der Fähigkeit und Bereitschaft zur Empathie – bei PsychotherapeutInnen. *Psychotherapie, 22*(2), 24–44.

Sulz, S. K. D., Gräff-Rudolph, U., Hebing, M., Hauke, G., Hoenes, A. & Richter-Benedikt, A. (2009). Erlebnisorientierte Schemaänderung – zwei Ansätze zur wirksamen Bearbeitung dysfunktionaler Schemata. *Psychotherapie in Psychiatrie, Psychotherapeutischer Medizin und Klinischer Psychologie, 14*(2), 201–214.

Sulz, S. K. D., Gräff-Rudolph, U., Hebing, M., Hoenes, A. & Richter-Benedikt, A. J. (2012). Die Rolle der Angst bei der Symptomentstehung und im Therapieprozess. *Psychotherapie in Psychiatrie, Psychotherapeutischer Medizin und Klinischer Psychologie, 17*(1), 157–164.

Sulz, S. K. D., Gräff-Rudolph, U., Hoenes, A., Richter-Benedikt, A. J. & Sichort-Hebing, M. (2013). Spieler, Gegenspieler und der neue Regisseur: Primärer versus sekundärer Selbstmodus und die Entwicklung des tertiären Selbstmodus in der Therapie. *Psychotherapie in Psychiatrie, Psychotherapeutischer Medizin und Klinischer Psychologie, 18*(2), 38–64.

Sulz, S.K.D. & Hauke, G. (2009). *Strategisch-Behaviorale Therapie SBT. Theorie und Praxis eines innovativen Psychotherapieansatzes*. München: CIP-Medien.

Sulz, S.K.D., Heiss, D., Linke, S., Nützel, A., Hebing, M. & Hauke, G. (2011). Schemaanalyse und Funktionsanalyse in der Verhaltensdiagnostik: Eine empirische Studie zu Überlebensregel und Reaktionskette zum Symptom. *Psychotherapie in Psychiatrie, Psychotherapeutischer Medizin und Klinischer Psychologie, 16*(1), 143–157.

Sulz, S.K.D. & Höfling, S. (Hrsg.). (2010). *… und er entwickelt sich doch! Entwicklung durch Therapie*. München: CIP-Medien.

Sulz, S.K.D. & Hoenes, A. (2014). »Ich liebe Dich« – »Ich mich auch« – Strategische Psychotherapie des narzisstischen Selbstmodus. *Psychotherapie, 19*(1), 107–124.

Sulz, S.K.D. & Lenz, G. (Hrsg.). (2000). *Von der Kognition zur Emotion. Psychotherapie mit Gefühlen*. München: CIP-Medien.

Sulz, S.K.D. & Milch, W. (Hrsg.). (2012). *Mentalisierungs- und Bindungsentwicklung in psychodynamischen und behavioralen Therapien. Die Essenz wirksamer Psychotherapie*. München: CIP-Medien.

Sulz, S.K.D., Richter-Benedikt, A.J. & Hebing, M. (2012). Mentalisierung und Metakognitionen als Entwicklungs- und Therapieparadigma in der Strategisch-Behavioralen Therapie. In S.K.D. Sulz & W. Milch (Hrsg.), *Mentalisierungs- und Bindungsentwicklung in psychodynamischen und behavioralen Therapien. Die Essenz wirksamer Psychotherapie* (S. 133–149). München: CIP-Medien.

Sulz, S.K.D. & Schmalhofer, R.M. (2010). Emotionsdiagnostik in der Psychotherapie – die Messung des Emotionserlebens und der Emotionsregulation mit der VDS32-Emotionsanalyse. *Psychotherapie in Psychiatrie, Psychotherapeutischer Medizin und Klinischer Psychologie, 15*(2), 184–192.

Sulz, S.K.D., Sichort-Hebing, M. & Jänsch, P. (2015a). *Psychotherapiekarten für die Praxis. Angst & Zwang. PKP-Handbuch*. München: CIP-Medien.

Sulz, S.K.D., Sichort-Hebing, M. & Jänsch, P. (2015b). *Psychotherapiekarten für die Praxis. Angst & Zwang. Therapiekarten*. München: CIP-Medien.

Sulz, S.K.D. & Sulz, J. (2005). *Emotionen. Gefühle erkennen, verstehen und handhaben*. München: CIP-Medien.

Sulz, S.K.D. & Theßen, L. (1999). Entwicklung und Persönlichkeit. Die VDS-Entwicklungsskalen zur Diagnose der emotionalen und Beziehungsentwicklung. *Psychotherapie in Psychiatrie, Psychotherapeutischer Medizin und Klinischer Psychologie, 4*(1), 32–45.

Thich Nhat Hanh (2013). *Achtsam arbeiten, achtsam leben. Der buddhistische Weg zu einem erfüllten Tag*. München: Barth.

Tomasello, M. (2016). *Naturgeschichte der menschlichen Moral*. Frankfurt a.M.: Suhrkamp.

Tomasello, M., Carpenter, M., Call, J., Behne, T. & Moll, H. (2005). Understanding and sharing intentions: The origins of cultural cognition. *Behavioral and Brain Science, 28*, 675–735.

Trivers, R.L. (1971). The evolution of reciprocal altruism. *Quarterly Review of Biology, 46*, 35–57.

Tronick, E. (1989). Emotion and emotional communication in infants. *American Psychologist, 44*, 112–119.

Tschacher, W. & Storch, M. (2012). Die Bedeutung von Embodiment für die Psychologie und Psychotherapie. *Psychotherapie, 17*(2), 259–267.

Tugendhat, E. (1995). *Vorlesungen über Ethik*. Frankfurt a.M.: Suhrkamp.

Ullrich, R. & de Muynck, R. (2003). *ATP 3: Einübung von Selbstvertrauen und kommunikative Problemlösung – Anwendung in Freundeskreis, Arbeit und Familie*. Stuttgart: Klett-Cotta.

Ullrich, R. & de Muynck, R. (2006). *ATP 2: Einübung von Selbstvertrauen: Grundkurs*. 8. Aufl. Stuttgart: Klett-Cotta.

Warneken, F. & Tomasello, M. (2006) Altruistic helping in human infants and young chimpanzees. *Science, 311*, 1301–1303.

Watzlawick, P. (1986). *Die erfundene Wirklichkeit. Wie wissen wir, was wir zu wissen glauben*. München: Piper.

Watzlawick, P., Weakland, J. & Fisch, R. (1974). *Lösungen. Zur Theorie und Praxis menschlichen Wandels*. 2. Aufl. Bern: Huber.

Winnicott, D.W. (1993). Die Spiegelfunktion von Mutter und Familie in der kindlichen Entwicklung. In ders., *Vom Spiel zur Kreativität* (S. 128–135). Stuttgart: Klett-Cotta.